Prof. Dr. Norbert Fessler

Körper-Achtsamkeit

Das Basistraining für Einsteiger

Tu deinem Leib des Öfteren etwas Gutes,
damit deine Seele Lust hat, darin zu wohnen.

Teresa von Ávila, 1515 – 1582

Reihe Körperbildung und Sport

Geschäftsführende Herausgeber
Prof. Dr. Norbert Fessler & Prof. Dr. Michaela Knoll

Die Reihe ‚Körperbildung und Sport' versteht sich als Diskussionsforum für aktuelle Themen der Körperbildung und des Sports aus theorie- wie praxisbezogener Perspektive. Ergebnisse wissenschaftlicher Projekte, Kongressberichte, qualifizierte Dissertationen und Habilitationen, aber auch theoriefundierte Praxisbände können so einer breiten Leserschaft zugänglich gemacht werden.

Die Reihe ist offen für eine Vielfalt von Themen. Sie nimmt verschiedene Zielgruppen in unterschiedlichen Settings in den Blick: Erzieher, Sportlehrer, Therapeuten, Übungsleiter und Trainer sowie Sportwissenschaftler, Sportstudierende, Fachkräfte in Sport- und Gesundheitseinrichtungen oder auch Bewegungsmultiplikatoren in der betrieblichen Gesundheitsförderung.

Mit den theoriefundierten Praxisbänden zur Körperbildung sollen insbesondere auch Bewegungs- und Sportinteressierte angesprochen werden, die Anregungen für die Praxisarbeit mit Gruppen suchen und auch selbst etwas für ihre Körperbildung tun wollen.

Bisher erschienen

Band 1 - Gesundheitsförderung in der Gemeinde von Prof. Dr. Klaus Bös, Prof. Dr. Alexander Woll, Prof. Lothar Bösing, Prof. Dr. Gerhard Huber

Band 2 - Gesundheit zum Mitmachen von Prof. Dr. Alexander Woll, Prof. Dr. Klaus Bös

Band 3 - Erlebniswelt Sport (3. Auflage) von Dr. Manfred Schraag, Frank-Joachim Durlach, Christel Mann (Hrsg.)

Band 4 - Sporttreiben und Gesundheit von Prof. Dr. Michaela Knoll

Band 5 - Gesund durch Schwimmen von Dr. Jürgen Kozel, Johannes Schmitz, Prof. Dr. Kurt Wilke (Hrsg.)

Band 6 - Kooperation zwischen Schule und Sportverein von Prof. Dr. Sergio Ziroli

Band 7 - Soziale Funktionen des Sports von Prof. Dr. Volker Scheid, Dr. Joachim Simen (Hrsg.)

Band 8 - Moderner Tanz und Tanzerziehung von Dr. Gabriele Postuwka

Band 9 - Innovation aus Tradition von Prof. Dr. Michael Krüger (Hrsg.)

Band 10 - Gesundes Altern, Aktivität und Sport von Prof. Dr. Hermann Rieder (Hrsg.)

Band 11 - Gemeinsam etwas bewegen! Schule und Sportverein in Kooperation von Prof. Dr. Norbert Fessler, Prof. Dr. Volker Scheid, Prof. Dr. Gerhard Trosien, Dr. Joachim Simen, Prof. Dr. Frank Brückel (Hrsg.)

Band 12 - Jugendsport als Dienstleistung von Prof. Dr. Klaus Cachay, Prof. Dr. Ansgar Thiel, Heiko Olderdissen

Band 13 - Gesundheitssportprogramme in Deutschland von Prof. Dr. Walter Brehm, Prof. Dr. Klaus Bös, Dr. Elke Opper, Joachim Saam

Band 14 - Qualitätsmanagement von Gesundheitssport im Verein von Prof. Dr. Herbert Hartmann, Dr. Elke Opper, Artur Sudermann

Band 15 - Talente fördern mit System von Prof. Dr. Volker Scheid, Dr. Markus Eppinger, Dr. Helga Adolph

Band 16 - Standards, Kompetenzen und Lehrpläne von Prof. Dr. Günter Stibbe (Hrsg.)

Band 17 - Qualitätsentwicklung an Partnerschulen des Leistungssports von Dr. Sascha Creutzburg, Prof. Dr. Volker Scheid

Band 18 - Praxisorientierte Biomechanik im Sportunterricht – Vom Tun zum Verstehen von Dr. Axel Schnur, Prof. Dr. Hermann Schwameder

Band 19 - Körperbasiertes Entspannungstraining im Elementarbereich von Dr. Marcus Müller

Band 20 - Körper-Achtsamkeit – Das Basistraining für Einsteiger von Prof. Dr. Norbert Fessler

Bibliografische Informationen der Deutschen Nationalbibliothek

Die Deutsche Nationalbibliothek verzeichnet diese Publikation in der Deutschen Nationalbibliografie; detaillierte bibliografische Daten sind im Internet über http://dnb.d-nb.de abrufbar.

Bestellnummer 3230

Hinweis: In der Reihe Körperbildung und Sport wird darauf geachtet, geschlechtergerechte Formulierungen zu verwenden. Dies betrifft z.B. die explizite Verwendung weiblicher und männlicher Formen oder auch die Verwendung geschlechtsneutraler Ausdrücke. Allerdings bitten wir um Nachsicht, wenn wir zugunsten einer verbesserten Lesbarkeit auf die Verwendung von Vollformen verzichten.

Erschienen in der Reihe
Körperbildung und Sport als Band 20

Mit Unterstützung des Bundesministeriums für Bildung und Forschung
Förderkennzeichen: 16OH21030

Wichtiger Hinweis: Wissenschaften sind ständiger Entwicklung unterworfen und erweitern durch ihre Forschung unsere Erkenntnisse. Bei allen in diesem Werk erwähnten Dosierungen oder Applikationen, bei Übungsanleitungen, bei Empfehlungen und Tipps dürfen Sie darauf vertrauen: Autoren, Herausgeber und Verlag haben große Sorgfalt darauf verwandt, dass diese Angaben dem Wissensstand bei Fertigstellung des Werkes entsprechen. Die Übungen und Programme haben sich in der Praxis erfolgreich bewährt. Eine Garantie kann jedoch nicht übernommen werden. Eine Haftung des Autors bzw. der Autoren, der Herausgeber oder des Verlags für Personen-, Sach- oder Vermögensschäden ist ausgeschlossen.

Bildrechte: www.entspannung-ket.de
Karlsruher EntspannungsTraining [ket]

Hofmann-Verlag, 73614 Schorndorf;
www.hofmann-verlag.de
Druck & Verarbeitung: Media-Print Informationstechnologie GmbH, 33100 Paderborn

Printed in Germany. ISBN 978-3-7780-3230-5

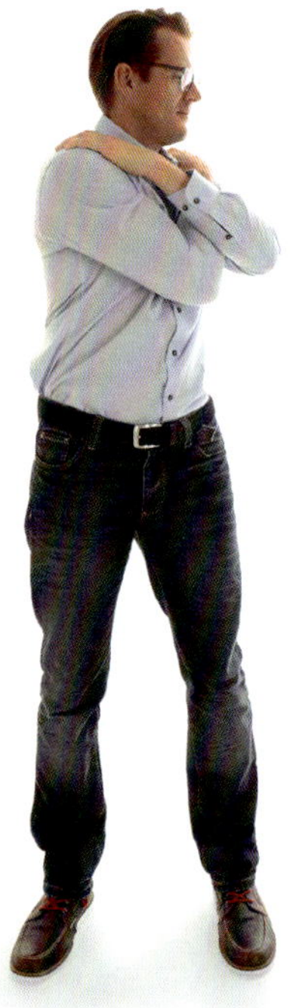

Richte den Fokus vom Denken und von den Dingen weg in den Körper.

Vorwort

Achtsamkeit stützt sich auf eine wichtige menschliche Fähigkeit, die im stressgeplagten Alltag verloren zu gehen droht: die Gabe der beobachtenden, bewussten Wahrnehmung.
Sie führt mich zu einem Gewahrwerden, mit dem ich einen besonderen Rahmen schaffe, in dem Veränderung begünstigt wird. Wenn ich etwa wütend bin, versuche ich, den Zorn beobachtend wahrzunehmen und wahrnehmend zu beobachten. Das Wunderbare daran ist, dass ich dann solche und andere Emotionen relativieren und leichter regulieren kann. Oder wenn ich meine körperlichen Symptome in einer Stresssituation einfach nur beobachte, ohne diese sofort zu bewerten und zu handeln, entschärfe ich die Situation. Ich werde freier und entdecke vielleicht neue Reaktionsweisen, auf Probleme eine Antwort zu finden. Paradox ist hierbei, dass ich durch Wahrnehmen und Gewahrwerden vordergründig nicht handle, durch den scheinbaren Umweg der Achtsamkeit jedoch Veränderungsprozesse einleite, die überlegteres Handeln ermöglichen.
So verstanden führt Achtsamkeit zu reflektierterem, selbstbezogenerem und selbstbestimmterem Gestalten der eigenen Lebensrealität. Dies fängt, wie vieles im Leben, im Kleinen an: Schritt für Schritt. Das eigene Leben selbst in die Hand zu nehmen und täglich selbst gestalten zu können bedeutet beispielsweise, der weit verbreiteten Alltagshektik entgegenzuwirken: den Abend genießen, ohne ständig an den nächsten Tag zu denken, frühstücken, ohne dass die Gedanken um das bevorstehende Tageswerk kreisen. Es kommt darauf an, Augenblicksorientierungen nicht der ständigen Zukunftsorientierung zu opfern, um so den Tagen mehr Leben zu geben.

Von den religiösen Traditionen ausgehend, versammelt sich heute unter dem Begriff Achtsamkeit ein vielfältiges Repertoire unterschiedlicher Techniken und Übungssysteme. Unser Achtsamkeitstraining ist somatopsychisch geleitet, setzt somit beim Körper an. Unsere Studien zeigen: Sanfte und bewusst ausgeführte Übungen und die damit geforderte Körperkonzentration legen auch psychisch den Schalter um. Die Außenwelt rückt hintenan, wenn man sich gedanklich voll und ganz auf den eigenen Körper und die jeweiligen Körperbereiche konzentriert. Physisch bedeutet das, Muskelspannung zu reduzieren und Atmung, Puls und Blutdruck beeinflussen zu können. Gelingt es, den Körper zu regulieren und gezielt eine eutonische Spannung herbeizuführen, bleiben die psychischen Wirkungen nicht aus: Der Kopf wird frei. Es kann innere Einkehr gehalten werden, die Reizüberflutung ist für die Zeit des Übens ausgeblendet, Belastungen werden relativiert und Stress abgebaut.
Dem SeKA-Basistraining liegt somit Embodiment zugrunde: Die in der Psychosomatik bekannte Annahme, dass sich seelische Prozesse auf körperlicher Ebene widerspiegeln, wird durch die gegenläufige Wirkrichtung erweitert: Körperhaltung und Bewegungsqualitäten beeinflussen auch Denkprozesse, Einstellungen und Stimmungen.

Zur Handhabung dieses Buches: Es ist praxisorientiert und wurde mit der Zielsetzung entwickelt, selbstinstruktiv üben zu können, ohne zuvor mit einem Trainer üben zu müssen. Dieser Anspruch gilt auch für Bewegungsungeübte. Der Nachweis wurde in jahrelangen Studien erbracht. Das Übungssystem ermöglicht individuelle Anpassungen an das Alter der Übenden und die Umsetzung der Übungen in verschiedenen Settings sowohl im privaten wie im beruflichen Alltag. 12 Programme, die verschiedene Körperregionen beinhalten, und 72 vielfältig kombinierbare Übungen unterstützen dies. Ein besonderer Service zur Selbstbildung ist auch darin zu sehen, dass in den Einleitungen zu den 12 Programmen zu jedem Körperteil vertiefende Grundlagenwerke wie auch Praxisbände angegeben sind. Auch wird in der gebotenen Kürze auf körperteilspezifisch Wissenswertes aufmerksam gemacht, etwa mit ganzheitlichen Betrachtungen zur Körperregion in psychosomatischer Perspektive oder mit anatomisch-physiologischen Hinweisen ohne Anspruch darauf, einen Anatomieatlas zu ersetzen.

Für Coaches, Lehrende und Fachkräfte aus den verschiedenen Gesundheitsberufen, aber auch für interessierte Laien wurden die vorangestellten Theorieteile auf den Seiten 9 bis 54 geschrieben. Sie können auch sofort in die Praxis einsteigen, wenn Sie zuvor die Trainingsprinzipien mit den Trainingseinschränkungen auf den Seiten 44 bis 46 gelesen haben.

Ich wünsche Ihnen viel Freude beim Üben. Gehen Sie achtsamer mit Ihrem Körper um und werden Sie achtsam mit sich selbst.

Prof. Dr. Norbert Fessler
Juni 2018

Dank

Die Programmgruppe 'SeKA-Achtsamkeit' für Erwachsene (SeKA steht für Selbstinstruktives Körper-Achtsamkeitstraining) wurde in den Jahren 2011 bis 2018 entwickelt. Ohne Doktoranden und Studierende aus dem von mir geleiteten Studiengang Sport-Gesundheit-Freizeitbildung an der Pädagogischen Hochschule Karlsruhe hätte das Basistraining zur Körper-Achtsamkeit nicht auf eine solide empirische Grundlage gestellt werden können.
Die Erstentwicklung der Programme erfolgte 2011 unter Mitwirkung von Daniela Ackermann, Anne Glusa und Alexia Kaiser. An den Evaluationsstudien ab 2012 waren Norman Friedrich, Svenja Karch,Tanja Mai, Kerstin Raffai, Adrian Schempp, Isabel Siebert und Vanessa Striebing beteiligt, dann 2015 Laura Dornschneider, Miriam Hofmann, Lisa Seidler und Olivia Ulrich, abschließend 2017/2018 Caroline Bäurle, Laura Hezel, Sophia Hümpfer, Anne-Katrin Olbrich, Lea Siebenhaar und Melanie Stocker. Repräsentative Studien, die bis 2017 andauerten, wurden von Alexia Kaiser durchgeführt und mit einer Dissertation abgeschlossen. Ihnen allen sei an dieser Stelle herzlich gedankt.
Das Forschungsteam des Karlsruher EntspannungsTrainings hat mich bei der Fertigstellung dieses Buches maßgeblich unterstützt. Hier sei vor allem Dr. Marcus Müller gedankt, der auch als Model bei den Shootings mitwirkte. Christina Gerhardt stand mit Ihrer körpertherapeutischen Ausbildung als Eutonielehrerin beratend zur Seite. Mein besonderer Dank gilt meiner Frau und Kollegin Prof. Dr. Michaela Knoll für die vielen Anregungen bei der Entwicklung dieser Schrift. Die akribische Durchsicht des Manuskripts erfolgte zuletzt durch Josef Müller.
Das Buch kann als Lehr- und Schulungsmaterial für Fort- und Weiterbildungen im Handlungsfeld 'Körper-Achtsamkeit' eingesetzt werden. Entsprechend wurden Inhalte in Form von Lehrbriefen in das akademische Weiterbildungssystem 'Körperbildung, Stressbewältigung & Entspannung' implementiert, das vom Bundesministerium für Bildung und Forschung im Rahmen des Projekts 'Beyond School - Flexible Laufbahnen in pädagogischen Berufen' (Förderkennzeichen: 16OH21030) gefördert wurde.

Selbstinstruktives Körper-Achtsamkeitstraining

SeKA – Die Grundlagen

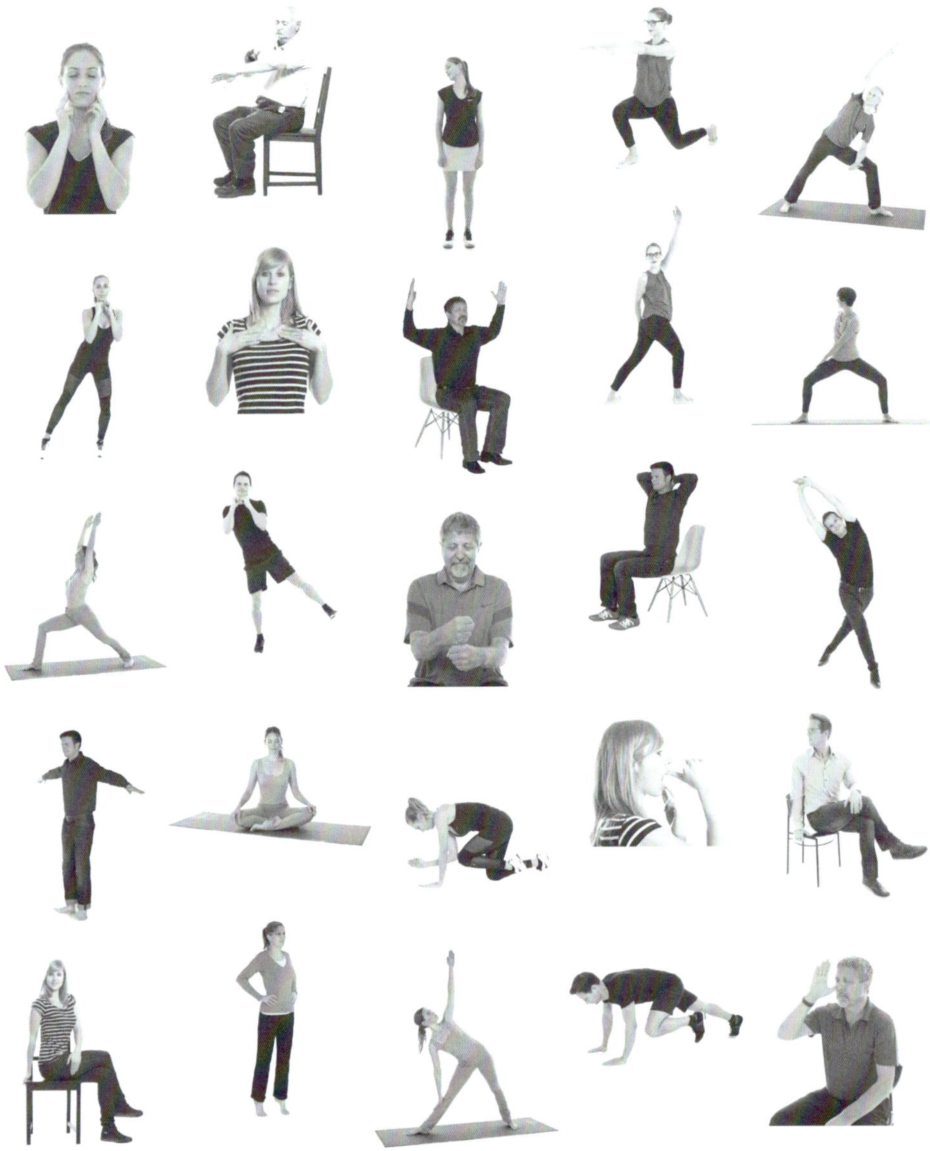

SeKA steht für Selbstinstruktives Körper-Achtsamkeitstraining. Es ist ein Trainingssystem, das aus systematisch auf Wirksamkeit getesteten Programmen und Übungen besteht, die vielfältig miteinander kombinierbar sind und an individuelle Bedürfnisse angepasst werden können.

SeKA – Die Idee

Achtsamkeitstechniken, die selbst erlernt werden können, jederzeit durchführbar sind, ohne Übungsgeräte auskommen, spürbar entspannend wirken und nicht viel Zeit in Anspruch nehmen, also zugleich effizient und effektiv sind – ist das möglich?

Dieser Herausforderung haben wir uns im Karlsruher EntspannungsTraining (ket) gestellt, als wir nach mehrjährigen Vorarbeiten 2010 begonnen haben, systematisch entsprechende körperbasierte Achtsamkeitstechniken zu entwickeln. Der Körper steht dabei stets im Fokus. Denn über den Körper eröffnen sich schnelle und wirksame Entspannungsmöglichkeiten, die leicht zu erlernen sind und zugleich Achtsamkeitsprozesse fördern. Deshalb tragen alle unsere Programme das Kürzel SeKA, das für „Selbstinstruktives Körper-Achtsamkeitstraining" steht.

> Mit jedem Gedanken, jeder Emotion, jedem geistigen Geschehen geht eine entsprechende Körperempfindung einher. Wenn wir also die Empfindungen des Körpers beobachten, beobachten wir zugleich den Geist.
>
> S.N. Goenka
> 1994, S. 143

Unsere Programme nutzen die Körperklugheit für die individuelle leibseelische Gesundheit und eine damit einhergehende Persönlichkeitsentfaltung. Denn achtsame Bewegungsausführungen trainieren die Fähigkeit, den eigenen Körper bewusster wahrzunehmen und so Verspannungen, muskuläre Dysbalancen oder Bewegungsblockaden zu erspüren, die eng mit der Psyche verknüpft sind. Das Durchdringen der eigenen Körper-Geist-Struktur führt zu intensiverem Erkennen und der aus dem Inneren heraus gespeisten Erfahrung, das eigene Wohlbefinden gezielt steigern zu können.

Das SeKA-System beinhaltet hunderte von Übungen, die systematisch auf Wirksamkeit getestet und in Programmen zusammengefügt sind. Da die Übungen aus den Programmen heraus miteinander kombinierbar sind, kann dieses Trainingssystem persönlich ausgestaltet, also individuell an die eigenen Bedürfnisse angepasst werden.

Die folgenden Abschnitte zeigen auf, was wir unter Körper-Achtsamkeit verstehen, erläutern Ziele, methodische Ansätze und Konstruktionsprinzipien sowie die wissenschaftlich geleitete Entwicklung und Evaluation der Programme.

SeKA auf einen Blick

Handlungsprofil: achtsamkeitsfördernd und entspannend; selbstbestimmt und selbstinstruktiv; körperbasiert und progressiv

Anwendungsprofil: jederzeit und überall einsetzbar – im Alltag und bei der Arbeit; einfach und mit wenig Zeitaufwand durchführbar

Wirksamkeitsprofile: physisch stärkend und funktional als Prävention gegen Zivilisationskrankheiten wie Rückenschmerzen oder Herz-Kreislauf-Erkrankungen; psychisch entlastend, energiefördernd, konzentrationsstärkend und persönlichkeitsbildend

Achtsam werden

Eigentlich geht es uns gut. Dennoch fühlen wir uns öfter unwohl in unserer Haut, sind gestresst, ja dauergestresst. Eine Ursache liegt in uns, unseren Erwartungen, die wir an unser Leben stellen. Diese sind häufig sehr hoch und mitunter unerreichbar. Scheitern ist dann vorprogrammiert. Vernünftiger wäre es, den Ratschlag von Immanuel Kant zu befolgen, der bereits 1764 empfahl: „Denn derjenige, welcher jederzeit nur etwas Mittelmäßiges erwartet, hat den Vorteil, dass der Erfolg seine Hoffnung nur selten widerlegt, dagegen bisweilen ihn wohl auch unvermutete Vollkommenheiten überraschen." (zitiert nach Ritzel, 1985, S. 101).

Selbstinduzierter Stress ergibt sich zudem aus den Erwartungen, die von anderen an uns gestellt werden und dem Erwartungsdruck sozialer Umgebungen, in die wir eingebunden sind. Leben in der Gemeinschaft bedeutet, dass wir lebenslang sozialisiert und dabei auch zwangsläufig fremdbestimmt werden, sei es im Beruf durch Vorgesetzte, in der Familie durch Partner und Kinder oder in der Freizeit durch Freunde. Konkurrenzdenken und Leistungsdruck im beruflichen Umfeld, familiäre Anforderungen, alltägliche Belastungen durch Lärm oder Verkehr, bis hin zu Erwartungen an die Freizeitgestaltung verursachen ernst zu nehmende Stresssituationen. Wenn diese überhand nehmen, schwächen sie Körper und Geist und können die Gesundheit auf Dauer beeinträchtigen.

Kennzeichnend für den Stress unserer Zeit ist, dass das Gegenwartserleben durch den allzu häufigen Blick in die Zukunft verdrängt wird. Wer kennt nicht das Problem, den Abend nicht genießen zu können, weil man ständig an den nächsten Tag denken muss. Beim morgendlichen Frühstück kreisen die Gedanken um das Tageswerk und am Vormittag wiederum will schon überlegt sein, was alles noch am Nachmittag zu tun ist. Ein Zen-Meister hat diese Stressfalle einmal wie folgt beschrieben: „Wenn ich stehe, dann stehe ich, wenn ich gehe, dann gehe ich, wenn ich sitze, dann sitze ich. Ihr aber in Europa denkt beim Stehen an das Gehen und beim Gehen an das Sitzen."

Gedanken um die Zukunft sind natürlich und sinnvoll, um verantwortungsvoll für sich selbst und andere handeln zu können. Wer aber zu sehr an das Morgen denkt, läuft Gefahr, das Heute zu verlieren. Es kommt darauf an, Augenblicksorientierungen nicht immer der allgegenwärtigen Zukunftsorientierung zu opfern. Mit anderen Worten: Es geht nicht nur darum, dem Leben mehr Jahre zu geben, sondern auch den Jahren mehr Leben. Konkret bedeutet dies, immer wieder Situationen des Innehaltens in den Alltag zu implementieren und ab und zu die Kunst des Müßiggangs zu praktizieren, wie sie in den alten Kulturen beispielsweise von den Stoikern angeleitet wurde.

Gesund bleibt, wer motiviert und leistungsfähig den beschleunigten Lebenswandel bewältigt. Dazu gehört im täglichen Leben, nicht ständig im Bereitschaftsmodus zu sein, sondern gezielt Auszeiten zu schaffen, um der Gefahr einer sich chronifizierenden Über-Spannung zu begegnen. Dies verlangt gesunden Egoismus. Nur wer seine eigenen Bedürfnisse kennt und achtsam mit ihnen umgeht, ist mit sich im Reinen, kann angemessen auf andere eingehen, sich sozial einbinden und wertvolle Beiträge für die Gemeinschaft leisten.

Achtsamkeit

Achtsamkeit wird seit Jahrhunderten nicht nur in den verschiedenen buddhistischen Traditionen geschult, auch im Hinduismus oder der christlichen Mystik wird damit gearbeitet. Dass dieses Konzept vor allem auf die Lehre des Buddha bezogen wird, rührt daher, dass Achtsamkeitstechniken meist mit Meditationspraxen verknüpft werden, die aus buddhistischen Quellen stammen.

> Achtsamkeit erfordert Fokussieren statt Abschweifen. Es ist ein Prozess, bei dem ich Aufmerksamkeit auf mein Hier und Jetzt lenke, mich also zentriere und zugleich beobachtend öffne. Bewusst beobachten bedeutet, dass ich alle im gegenwärtigen Moment stattfindenden Phänomene unvoreingenommen, also nicht bewertend, wahrnehme. Achtsamkeit ist somit bewusste Wahrnehmung – ein Gewahrwerden.

Aus den religiösen Traditionen heraus versammelt sich heute unter dem Begriff Achtsamkeit ein immer umfangreicher werdendes Repertoire verschiedener Techniken und Übungssysteme. Zu den derzeit populärsten Beispielen zählt sicherlich ‚MBSR', die Mindfulness-Based Stress Reduction, die von Jon Kabat-Zinn entwickelt wurde (vgl. Kabat-Zinn, 1994).

Dem Grunde nach stützt sich Achtsamkeit auf eine uralte, im Trubel des Alltags häufig vernachlässigte, aber überaus menschliche Fähigkeit: unsere Gabe der beobachtenden Wahrnehmung. Indem ich bewusster wahrnehme, schaffe ich einen besonderen Rahmen, in dem Veränderung begünstigt wird.

Wenn ich etwa wütend bin, dann verdränge ich den Zorn nicht, sondern versuche, ihn aus einer objektivierenden Distanz wahrzunehmen, also zu beobachten. Das Wunderbare daran ist, dass sich dann solche Emotionen häufig relativieren und so leichter regulieren lassen. Oder wenn ich meine eigenen körperlichen Symptome in einer Stresssituation beobachte, ohne sofort zu handeln, entschärft sich die Situation, und ich werde freier, nach neuen Reaktionsweisen zu handeln.

Die mentale Kraft, die solch ein Achtsamkeitstraining mit sich bringen kann, zeigt eindrucksvoll ein Experiment von Jon Kabat-Zinn. Er verglich die Schmerztoleranz zweier Gruppen – die eine mit, die andere ohne Achtsamkeitspraxis – beim Eintauchen eines Arms in Eiswasser. Festgestellt werden konnte, dass die Kältetoleranz mit bewusster, achtsamer Wahrnehmung deutlich höher war. Die objektiven Effekte der eintretenden Unterkühlung waren zwar bei beiden Gruppen die gleichen, allerdings machte die Perzeption, die subjektive Art der Wahrnehmung von Schmerz, den Unterschied aus (vgl. Kabat-Zinn, Lipworth & Burney, 1985).

Achtsamkeit ist ein zugleich aktives wie auch passives Tun mit offenem Ausgang. Denn Achtsamkeit nimmt für sich das paradox anmutende Erfahrungswissen in Anspruch, wonach in der Wahrnehmung Veränderung keimen kann. Gerade dadurch, dass ich wahrnehme und nicht handle, leite ich auf dem scheinbaren Umweg der Achtsamkeit eben doch Veränderungsprozesse ein, die im Idealfall wesentlich nachhaltiger sind, als immer so weiterzumachen wie bisher. Das Werkzeug richtig verstandener Achtsamkeit macht mich auf diese Weise zum wirklichen Gestalter meiner eigenen Lebensrealität und führt zu mehr Zufriedenheit mit mir selbst – oder aus der Perspektive der neueren Glücksforschung zu vermehrt glückhaftem Erleben (vgl. Bormanns, 2011; Esch, 2012; Thomä, Henning & Mitscherlich-Schönherr, 2011).

Doch Achtsamkeit will gelernt sein. Achtsamkeitstraining fängt, wie vieles im Leben, im Kleinen an – Erfolge zeitigen sich Schritt für Schritt. Achtsamer werden erzieht dazu, der alltäglichen Hektik entgegenzuwirken, und damit das eigene Leben im rechten Maß selbstbezogener und weniger fremdbestimmt zu gestalten.

Körper-Achtsamkeit

Achtsames Innehalten ist keineswegs rein geistiger Natur. Denn mit jedem Gedanken, jeder Emotion gehen Körperempfindungen einher. Achtsamkeitsprozesse können deshalb auch über den Körper initiiert werden. Wenn wir also Empfindungen des Körpers beobachtend wahrnehmen, beobachten wir zugleich ein geistiges Geschehen. Ganzheitlich betrachtet gehört somit zum Umgang mit sich selbst, das biotische System mit dem mentalen System in Balance zu halten, nämlich Organe und Funktionen des Körpers mit Kognitionen, Emotionen und Einstellungen zu verbinden.

Aus der Körperperspektive steht Achtsamkeit mit Entspannung in enger Wechselbeziehung. Achtsam sein setzt die Fähigkeit voraus, entspannt in sich selbst ruhen zu können. Beim Prozess der Ruhefindung steht, neurowissenschaftlich betrachtet, unser Nervensystem im Mittelpunkt. Es ist immer auf der Hut und versucht stetig, zwischen außen (Umwelt) und innen (Körper und Geist) zu vermitteln. Unsere Nervenzellen stehen deshalb ständig unter Spannung und reagieren auf Wahrnehmungen, Gedanken, Empfindungen oder körperliche Anforderungen, indem sie situativ erregenden oder hemmenden Einfluss auf die Aktivität unserer Organsysteme ausüben.

Wenn also äußere Reize auf uns einwirken, dann senden die auf eine Erregungsleitung spezialisierten Nervenzellen, sogenannte Neuronen, die Botschaft über Axone, die faserartigen Fortsätze einer Nervenzelle, zu anderen Zellen, beispielsweise in Herz, Magen oder Darm.

Diese Informationsübertragung erfolgt mittels Botenstoffen wie Adrenalin und Noradrenalin, die auf den Sympathikus, einen Teil des vegetativen Nervensystems, erregend wirken. Der Körper gerät aus seiner Grundspannung heraus in einen höheren Spannungszustand, um den von außen kommenden Ereignissen sofort und angemessen begegnen zu können.

Dabei unterscheidet der Körper nicht zwischen freudvollen Ereignissen, Empfindungen wie Angst, Ärger oder Gefahrensituationen – also nicht zwischen positivem Stress, der auch Eustress genannt wird, und negativem Stress, dem Dysstress. Auch wenn heute Stress wissenschaftlich nach Dauer, Dosis und Form differenziert wird, ist dies zwar ein vereinfachendes, aber immer noch tragfähiges Denkmodell.

Die (überlebens-)wichtigen biologischen Reaktionen auf Stress werden zum Problem, wenn die auf uns einwirkenden Reize zu intensiv, aber auch zu häufig sind, und über Tage und Wochen andauern. Die Nervenzellen werden dann überlastet, feuern vorschnell und ständig Botschaften in den Körper. Sie ‚melden' permanent stressige Umweltsituationen. Die Folge: Chronischer Stress stellt sich ein. Besonders schädlich ist dies, wenn Stress nicht mehr abgeleitet werden kann – auch nicht über den Körper – und der Kopf deshalb nicht mehr abschaltet.

Hier setzen unsere Programme an. Die geforderte Körperkonzentration bei der Übungsausführung legt den Schalter um: Die Außenwelt und damit verbundene Umwelteinflüsse werden ausgeblendet, weil man sich gedanklich voll und ganz auf den eigenen Körper und hier die jeweiligen Körperbereiche konzentrieren muss. Physisch hat dies zur Folge, dass die Muskelspannung während des Übens oder danach reduziert wird und Atmung, Puls und Blutdruck reguliert werden. Dadurch wird auch der Kopf frei: Es wird innere Einkehr gehalten, die Reizüberflutung für die Zeit des Übens gestoppt, psychische Belastungen werden relativiert, Aggressionen vermindert und Stress abgebaut.

Immer mehr Studien belegen, dass sich dieser Mechanismus auch hirnphysiologisch auswirkt. Bestimmte Hirnareale werden aktiviert, und bei dauerhaftem Training lassen sich positive Veränderungen der Hirnanatomie feststellen, wie etwa eine Zunahme an grauer und weißer Hirnsubstanz. Aus der Perspektive der Gerontologie könnte dies im Altersgang durchaus als Verjüngungseffekt interpretiert werden, denn es gehört zum normalen Alterungsprozess, dass die Hirnsubstanz abnimmt.

SeKA – Die Ziele

Ein entspannter Körper entspannt den Geist und fördert Achtsamkeitsprozesse. Selbstinstruktives Körper-Achtsamkeitstraining (SeKA) ist ein Achtsamkeitstraining, das aus der Körperperspektive heraus entwickelt wurde und selbst erlernbar ist.

Das SeKA-Trainingssystem orientiert sich an den Prinzipien des entspannten Bewegens und des bewegten Entspannens – ein wichtiges Alleinstellungsmerkmal. Grundsätzlich sollen unsere Programme über eine Konzentration auf körperliche Prozesse zu einer Verbesserung der Entspannungs- und Resilienzfähigkeit führen, also der Widerstandsfähigkeit gegenüber psychischen Belastungen. Damit leisten sie einen Beitrag zu Gelassenheit und besserem Stressmanagement. Die

SeKA-Programme ermöglichen die tägliche kleine Auszeit, um Energie und Kraft zu tanken und Balance in den persönlichen Lebens- und Berufsalltag zu bringen.
Die mit den Übungen einhergehenden Körpermeditationen helfen, sich zwischendurch Momente des Wohlfühlens zu gönnen und die persönliche Mitte zu finden. Denn ein harmonisch arbeitender Körper wirkt auf Person und Persönlichkeit.
SeKA-Training leitet an, sich seiner selbst und der eigenen Lebensführung bewusster zu werden und über die erlernte Achtsamkeit die Beziehung zwischen Körper und Geist im Alltag selbsttätig regulieren zu können.

Stärkung der Physis, also die Förderung motorischer Fähigkeiten wie Beweglichkeit, Kraftausdauer oder Koordination, kombinieren wir zugleich mit der Entlastung der Psyche.

Physis stärken

Körperliche Praktiken sind bei Achtsamkeits- und Entspannungspraxen keineswegs nachrangig und auch nicht nur komplementär, um geistige Prozesse zu schulen. Ein einfacher Selbsttest zeigt Ihnen das: Versuchen Sie, ohne körperliche Vorübung die Augen zu schließen, und sich auf ihren Atem zu konzentrieren. In der Regel werden Sie sehr schnell feststellen, dass nicht nur die Gedanken Kreise ziehen und Sie wegtragen von der fokussierten Konzentration. Auch der Körper wird sich bemerkbar machen: Vielleicht zwickt es hier und da, die Schultern wollen nicht richtig entspannen, oder die verspannte Muskulatur im Bauch und Brustbereich verhindert einen fließenden Atem. Immer wieder werden Sie dadurch abgelenkt und aus der meditativen Versenkung gerissen.

Natürlich müssen wir nicht zuerst körperlich fit werden, um dann mit einem Achtsamkeitstraining beginnen zu können. Aber: Jede geistige Übung geht mit körperlichen Voraussetzungen einher, um den gewünschten Erfolg zu zeitigen. Kraft, angemessene Spannung und Körperstatik brauchen Sie, um über das kognitive Wissen vom richtigen Sitzen etwa das Ziel einer entspannten und aufrechten Sitzhaltung in der Praxis zu erreichen. Andernfalls sinken Sie immer wieder zusammen, oder die betroffenen Muskelgruppen benötigen zu viel Energie, und eine ungeteilte Aufmerksamkeit im mentalen Bereich wird schwierig bis unmöglich. Noch stärker werden die Störimpulse, wenn Sie körperliche Probleme und Schmerzen haben. Damit wird es für Sie noch schwieriger, sich geistig zu fokussieren. Deshalb gilt die alte Weisheit des Yoga gleichermaßen für alle SeKA-Programme: Die richtige Mischung aus einem kräftigen, beweglichen und entspannten Körper ist Ziel des Übungssystems.

SeKA bringt körperlich-funktionelle Wirkungen, wie etwa die Förderung von Kraft, Beweglichkeit oder Ausdauer, in Einklang mit geistigen Praktiken und verfolgt das Ziel, Menschen in verschiedenen Lebensaltern und Lebenssituationen für ein körperbasiertes Achtsamkeitstraining zu motivieren. Aus dieser Perspektive wirkt solch ein Training einem gesundheitlichen Grundproblem unserer Zeit entgegen: Die durch fehlende, falsche und einseitige Bewegung des Körpers verursachten muskulären Verspannungen oder Probleme mit inneren Organen, wie Verdauungsprobleme, werden nicht erst dann bemerkt, wenn es bereits zu spät ist, also ein fortgeschrittenes und akutes Stadium erreicht ist.

Psyche entlasten

Körperfunktionen wie etwa die Reduzierung der Muskelspannung oder auch die Senkung von Puls und Blutdruck regulieren zu können, bedeutet, auf die eigene Psyche Einfluss zu nehmen, etwa auf Gefühle oder psychisch belastende Stresssituationen. SeKA-Training verbessert nicht nur die Fähigkeit, auf physische Belastungen, etwa muskuläre Dysbalancen, unmittelbar und differenziell mit gezieltem körperbasiertem Üben zu reagieren, sondern auch die Fähigkeit, Emotionen zu regulieren und damit im weiteren Sinn mit persönlich kritischen Situationen besser umzugehen. Gut erforscht sind etwa die Auswirkungen von Angst. So befindet sich das Angstgedächtnis vor allem in der

Amygdala, einer zentral gelegenen Hirnregion. Sind wir einer akuten Angstsituation ausgesetzt, spüren wir die Folgen zunächst im Körper mit Symptomen wie einem erhöhten Herzschlag, hohem Muskeltonus oder gar verkrampften Muskeln. Ein Angstzustand kann deshalb nicht zugleich mit einem entspannten Körper und entspannten Muskeln einhergehen.
Werden nun bewusst die Muskeln entspannt, beispielsweise durch Übungen der Methode der ‚Progressiven Muskelrelaxation', dann signalisiert dies dem Körper, dass sich die Stresssituation vermindert. Über diesen Mechanismus verschaffen unsere Programme Entlastung, wenn ein durch Stress hervorgerufenes Angstgefühl zu entstehen droht: Das sich anbahnende ‚Unheil' kann durch entspannte Muskeln mit dem nötigen Abstand betrachtet werden, die Angstsituation wird vielleicht nicht mehr als so bedrohlich empfunden wie zuerst gedacht. Denn der entspannte Muskel signalisiert den Hirnzellen, weniger zu feuern. Der gesamte Organismus reguliert die Spannung, und wir sehen wieder klarer. Die Spannungsspirale kann unterbrochen, das Angstgefühl relativiert werden.

Mit der Zeit wird es gelingen, bewusst und kontrolliert die eigenen Erregungszustände zu beeinflussen. Das ist ein wesentlicher Fortschritt auf dem Übungsweg und ein geradezu aufklärerischer Akt. Wir lernen, Stressreaktionen zu beeinflussen. Im Extremfall bedeutet dies, die Kontrolle über die eigenen Stressreaktionen, die durch ungünstige Verhaltensmuster verloren gegangen ist, wieder übernehmen zu können.

SeKA – Die Prinzipien

Unsere Programme integrieren das Wissen über die für die leibseelische Gesundheit förderlichen Aspekte der Achtsamkeit, die sich aus einem immer wieder geübten wertfreien und wohlwollenden Beobachten des gegenwärtigen Moments ergeben. Zugleich gehen sie ein gutes Stück über marktübliche Angebote hinaus. Neben der Körper-Achtsamkeit, also dem somatopsychischen Zugang, wirken weitere Aspekte zusammen, in denen wir uns von anderen Achtsamkeits-Schulungen unterscheiden: Selbstinstruktivität, Selbstbestimmung, Focusing und Progression.

Selbstinstruktivität

Unsere Programme sind speziell auf das eigenständige Lernen und Üben von Achtsamkeit ausgerichtet. Sie wollen Menschen ansprechen, die gerne eigenverantwortlich etwas für sich selbst tun wollen, oder schlichtweg keine Zeit oder Lust haben, Kurse zu besuchen. Die Selbstinstruktivität unserer Programme haben wir in Implementierungsstudien mit verschiedenen Zielgruppen (z.B. Kinder, Erwachsene) in unterschiedlichen Settings (z.B. Kitas, berufliche Umgebungen) überprüft – vgl. hierzu das Kapitel ‚Die Wissenschaft hinter SeKA' (S. 21 ff.).

Unsere Selbstlernarchitekturen sind programmspezifisch und bestehen in der Regel aus mehreren Modulen: Wir setzen für unsere Übungen präzise Beschreibungen ein und achten darauf, dass diese verständlich sind. Zugleich werden die Schlüsselbewegungen wie auch die Haltungen, beispielsweise im Yoga, mit Bildmaterial verdeutlicht. Lesen und Sehen werden wiederum bei einfachen Achtsamkeitsprogrammen durch angeleitetete Hör-CDs ergänzt. Bei komplexeren Achtsamkeitsthemen gehen wir noch einen Schritt weiter und vermitteln die Inhalte in Film und Ton, wobei unsere DVDs in Echtzeit entwickelt werden, also 1:1 mitgeübt werden können. Nicht zuletzt können einzelne Übungen mit Unterstützung digitaler Technologien überall und jederzeit genutzt werden.

Selbstverantwortliches Üben ist die logische Konsequenz der Selbstinstruktivität unserer Programme. Sie können Ihren individuellen Bewegungsspielraum ausreizen und Ihre eigenen Grenzen erfahren, ohne allerdings über diese hinweg zu gehen. Deshalb sollten Sie Übungen auslassen, wenn sie nicht guttun, wenn dabei Unwohlsein entsteht oder gar Schmerzen auftreten! Gegebenenfalls konsultieren Sie einen Arzt. Liegen gesundheitliche Probleme vor, dann sollten Sie zuvor mit dem Arzt klären, ob und wie ein Training durchgeführt werden kann.

Auf keinen Fall darf das Ausüben unserer Programme unter Leistungsdruck erfolgen. Maßgebend sind das individuelle Lerntempo und Ihr eigener Trainingsfortschritt. Auch wenn Sie in der Gruppe üben, ist ein Vergleich mit anderen unwichtig.

Selbstbestimmung

Selbstbestimmung steht deshalb im Zentrum der Programme, weil die Vielfältigkeit der Lebenssituationen, Fitnessgrade und Interessen ein differentes Üben erfordert. Bei uns haben Sie nicht nur die Möglichkeit, die einzelnen Übungen je nach aktueller körperlicher und geistiger Verfassung anzupassen. Es steht Ihnen auch eine große Fülle unterschiedlichster Programme und Techniken zur Verfügung (siehe hierzu das Kap. ‚Trainingssystem im Überblick', S. 19). Die Möglichkeit, nach persönlicher Neigung und Interesse auszuwählen, erhöht die Motivation und damit die Wahrscheinlichkeit positiver Effekte.

Focusing

Focusing ist ein in der systemischen Körpertherapie geläufiger Begriff (vgl. Gendlin, 1981) und ein weiteres Merkmal unserer Achtsamkeitsprogramme. Focusing in unserem Trainingssystem bedeutet das Erlernen der uneingeschränkten Konzentration auf Körperteile, auf das innere Körpererleben, auf Bewegungsabläufe oder auch auf die Atmung. Wenn Sie Focusing lernen, werden Sie entdecken, dass Ihr Körper seinen eigenen Weg und seine eigene Antwort auf viele Probleme findet. Focusing liegen drei Aspekte zugrunde, die in allen unseren Programmen und Übungen berücksichtigt sind: Entschleunigung, geführte sowie bewusste Atmung. Sie unterstützen eine vertiefte Wahrnehmung von körperäußerlichen und -innerlichen Prozessen. Wenn im Übungsverlauf das Denken dann seine Macht verliert und die Bewegung sensorisch wahrgenommen und gefühlt wird, kommt der Übende in Fluss, und das führt zu körperlicher Ruhe und Entspannung, bis hin zu einer vollständigen inneren Entkrampfung.

- **Entschleunigung:** In den Sportwissenschaften wird vor allem die Beschleunigung des Körpers thematisiert. SeKA-Übungen hingegen werden in der Regel langsam, bewusst und fließend ausgeführt. Dies hilft, sich verstärkt auf Körperprozesse im Gesamten oder auch auf die jeweilige Körperpartie im Detail zu konzentrieren, denn nur mit ruhigen Bewegungen entwickeln sich Körperwahrnehmung und Körper-Achtsamkeit: Läuft die Bewegungsausführung rund oder ist der Bewegungsspielraum eingeengt? Welche Übungen finde ich besonders angenehm? Aber auch: Wo sind meine Wohlfühlgrenzen bei einzelnen Übungen? Sind sie unangenehm, habe ich Beschwerden oder gar Schmerzen während der Bewegung? Dieselbe Übung, beschleunigt oder entschleunigt ausgeführt, kann deshalb unterschiedliche Bewegungsqualitäten und Zielsetzungen haben.

> Ruhiges und bewusstes Üben konzentriert voll und ganz auf den Bewegungsablauf. Das Drumherum wird ausgeblendet, der Geist wird ruhig und das Bewusstsein hellwach.

- **Geführte Atmung** ist ein methodisches Grundprinzip in unseren Programmen. Ziel ist, das persönliche Atemtempo rhythmisch in Einklang mit den Bewegungen zu bringen. Ein ruhiger Atem fördert insbesondere bei komplexeren Übungen eine fließende Bewegungsabfolge. Den Atem anzuleiten führt auch dazu, verschiedene Körperteile intensiver erspüren zu können, etwa über Atembewegungen den Bauch, den Rücken oder die Flanken. Schließlich ist ein zu schneller oder gar stockender Atem ein deutliches Anzeichen dafür, dass das körperliche Training übertrieben wird und man sich selbst überfordert. So schützt Atem-Achtsamkeit auch vor Verletzungen.
- **Bewusste Atmung** ist die Implementierung einer weiteren Qualität von Atemprozessen in unseren Programmen. Bei der bewussten Atmung steht nicht die Rhythmisierung der Bewegung durch Atmungsvorgänge im Vordergrund, sondern das ruhige Beobachten des Einatem und Ausatem als eigenständiger Prozess. Dies fördert körpermeditative Prozesse und wirkt kontemplativ. Mit bewusstem Atmen fällt das Einfinden in das Übungsprogramm leichter, ebenso die Aufrechterhaltung einer hohen Konzentration beim Üben. Auch lassen sich innerhalb des Bewegungsflusses Atemvorgänge vergegenwärtigen, die energetisch spürbar sind.

Progression

Progression meint schließlich den stufenweisen Aufbau unserer Programmlinien. Sie bleiben nicht stehen, wenn Ihnen ein Programm in ‚Fleisch und Blut' übergegangen ist, sondern Sie können weiter gehen. Entweder steigen Sie immer tiefer ein, indem Sie fortgeschrittenere Variationen derselben Übungsreihe praktizieren, oder Sie nehmen sich ein weiterführendes Programm vor. Dies unterstützt Sie darin, Ihre Körperwahrnehmungsgrenzen durch ein besser werdendes Körpererspüren zu verschieben und garantiert sowohl die Nachhaltigkeit des steten Übungsprozesses als auch die Weiterentwicklung auf mentaler Ebene.

Trainingssystem im Überblick

Das SeKA-System differenziert sich in verschiedene Programmlinien, die in der Abbildung im Überblick dargestellt werden. Die Programmlinie *Basic* beinhaltet die SeKA-Basisprogramme, nämlich das Grundprogramm zur Körper-Achtsamkeit, sowie vertiefend das Atemtraining. Weiterhin finden Sie die Programmlinie *Relaxation* mit klassischen Entspannungstechniken wie Progressive Muskelrelaxation (PMR) nach Jacobson, Autogenes Training (AT) nach

Schultz oder Yoga, die im Kontext SeKA neu interpretiert werden. Programme wie SeKA-Faszien oder SeKA-Cardio sind unter *Functional* zusammengefasst. Und schließlich die Kombination von SeKA-Techniken in der Programmlinie *Exercise*. Sie sind mit Blick auf die Förderung motorischer Fähigkeiten und Fertigkeiten sportartspezifisch ausgerichtet. Jede dieser Programmgruppen beinhaltet eine Reihe von Einzelprogrammen, die je nach Thema von wenigen Minuten bis zu 30 Minuten dauern.

Jeder kann den Schwerpunkt innerhalb unseres Trainingssystems für sich wählen: Wer in hohem Maße körpermeditativ tätig werden will, konzentriert sich auf unser Basistraining zur Entwicklung von Körper-Achtsamkeit oder das Atemtraining. Wer auf intensives Entspannen Wert legt, wird nach den SeKA-Prinzipien in der Progressiven Muskel-Relaxation oder im Autogenen Training angeleitet. Wer den Körper im Gesamten im Fokus haben will, arbeitet mit unserem Yoga- oder Faszientraining. Und wer sich achtsam und zugleich intensiver bewegen will, führt beispielsweise das Cardio-Training durch oder wählt ein Programm, das einen Sportartbezug hat, etwa unser Tennis-Achtsamkeitstraining.

Mit diesen Wahlmöglichkeiten innerhalb unseres Trainingssystems gehen wir auch motivatorisch auf verschiedene Lebens-

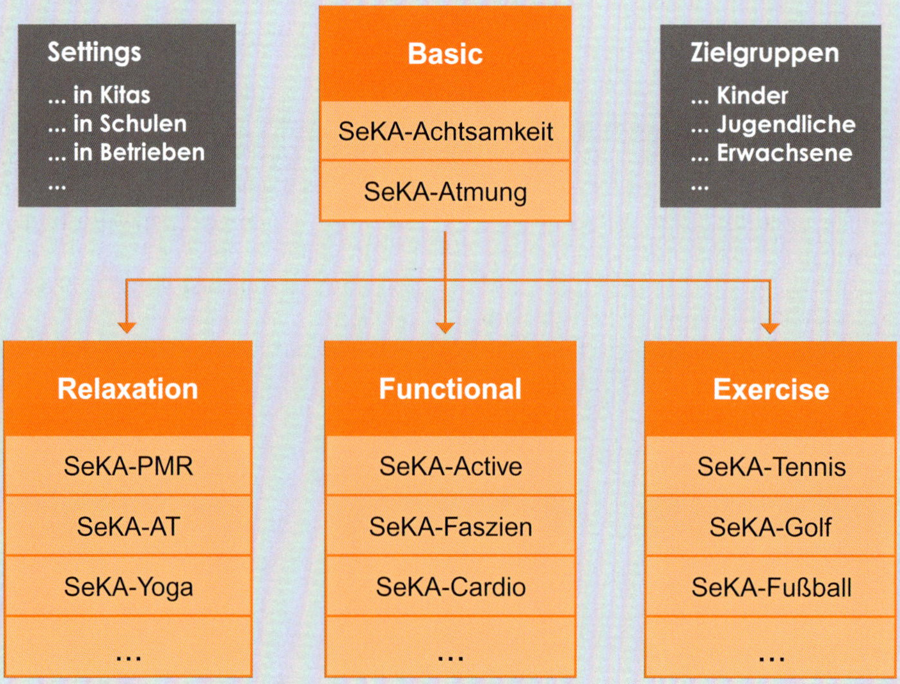

Abb.: SeKA-Welten – Programmlinien und Programmgruppen (PMR: Progressive Muskel-Relaxation; AT: Autogenes Training)

abschnitte ein: Ältere Erwachsene wollen sich vielleicht eher auf Körperfunktionen konzentrieren, beispielsweise Beweglichkeit und Gleichgewichtsfähigkeit bis ins hohe Alter erhalten oder die Kraft verbessern. Für jüngere Erwachsene mag körperfunktionell eher die allgemeine Fitness im Vordergrund stehen.

Die einzelnen Übungen aus den Programmen können aber auch individuell zusammengestellt werden, sodass das SeKA-System als ein modulares Personal-Trainingssystem ausgelegt ist, das aus hunderten Übungen eine individuell zugeschnittene Nutzung für Anfänger und Fortgeschrittene ermöglicht. Nicht zuletzt können aus diesem Fundus heraus jederzeit einzelne Übungen als persönliche Micro-Wellness-Einheiten ausgewählt und nach Bedarf in den individuellen Alltag eingebracht werden.

SeKA ist jedoch nicht nur für Erwachsene gedacht. Weitere Zielgruppen profitieren davon. So wurde das Basisprogramm zur Körperachtsamkeit auch für Kinder entwickelt (vgl. Fessler & Knoll, 2018), ebenso wurden Studien mit Hochaltrigen sowie Kindern und Jugendlichen mit einer Behinderung durchgeführt.

SeKA-Implementierungsstudien zeigen, dass die Programme in verschiedenen Settings wie Kindertagesstätten, Schulen, Betrieben oder Heimen einsetzbar sind. Selbstinstruktivität bedeutet hier, dass die Programme zunächst von den Lehrenden unterrichtet und anschließend von den Teilnehmenden zunehmend eigenständig eingesetzt werden können.

Einen Überblick zu den bisher öffentlich zugänglichen SeKA-Programmen finden Sie im Schlusskapitel dieses Bandes.

Die Wissenschaft hinter SeKA

SeKA ist multidisziplinär nach modernsten bewegungswissenschaftlichen, sportwissenschaftlichen, medizinischen und psychophysiologischen Erkenntnissen wie auch physiotherapeutischen Ansätzen entwickelt und verfolgt Ziele der ‚evidence-based practice' für eine nachhaltigere und individuell verantwortete Gesundheitsförderung, wie sie von der Weltgesundheitsorganisation (WHO), der EU-Kommission und der International Union for Health Promotion and Education gefordert werden. Mehrstufige und in der Regel mehrjährige Prüfverfahren sichern die Qualität der Programme:

(1) Systematische Sichtung: Zu den jeweiligen SeKA-Themen werden wirksame Übungen auf Basis internationaler Recherchen gefiltert. Der resultierende Übungspool wird zunächst auf gesundheitliche Unbedenklichkeit geprüft. Ein weiteres wichtiges Kriterium für die Auswahl der Übungen ist deren Alltagstauglichkeit, etwa schnelle Erlernbarkeit, zeitliche Effizienz oder vielfältige Einsetzbarkeit auch in beengten Räumlichkeiten.

(2) Pilotstudien: In einem zweiten Schritt erfolgt die Entwicklung von Programmen mit Qualitätsprüfungen. Hierzu gehören Wirkungsprüfungen mit psychophysiologischer und hormoneller Diagnostik, Prüfung der psychologischen Wirksamkeit durch Befragungen und die Evaluation der Praktikabilität im individuellen Lebensalltag. Außerdem werden Implementierungsstudien bei unterschiedlichen Altersgruppen und in verschiedenen Settings, beispielsweise in der Schule oder im Betrieb, vorgenommen.

(3) Programmstudien: Schließlich erfolgt die Feinjustierung der Programme und abschließende Tests mit hunderten Probanden.

Programmentwicklung und -evaluation werden ergänzt durch Grundlagenforschung: Drei Dissertationen des SeKA-Forschungsteams haben sich mit Kernthemen der SeKA-Forschung befasst und aus verschiedenen methodischen Zugängen wie auch bei unterschiedlichen Zielgruppen nachgewiesen, dass sich die untersuchten Probanden bereits nach einem circa zehnminütigen Training nicht nur subjektiv wohler, frischer, entspannter und konzentrierter fühlten, sondern auch signifikante psychophysiologische Reaktionen mit Blick auf entspannungsinduzierende und stressreduzierende Wirkungen auf SeKA zeigten.

Marcus Müller (2016) hat für Kinder im Alter von 4 bis 6 Jahren verschiedene Kurz-Entspannungsprogramme zu Autogenem Training, Progressiver Muskel-Relaxation, Qigong, Yoga und auch Massage entwickelt. Diese hat er dann mittels psychophysiologischer Parameter (z.B. elektrodermale und neuromuskuläre Aktivitäten, Herzratenvariabilität) auf Wirksamkeit getestet. Im Ergebnis zeigt sich, dass schon jüngeren Kindern verschiedene Entspannungstechniken nach dreiwöchiger Intervention nicht nur vermittelt werden können, sondern auch zu einer signifikant messbaren Spannungsreduktion führen.

Tobias Rathgeber (2017) kann an hormonellen Stressparametern wie Cortisol nachweisen, dass nach den SeKA-Konstruktionsprinzipien entwickelte moderat-intensive körperliche Aktivitäten aus der Programmgruppe SeKA-Cardio gegenüber Entspannungstechniken vergleichbar hohe spannungsreduzierende Effekte besitzen. Auch sind präventive Effekte hinsichtlich Herz-Kreislauf-Problematiken nachweisbar. Die Übungen sind niedrigschwellig im Sinn von ‚low effort'-Aktivitäten und damit insbesondere für Menschen im Alter von 18 bis ca. 50 Jahren mit angemessenem Fitness-Level ohne Vorerkrankungen geeignet. In differenzierungstheoretischer Perspektive ist beachtenswert, dass die Prüfung der Wirksamkeit der SeKA-Cardio-Programme per Messung unterschiedlicher Intensitäten (Varianz: 10%) erfolgte, also SeKA-Cardio-Ausführungen von 60, 70, 80 und 90 Prozent der individuellen Ausbelastung. Dabei stellte sich heraus, dass je nach Intensität unterschiedliche stressreduzierend-anabole Effekte auftreten.

Alexia Kaiser (2017) überprüfte unter Einsatz einer Kontrollgruppe die kurz- und mittelfristige Wirksamkeit des SeKA-Basisprogramms zur Körper-Achtsamkeit in verschiedenen betrieblichen Settings, z.B. bei Büroarbeit oder der Arbeit in der manuellen Produktion. Sie kann unter anderem nachweisen, dass die regelmäßige Durchführung der Körper-Achtsamkeitsprogramme am Arbeitsplatz eine signifikante Reduktion des Beanspruchungsniveaus sowie eine Verbesserung des körperlichen Erholungszustandes hervorruft. Ebenso wurde eine Abnahme körperteilspezifischer Beschwerden festgestellt.

Körper-Achtsamkeit

Das Basistraining

Das SeKA-Basistraining im Überblick

- Weniger ist mehr: gezielt ausgewählte und zu *12 Kurzprogrammen* zusammengestellte Übungen für *12 Körperbereiche*.

- *5 Übungen* und eine *Nachspürübung* pro Programm: Sie intensivieren Körperwahrnehmungsprozesse.

- Wenig *Zeitaufwand* bei größtmöglicher Wirkung: Die Programme besitzen angeleitet Längen von *9 bis 13 Minuten*.

- Systematisch entwickelte *methodische Strukturierung:* Sie ermöglicht den *sofortigen Einstieg*. Ist ein Programm erarbeitet, sind die Art der Übungsanleitungen und -abläufe vertraut, so dass die Zugänge zu anderen Programmen schnell gelingen.

- *Entschleunigte* und *einfache Übungen* mit stringenter *Atemführung*: Sie ermöglichen eine unmittelbare Erfahrung von Körperwahrnehmung und fördern bei konstantem Üben die Körperachtsamkeit.

- Verzicht auf Liegepositionen: So können alle Übungen im *Sitzen oder Stehen* durchgeführt werden. Damit sind sie jederzeit in Alltag und Beruf einsetzbar. Eine besondere Kleidung ist nicht erforderlich.

- *Mediale Unterstützung* mit signifikantem Bildmaterial zu den Übungen. Weitere Medien sind über das Buch hinaus verfügbar in Form von *Audiodateien*.

- Nach *wissenschaftlichen Vorgaben:* Entwicklung und Evaluation der Programme.

- *Geprüfte Selbstinstruktivität:* Studien mit hunderten Probanden.

- *Präventiv* wirksam: Gegen Zivilisationsbeschwerden und Krankheiten wie Rückenschmerzen, Herz-Kreislaufprobleme oder muskuläre Dysbalancen.

- *Anti-Stress-Wirkungen* durch psychische Entlastung, energetisierende und entspannende Effekte.

- Ausrichtung auf *Körperfunktionen*, zur Stärkung von *Konzentration* und zur *Persönlichkeitsbildung*.

- Systematische Aufarbeitung wesentlicher *Problemstellungen zu jedem Körperbereich*, die über angegebene *Grundlagenwerke* vertieft werden können.

- Auflistung weiterführender *Praxisbücher* zu jedem Körperbereich: Sie ermöglichen bei Bedarf die Vertiefung in einer persönlich wichtigen Körperregion.

Dem Basistraining liegen die im vorigen Kapitel aufgezeigten allgemeinen Ziele und Prinzipien der SeKA-Philosophie zugrunde. In den folgenden Abschnitten werden die spezifischen Ansätze des SeKA-Basistrainings erläutert.

Die Philosophie des Basistrainings

Allen SeKA-Programmen, insbesondere aber dem Basisprogramm, liegt die Auffassung der Einheit und der reziproken Beziehung von Körper und Geist, das Embodiment, zugrunde. Mit dem Körper, den ich habe, ist im eigentlichen Sinn der Leib, der ich bin, gemeint – nämlich der Leib als ein durch lebensbiographische Ereignisse beseelter Körper.

> Die Bewegung getrennt von den höheren Funktionen zu betrachten ist einer der Irrtümer der modernen Zeit. [...] Dieser schwere Fehler führt zu einem Bruch: auf der einen Seite das physische Leben und auf der anderen Seite das Geistige.
>
> Maria Montessori (1870-1952)
> zitiert aus: 1973, S. 128

In der östlichen Welt wurden Leib und Seele stets als Einheit gesehen, man denke an medizinische Traditionen wie den Ayurveda mit Yoga als ‚Medizin' für Körper und Geist oder die traditionelle chinesische Medizin (TCM) mit Tai Chi Chuan und Qi Gong.

Auch in der westlichen Welt war die Überzeugung des engen Zusammenhangs zwischen Leib und Seele in den Anfängen der Medizin ein wichtiges Leitmotiv für die Gesundheitsförderung.

So war die in der europäischen Antike entwickelte Diätetik Ausdruck des bewussten Umgangs mit dem Körper, die nicht nur Maßhalten im Essen und Trinken umfasste, sondern auch Empfehlungen zur Ausgewogenheit weiterer ‚res non naturales'. Damit waren Dinge gemeint, die nicht natürlich gegeben und damit weitgehend unveränderlich sind, sondern persönlich beeinflusst werden können, etwa Bewegung und Ruhe, Schlafen und Wachen. Körperpraktiken wie sportliche Tätigkeiten, Massage, Baden und Körperpflege wurden ausdrücklich aufgeführt. Nach neuzeitlichen Interpretationen der Diätetik, wie etwa die Makrobiotik von Hufeland (1796), ist heutzutage eine Vielzahl von Konzepten auf dem Markt, die dem Grunde nach auf diese antiken Ursprünge zurückgeführt werden können. Sie sind mit Fitness, Wellness oder Wellbeing assoziiert und firmieren heute unter Life-Balance-Konzepten. In den heutigen Sportwissenschaften kam diese Botschaft ebenfalls an und fand beispielsweise im Konzept von Balz (1995) zur Diätetik als pädagogisches Modell einer gesunden Lebensführung in der Schule Ausdruck.

Der Zusammenhang zwischen Leib und Seele wird heute nicht mehr in Frage gestellt. Selbst bei Descartes (1596-1650), dem der ontologische Dualismus zugeschrieben wird, dass zwischen dem Körper als ausgedehnter materieller Substanz und der rein geistigen, immateriellen Substanz zu unterscheiden sei, finden sich Überlegungen zur substantiellen Einheit von Körper und Geist (vgl. Frischmann & Mohr, 2001). Gleichlautend mit dem Cartesianismus konstatierte Spinoza (1632-1677) etwas später ebenfalls den Unterschied zwischen Denken und Ausdehnung beziehungsweise Geist und Körper als Materie, fasste sie jedoch nicht als zwei verschiedene, voneinander unabhängig existierende Substanzen (Dualismus) auf, sondern als verschiedene Attribute einer einzigen Substanz (Monismus). Leib und Seele sind somit zwei Seiten einer Wirklichkeit: „una eademque res sed duobus modis expressa" (Spinoza, 1677).

Physis und Psyche greifen in sehr komplexen Weisen ineinander, die auch heute nicht vollständig erfasst sind. Unbestritten ist jedoch, dass es vielfältige Wechselwirkungen gibt. Hierzu ein paar markante Beispiele: Wilhelm Reich (1897–1957) und im Gefolge Alexander Lowen (1910-2008) haben aus psychoanalytischer Sicht postuliert und nachgewiesen, dass sich psychische Anspannungen körperlich in chronifizierten Verspannungen manifestieren können. Bahnbrechend in der westlichen Welt waren auch die Forschungsreihen des amerikanischen Physiologen Edmund Jacobson zwischen 1908 und 1929. Er konnte empirisch belegen, dass Gefühle körperliche Reaktionen hervorrufen und vice versa die Regulation muskulärer Spannungen unmittelbar Emotionen beeinflusst. Dies mit dem Ergebnis, dass körperliche Entspanntheit beispielsweise nicht mit Angst einhergehen kann. Daraus entstand die heute allseits bekannte Entspannungsmethode der ‚Progressiven Muskel-Relaxation' nach Jacobson. Nicht zuletzt trug Ida Rolf (1896–1979) mit ihrer Rolfing-Methode zu der Erkenntnis bei, dass sich das Gleichgewicht der Körperstruktur und das psychische Gleichgewicht gegenseitig bedingen.

> Die physische Persönlichkeit spiegelt sich in der psychischen Persönlichkeit. [...] Wenn im physischen Körper Bewegung ausgelöst wird, lösen sich auch psychische Blockaden.
>
> Rolf, 1997, S. 153

Heute wird die experimentelle und theoretische Untermauerung der Wechselwirkungen von Physis und Psyche durch die Entdeckung der sensomotorischen Doppelfunktion neuronaler Netzwerke, etwa im Spiegelneuronensystem, vor allen Dingen von der Neurobiologie geleistet.
Und auch in der Perspektive der Humanwissenschaften wird die kognitivistische Metapher des Geistes zunehmend durch den Embodiment-Ansatz abgelöst. 'Embodiment' kommt aus dem Englischen

> Idealistischer Monismus meint, das Leib-Seele-Problem sei ein Scheinproblem – und der Konstruktivismus, dass die materielle Welt und damit auch der Körper durch den Geist konstruiert werde. Beide Theorien werden zunehmend vom Embodiment-Ansatz verdrängt, der Bidirektionalität zwischen Körper und Geist postuliert.

und ist mit 'Verleiblichung' zu übersetzen. Gemeint ist der Zusammenhang zwischen den materiell-körperlichen und den psychischen Ebenen. Dieser Ansatz ergänzt die in der Psychosomatik bekannte Annahme, dass sich seelische Prozesse auf körperlicher Ebene widerspiegeln, durch Postulieren der gegenläufigen Wirkrichtung: Körperhaltung und Bewegungsqualitäten beeinflussen vice versa auch Denkprozesse, Einstellungen und Stimmungen. Das damit thematisierte 'Leib-Seele-Rätsel' der Philosophie wird heute interdisziplinär bearbeitet und durch empirische Befunde aus der Psychologie und der Interaktionsforschung gestützt (vgl. z.B. Tschacher & Storch, 2017).
Aus dem Wissen dieser Wechselwirkungen heraus sind die hier vorgestellten Achtsamkeitsprogramme auf einzelne Körperbereiche ausgelegt, um körperliche Problemzonen schnell lokalisieren zu können und über ein intensives Hineinspüren in die Körperregionen für Problemstellungen über die physische Ebene hinaus zu sensiblisieren.

Die Konzeption des Basistrainings zur Körper-Achtsamkeit beruht einerseits auf einer Kombination von Übungen aus verschiedenen Entspannungstechniken, wie etwa Progressive Relaxation, Yoga, Massage oder Eutonie, andererseits aus bewegteren Übungen aus der funktionellen Gymnastik sowie körperregionsspezifischen Wahrnehmungsübungen. Deshalb kann das Basistraining je nach Betrachtungsweise und Verwendung in verschiedenen Settings als Entspannungs-, Körperwahrnehmungs- oder auch Konzentrationstraining betrachtet werden (vgl. Fessler, 2013, S. 11).

Übergeordnete Zielsetzungen dieses Übungssystems sind damit, differenziell und unmittelbar mit gezielten körperbasierten Übungen sowohl auf psychische als auch physische Beanspruchungen, wie z.B. körperliche Spannungszustände, reagieren zu können. Hierdurch wird gewährleistet, dass eine Erholung von Überbeanspruchungen erfolgt und ungünstige Erregungszustände bewusst und kontrolliert beeinflusst werden können (ebenda, 2013, S. 12). Die Programme sollen direkt positiv auf den subjektiv wahrgenommenen körperlichen Erholungs- und Entspannungszustand wirken. Aber auch Effekte auf der psychischen Wirkungsebene im Sinne einer kognitiv-emotionalen Entspannung und einer psychischen Beanspruchungsreduktion können erzielt werden.

Das Körper-Achtsamkeits-Basistraining fußt auf einer bewegungswissenschaftlich, medizinisch und physiotherapeutisch geleiteten Entwicklung der Übungen und deren Kombination in Programmen. SeKA-Prinzipien wie schnelle Erlernbarkeit, zeitliche Effizienz, vielfältige Einsetzbarkeit auch in beengten Räumen, Übungsdurchführung ohne Geräte in Alltagskontexten, Einbindung wirksamer Körperwahrnehmungs-, Entspannungs- und Achtsamkeitstechniken treffen auf das in diesem Buch veröffentlichte Basisprogramm zur Körper-Achtsamkeit in besonderem Maße zu. Dies gilt auch für das ganzheitliche und sichere Üben: Potenziale für Schädigungen, z.B. durch Überdehnungen, sind durch eine niedrigschwellige Intensität minimiert. Ebenso verhindern relativ einfache Bewegungsmerkmale Fehlstellungen und -haltungen. Sich so ergebende Bewegungsqualitäten fördern Achtsamkeitsprozesse, einzelne Körperteile betreffend, und besitzen generalisierende Effekte auf Körper und Geist.

Programmentwicklung

Körperliche Übungen zu Themen wie Entspannung, Stressbewältigung und Rekreation boomen in Form von kommerziellen Praxisratgebern (vgl. hierzu die in diesem Band zu jedem Körperteil aufgeführten Schriften). Sicherlich erhalten die Adressaten hierdurch lehrreiche Ideen von der Praxis für die Praxis. In Ermangelung einer theoretischen Fundierung und vor allem der empirischen Prüfung der Programme hinsichtlich Effektivität (Welche Wirkungen werden bei welchen Indikationen erzielt?) und Effizienz (Welche Übungen sind die wirksamsten und nehmen wenig Zeit in Anspruch?), steht der Leser mitunter vor einer Fülle von Übungstipps und Übungsvariationen ohne Zielvorgaben und Wirkungsanalysen. Und er ist dabei überfordert zu entscheiden, welche Übungen er beispielsweise in seiner meist knapp bemessenen Übungszeit präferieren soll.

Das Forschungsteam des Karlsruher EntspannungsTrainings (ket) hat sich deshalb zum Ziel gesetzt, diese Forschungslücke zu schließen. Das nun vorliegende Basisprogramm zur Körper-Achtsamkeit wurde systematisch auf der Grundlage didaktisch-methodisch geleiteter Analyseschritte entwickelt, die folgend zusammenfassend beschrieben werden.

Festlegung relevanter Körperregionen für die Zielgruppe

Unter anatomisch-physiologischer, medizinischer, trainingswissenschaftlicher und psychologisch-pädagogischer Perspektive als auch unter Zugrundelegung von Faktoren wie etwa die Berücksichtigung überwiegend sitzender, stehender und bewegter Tätigkeiten am Arbeitsplatz wie auch in der freien Zeit, wurde herausgearbeitet, welche Körperregionen für Erwachsene im Fokus stehen könnten. Denn gesundheitlich präventive Angebote, welche für alle Personen der Zielgruppe 'Erwachsene' gleichermaßen geeignet sind, gibt es nicht.

Die resultierenden 12 Körperregionen und die dafür zu entwickelnden Programme konzentrieren sich in der Kopfregion auf Augen, Kiefer, Nacken und Schulter, hinsichtlich des Körperkerns auf Brustkorb, oberer Rücken, unterer Rücken und Hüfte, und schließlich auf die Extremitäten, also Hände, Arme, Füße und Beine.

Parallel erfolgte die Erarbeitung von Wissensbausteinen zur Anatomie und Physiologie des Körperteils, zu körperteilspezifischen Beanspruchungen, häufigen akuten sowie chronifizierten Beschwerden und Möglichkeiten der Prävention, um aus motivatorischen Gründen ein konkretes und differenziertes Handlungs- und Effektwissen bei den Adressaten ausbilden zu können.

Inhaltliche Kriterien der systematischen Sichtung von Körperübungen zur Entwicklung von Körper-Achtsamkeit

Für die Ausgestaltung eines körperbasierten Achtsamkeitstrainings wird ein Übungsfundus benötigt, der gemäß den im einleitenden Kapitel vorgestellten SeKA-Prinzipien (vgl. S. 17f.) geeignet ist, selbstinstruktives Training zu ermöglichen, entschleunigtes Üben zu gewährleisten und Formen der geführten wie auch bewussten Atmung integrieren zu können. Weiterhin sollten die Übungen verschiedenen Entspannungstechniken entstammen, da Achtsamkeitsprozesse durch Nutzung des Entspannungspotentials einzelner Übungen intensiviert werden können. Ebenso waren Übungen zu filtern, die einem funktionell-präventiv orientierten Bewegungstraining entlehnt sind. Denn aus körperlicher Sicht betrachtet wollen SeKA-Programme sich epidemisch ausbreitenden gesundheitlichen Problemen unserer Zeit entgegenwirken: durch falsche, fehlende oder monotone Bewegung und Körperhaltung verursachte Verspannungen, muskuläre Dysbalancen, Schmerzen wie auch chronisch-degenerative Erkrankungen, etwa die Arthrose. Wir sprechen hier insbesondere von Mobilisation, Koordination, Kräftigung und Dehnung verschiedener Körperstrukturen, die folgend etwas näher beleuchtet werden (vgl. hierzu im Detail aus der Forschungswerkstatt des Karlsruher EntspannungsTrainings (ket) insbesondere die Dissertation von Kaiser, 2017, S. 98-106).

■ **Entspannung:** Entspannungsfähigkeit stellt zweifellos eine zentrale gesundheitsförderliche Ressource dar. Die Fähigkeit, sich zu entspannen, wird auch deshalb immer wichtiger, da eine für die physische und psychische Gesundheit bedeutsame Rhythmisierung des Alltags, in welchem sich Spannung und Anspannung auf eine natürliche und angemessene Weise abwechseln, aufgrund künstlicher Alltagsrhythmen zunehmend verlernt wird. Der Verlust von Phasen der Entspannung kann sich sowohl körperlich bemerkbar machen, etwa in Form von Verspannungen, muskulären Dysbalancen und daraus resultierenden Haltungsschäden, als auch sich psychisch als akuter oder sich chronifizierender Stress äußern, der wiederum in schweren Fällen seelische Erkrankungen wie Burnout oder Depression hervorrufen kann.

Entspannung kann im Allgemeinen als Zustand der Gelöstheit bezeichnet und durch verschiedenste Aktivitäten erlangt werden. Dazu zählen beispielsweise sportliche Aktivitäten, Musizieren, Spazierengehen oder Lesen. Zuweilen werden auch fragliche Entspannungsauslöser wie Medikamente (z.B. Beruhigungs- und Schlafmittel) oder Tabak-, Alkohol- und Drogenkonsum eingesetzt. Systematische Entspannungstrainings ermöglichen im Gegensatz zu den beschriebenen Aktivitäten tiefere Entspannungszustände und helfen, nicht nur spezifische Entspannungsfertigkeiten, sondern auch übergeordnet Entspannungsfähigkeiten zu entwickeln. Dies bedeutet, dass der Einzelne befähigt wird, insbesondere in belastenden Situationen die erlernte Technik anzuwenden und willkürlich Entspannung – im Sinne eines bewussten, kontrollierten und relativ stabilen Erregungszustands herbeizuführen, „dessen Niveau unterhalb des normalen Wachzustandes liegt und zur Reduktion der Zustände physischer wie auch psychischer Anspannungen beiträgt“ (Fessler, 2013, S. 22).

Nun ist die Aneignung systematischer Entspannungsverfahren wie etwa die Progressive Muskelrelaxation, das Autogene Training oder Yoga nicht leicht, und es bedarf einiger Übung, bis entsprechende Effekte der Tiefenentspannung erreicht werden können. Zudem ist meist eine Experteninstruktion nötig. Deshalb ist in Frage zu stellen, ob der Einsatz solcher Verfahren für jedermann in jeder Alltagssituation anwendbar und damit zweckdienlich ist. Unter dem Gesichtspunkt einer Gesundheitsförderung, die möglichst viele Menschen ansprechen soll und nicht nur diejenigen, die ohnehin offen für die Anwendung von Entspannungsmethoden sind oder diese bereits anwenden, erscheint die Umsetzbarkeit dieser Verfahren im Alltag also schwierig (vgl. Weiler, 2017, S. 99).

Daher wurden bei der Entwicklung der SeKA-Programme auf das jeweilige Körperteil bezogene, einfach erlernbare und unmittelbar wirksame Übungen aus verschiedenen körperbasierten Entspannungstechniken integriert.

■ **Mobilisation:** In Bezug auf die SeKA-Programme ist unter Mobilisation, wie in den meisten physiotherapeutischen Betrachtungen, die Beweglichmachung der Gelenke gemeint. Aufgrund der selbstinstruktiven Programmkonzeption gestaltet sich diese als Automobilisation. Dies bedeutet, dass der Einzelne selbstständig die mobilisierende Wirkung erzielen kann, also ohne äußerliche Einwirkung beispielsweise durch manuelle therapeutische Techniken.

Primäres Ziel der Mobilisation ist, durch die Verbesserung der Gelenkbeweglichkeit einer Bewegungseinschränkung entgegenzuwirken und beispielsweise Bindegewebsproliferationen, verursacht durch Bewegungsmangel und arbeitsbedingte einseitige Körperhaltungen, entgegenzuwirken (vgl. Streicher, 2011, S. 114).

Zugleich dienen Mobilisationsübungen der Wahrnehmungsschulung, da durch mobilisierende Bewegung die Wahrnehmung der angesteuerten Körperbereiche verstärkt wird und die individuelle Endstellung der mobilisierten Gelenke intensiv erfahren werden kann (vgl. Puta & Herbsleb, 2010, S. 146f.). So kann eine Körperregion wie der Nacken bei Ungeübten im unbewegten Zustand nur schwerlich differenziert wahrgenommen werden – in Bewegung gelingt dies besser. Die Mobilisationsübungen sind also auch deswegen ein Kernbaustein der Programme, da sie über die funktionellen Wirkungen hinaus auch die Körperwahrnehmung fördern.

Weiterhin können Mobilisationsübungen auch anregend auf Durchblutung und Stoffwechselprozesse wirken (vgl. Froböse & Fiehn, 2010, S. 79). Durch den Wechsel von Be- und Entlastung wird vermehrt wertvolle Gelenkflüssigkeit produziert, wodurch die Knorpel besser versorgt und ernährt werden (vgl. z.B. Quenzer & Nepper, 2008, S. 104).

Mobilisationsübungen erhöhen auch die Belastbarkeit der jeweiligen Gelenke, indem sich der gelenküberziehende Knorpel verdickt, sodass sich einwirkende Kräfte auf eine breitere Fläche verteilen können (Pufferfunktion) und die Knorpelelastizität durch zunehmende Wasserbindung verbessert wird (vgl. Buchbauer, 2007, S. 34; Quenzer & Nepper, 2008, S. 104).

Die SeKA-Übungen berücksichtigen die angeführten Mobilisationsaspekte. Je nach Körperregion bzw. Gelenk sind in die Programme Übungen zur Flexion, Extension, Rotation und Lateralflexion integriert, die die für den Alltag bedeutsamen Bewegungsrichtungen erschließen und generell so ausgeführt werden, dass ein sanftes, vorsichtiges Herantasten an die individuelle Endstellung erfolgt (vgl. Puta & Herbsleb, 2010, S. 147).

■ **Koordination:** Ein weiterer Baustein innerhalb der Programme stellen Übungen zur Schulung der Koordinationsfähigkeit dar. Diese ist nicht nur bezüglich einer Verletzungs-, Unfall- und Sturzprophylaxe zu fördern, sondern auch für die Ökonomisierung von Bewegungsabläufen bedeutsam. Eine ökonomische Muskelarbeit führt dazu, dass alltägliche und berufliche Bewegungsaktivitäten den Organismus weniger schnell ermüden und damit die Gesamtleistung erhöht werden kann (vgl. Weineck, 2007, S. 1046). Darüber hinaus beeinflusst die Koordination auch andere motorische Grundeigenschaften wie etwa Kraft oder Beweglichkeit.

Für die Einbindung von koordinativen Übungen in die SeKA-Programme ist weiterhin wichtig, dass Koordinationsübungen gleichzeitig der Wahrnehmungsschulung dienen und eine gezieltere Ansteuerung der Muskulatur ermöglichen. Koordinationsübungen sind im Kontext unserer Programme auch angezeigt, weil ein Koordinationstraining neben den positiven muskulären Auswirkungen zu einer Aktivierung und besseren Durchblutung des Gehirns führt und so eine Steigerung der Leistungsfähigkeit cerebraler Strukturen erreicht wird (vgl. Weineck, 2007, S. 1048). Durch die vielseitigen Anforderungen an unterschiedliche Sinnesmodalitäten ist koordinatives Training wie kein anderes geeignet, Gehirnstrukturen umfassend zu trainieren.

Koordination setzt sich aus verschiedenen Fähigkeiten zusammen, die sich jedoch gegenseitig überschneiden und daher nur bedingt selektiv verbessert werden können (vgl. Diemer & Sutor, 2007, S. 89).

Als Schwerpunkt werden durch die SeKA-Programme insbesondere die Gleichgewichtsfähigkeit, Orientierungsfähigkeit, Differenzierungsfähigkeit, Kopplungsfähigkeit und Rhythmisierungsfähigkeit geschult. Weniger fokussiert werden die Reaktions-, Antizipations- und Umstellungsfähigkeit (vgl. Kaiser, 2017, S. 102f.).

■ **Kräftigung:** Durch Krafttraining lassen sich gesundheitliche Wirkungen insbesondere auf den aktiven Bewegungsapparat, den passiven Halte- und Bewegungsapparat, als auch auf Stoffwechselvorgänge erzielen. Zahlreiche Studien belegen zudem die Wirkungen gesundheitsorientierter Kräftigungsübungen auf degenerative Erkrankungen wie Osteoporose, Arthrose oder degenerative Erkrankungen der Wirbelsäule (vgl. z.B. Weineck, 2007, S. 1023ff.).

Kräftigungsübungen wirken zugleich stabilisierend und zielen in den SeKA-Programmen darauf ab, einer durch Bewegungsmangel oder monotone, sitzende Bildschirmtätigkeit verursachten Dekonditionierung entgegenzuwirken. Neben einer Tonussteigerung führen die Übungen zu einer Durchblutungssteigerung, welche wiederum z.B. insbesondere im Bereich der Wirbelsäule eine reduzierte Anfälligkeit in Bezug auf Mikrotraumata bewirken kann (vgl. Boeckh-Behrens & Buskies, 2000, S. 10; Streicher, 2011, S. 110; Weineck, 2007, S. 384f.). Nicht zuletzt tragen lang andauerndes Sitzen und Bewegungsmangel auch dazu bei, dass sich immer früher – sogar bereits bei Kindern und Jugendlichen – Haltungsschwächen und -schäden ausbilden (vgl. Weineck, 2007, S. 285 und S. 1023). Insbesondere bei den SeKA-Programmen rund um Rumpf und Wirbelsäule (nämlich Rücken, Schulter, Brustkorb, Nacken) dienen die Kräftigungsübungen deshalb nicht nur der Förderung der globalen Stabilität, sondern auch der Haltungsschulung durch Stabilisation der wirbelsäulennahen, tiefliegenden Muskulatur (Anteile des M. multifidus; M. rotatores; M. transversus abdominis - vgl. Kaiser, 2017, S. 103f.).

Angesichts ausufernder Sitztätigkeiten und einseitiger Körperhaltungen kommt weiterhin der gezielten Kräftigung bestimmter Muskelgruppen eine wichtige Bedeutung bei der Prävention und Reduktion muskulärer Dysbalancen zu, die durch Veränderungen von Strukturen und Funktionen im Gelenk-Muskel-System im Sinne eines Missverhältnisses der Kraftproportion zwischen Agonist und Antagonist gekennzeichnet sind (vgl. z.B. Froböse & Fiehn, 2010, S. 69). Liegt die Dysbalance aufgrund einer Hypertrophie vor, wird der Gegenspieler gekräftigt, bei einer Atrophie jedoch der Agonist selbst (vgl. Puta & Herbsleb, 2010, S. 148; Streicher, 2011, S. 115).

So zeichnet SeKA-Programme aus, dass gezielt Muskeln gekräftigt werden, die aufgrund vorwiegender Arbeitshaltungen zur Abschwächung neigen, bei im Alltag zur Verkürzung neigenden Muskeln wird hingegen der jeweilige Gegenspieler gestärkt. Weiterhin richten die SeKA-Programme das Augenmerk auf den Ausgleich muskulärer Dysbalancen zwischen den Körperhälften und den rechten und linken Extremitäten.

Nun wird in den einschlägigen Lehrbüchern (vgl. z.B. Weineck, 2007) vor allem dynamisches Krafttraining empfohlen. Aufgrund der körperteilspezifischen Konzeption des SeKA-Basistrainings, die eine selektive Stablisation nahelegt, also isometrische Übungen für bestimmte Muskelgruppen, wird hier allerdings überwiegend statisch gekräftigt.

■ **Dehnung:** Aus funktioneller Sicht sind Dehnungsübungen in Achtsamkeitsprogrammen unverzichtbar. Neben psychischen Entspannungswirkungen und Beiträgen zum Ausgleich muskulärer Dysbalancen ist das Dehnen für den Erhalt einer ausreichenden Beweglichkeit wichtig. Denn durch mangelnde Bewegung verursachte bindegewebige Einlagerungen in Muskeln und Gelenken können mittels regelmäßiger Dehnung und Mobilisation

(s.o.) vermindert und sogar gänzlich vermieden werden (vgl. Streicher, 2011, S. 114).
Wird Dehnung mit dem zusätzlichen Ziel einer funktionellen Entspannung angewendet, stellt das Stretching als statisches Dehnen die sinnvollste Methode dar (Haberer & Weiler, 2013, S. 135). Hier wird die Dehnstellung langsam eingenommen und ohne Bewegung gehalten. Ein Beispiel hierfür ist das Einnehmen und Halten von Positionen im Hatha-Yoga. Neben der Förderung der Dehnfähigkeit kann statisches Dehnen deshalb ähnliche psychische und physische Deaktivierungsprozesse hervorrufen wie andere psychophysiologische Entspannungsmethoden (vgl. Fessler, 2013, S. 26; Haberer & Weiler, 2013, S. 136), etwa das Absinken des zentralnervösen Aktivierungsniveaus, die Abnahme der Herzfrequenz oder die Zunahme der Herzfrequenzvariabilitat. Laut Weineck (2007, S. 1043) ist Dehnen wie kaum eine andere Aktivität geeignet, das Abschalten von der Arbeit zu fördern und das allgemeine Wohlbefinden zu steigern.
Da statisches Dehnen für Ungeübte einfach verständlich ist, leicht durchführbar und eine bessere Bewegungskontrolle erlaubt, wird auch innerhalb der SeKA-Programme auf diese Methode zurückgegriffen. Dabei finden sowohl aktiv-statische als auch passiv-statische Dehnübungen Anwendung. Aktiv-statische Dehnübungen helfen dem Übenden, ein besseres subjektives Muskelgefühl zu entwickeln. Die passiv-statische Dehnmethode trägt hingegen eher zu einer größeren Tonussenkung und Entspannung der gedehnten Muskulatur bei (vgl. Froböse & Fiehn, 2010, S. 81f.).
Auch haben sich zur Regulierung des Muskeltonus neurophysiologisch begründbare Techniken bewährt (vgl. Puta & Herbsleb, 2010, S. 148f.). So werden in den SeKA-Programmen Übungskombinationen im Sinne der 'Postisometrischen Relaxation' nach Lewit (1981) verwendet: Der zu dehnende Muskel wird zunächst isometrisch angespannt und anschließend in eine Dehnstellung gebracht, um Verspannungen effektiv entgegenzuwirken – das sogenannte 'AED' (Anspannungs-Entspannungs-Dehnen) bzw. 'CHRS' (Contract-Hold-Relax-Stretch).

Recherchen und Prüfverfahren

In einem weiteren Schritt erfolgte aus den einschlägigen Schriften zu jeder Körperregion und unter Berücksichtigung der o.a. Kriterien die Zusammenstellung eines Übungspools. Im Anschluss daran durchliefen die Übungen ein mehrstufiges Prüfverfahren, das folgende Schritte und Fragestellungen beinhaltete:

- **Praktikabilitätsprüfungen:** Sind die Übungen selbstinstruktiv erlernbar? Sind sie in alltäglichen wie beruflichen Umgebungen umsetzbar, auch wenn beispielsweise Räumlichkeiten beengt sein sollten? Sind in subjektiver Perspektive positive körperliche und psychische Wirkungen von den Übenden selbst möglichst schnell erfahrbar, um die Motivation für kontinuierliches Üben zu erhöhen?

- **Unbedenklichkeitsprüfungen:** Sind die Übungen für den modernen Menschen, der in seinem Alltag in der Regel bewegungseingeschränkt ist, ohne Verletzungsrisiko durchführbar? Wie müssen die Übungen hinsichtlich der erforderlichen präventiv geleiteten Bewegungsqualitäten gegebenenfalls modifiziert werden?

- **Qualitätsprüfungen:** Halten die Übungen bewegungswissenschaftlichen, biomechanischen und auch anatomisch-physiologischen Qualitätskriterien stand?

Sind die Übungen in der Programmabfolge auch dann anwendbar, wenn bei langen Sitzzeiten und wenig Bewegung im Alltag die Muskeln – vor allem die Bauch- und Rückenmuskulatur – anfangs nur gering belastbar sind?

- **Eignung zur Interpretation als Achtsamkeitsübung:** Eignen sich die Übungen für eine entschleunigte Durchführung, die wiederum eine Voraussetzung dafür ist, den bewegten Körperteil achtsam zu erfahren? Ist darüber hinaus eine rhythmische, durch Atemführung erfolgende Übungsausführung möglich, die Wahrnehmungsprozesse verstärkt?

- **Wirkungsprüfungen:** Welche funktionellen Zielsetzungen, etwa die Ansteuerung von Muskelgruppen, erfüllen die Übungen? Welche motorischen Fähigkeiten, wie Kraft, Ausdauer, Koordination, werden primär gefördert? Bei welchen Indikationen sind die Übungen wirksam? Welche psychischen Auswirkungen werden den Übungen zugeschrieben? Sind die Übungen effizient genug, um als Programm-Modul dazu beizutragen, die Wirkungen des gesamten Programms in größeren Körper-Psyche-Zusammenhängen zu intensivieren?

- **Methodische Reflexionen:** Hier wurden schließlich Fragen beantwortet wie etwa, welche Übungskombinationen sich eignen. Oder wie die Übungen sinnvoll ineinander übergehen können, ohne dass dies zu einseitigen Belastungen führt.

Evaluation

Das Basistraining zur Körper-Achtsamkeit (vgl. im Überblick die verschiedenen SeKA-Programmgruppen auf S. 20) wurde mit unterschiedlichen Untersuchungsmethoden in verschiedenen Settings und mit unterschiedlichen Zielgruppen evaluiert.
Objektive Testverfahren wurden überwiegend bei den Kinderprogrammen (von 4 bis 10 Jahren - vgl. Fessler, 2013; Fessler & Knoll, 2018) eingesetzt, da die hier angewandten psychophysiologischen Tests mit neuromuskulären, kardiovaskulären, respiratorischen und elektrodermalen Parametern (vgl. Müller, 2016) aussagekräftiger sind als subjektive Skalierungsverfahren, die von den jüngeren Kindern gar nicht oder von den älteren Kindern nicht hinreichend verstanden werden.
Bei der Adressatengruppe ‚Erwachsene' wurden zunächst sechs Pilotstudien von 2011 bis 2015 durchgeführt, dann folgte eine repräsentative Programmstudie von Kaiser (2017), die als Dissertationsschrift abgeschlossen werden konnte. Bei den abschließenden Evaluationsstudien kamen dann von 2017 bis 2018 die finalen Programme zum Einsatz.
Alle vorgenannten Studien erfolgten mit Befragungsmethoden, da diese in den Sozialwissenschaften nach wie vor als Standardinstrumente der empirisch geleiteten Forschung gelten. Auch waren folgende Gründe maßgebend: In inhaltlicher Perspektive ist bei Thematiken wie Stress und Beanspruchung sowie die Bewertung von Erholungs- und Entspannungszuständen die Selbstauskunft entscheidend, da nur die individuelle kognitive und emotionale Bewertung beispielsweise einer Stresssituation Auskunft darüber geben kann, ob ein Reiz als Stressor eingestuft wird. In ökonomischer Perspektive sind bei repräsentativen Stichproben Kostenfaktoren zu beachten. Biofeedback-Methoden

oder endokrinologische Ansätze wie etwa die Analyse von Stressparametern wie Cortisol – vgl. hierzu im ket-Team die Forschungsarbeiten von Müller (2016) und Rathgeber (2017) – konnten bislang aus Kostengründen nur bei kleineren Stichproben durchgeführt werden.

Im Ergebnis wurden bei den Befragungsmethoden drei Messinstrumente entwickelt, nämlich ein Eingangs- und ein Abschlussfragebogen mit 46 und 60 Items für Pre-Post-Messungen, die Fragen zu mittelfristigen gesundheitlichen Auswirkungen der SeKA-Programme beantworten sollten, sowie ein Bewertungsbogen für das einzelne Kurzprogramm mit 25 Items, der von den Teilnehmenden nach der Durchführung eines SeKA-Achtsamkeitstrainings zu bearbeiten war. Die Entwicklung der Fragebögen auf Basis publizierter Erhebungsinstrumente (insbesondere Krampen, 1991, AT-EVA; Krampen, 2002, ET-ANAM; Krampen, 2006, ASS-SYM; Müller & Basler, 1993, KAB; Kuhnt, 2004, Eingangsfragebogen für die allgemeine, präventive Rückenschule) und Eigenentwicklungen (vgl. Weiler & Fessler 2012 und 2013) wird bei Kaiser 2017 (vgl. S. 146–167) ausführlich referiert, die Fragebogen können dort (vgl. S. 374–381) eingesehen werden.

Da sich diese Schrift auf Erwachsene konzentriert, werden im Folgenden ausschließlich Ergebnisse aus den Programmstudien für Erwachsene vorgestellt. Die Implementierung erfolgte in betrieblichen Settings, darüber hinaus wurde die selbstinstruktive Nutzung auch im persönlichen Umfeld der Adressaten überprüft.

Pilotstudien

Pilotstudien 2011–2012: Insgesamt wurden fünf Pilotstudien in fünf verschiedenen betrieblichen Settings (mittelgroße betriebliche Einheiten sowie zwei Großbetriebe) durchgeführt. Sie dienten dazu, die Programme per Selbstauskunft auf subjektiv erfahrbare Wirksamkeit zu überprüfen. Hierzu dienten beispielsweise Polaritätenprofile mit Ratings zu Adjektivpaaren wie angespannt vs. gelassen, beklommen vs. gelöst, unruhig vs. entspannt, behaglich vs. unwohl, kraftlos vs. energievoll oder frisch vs. matt. Weiterhin sollten Themen wie Alltagstauglichkeit, Selbstinstruktivität der Programme etc. getestet werden.

An den Programmangeboten nahmen insgesamt 339 Personen im Alter von 18 bis 63 Jahren teil, davon 202 weibliche und 137 männliche Probanden.

Die folgend zusammengefassten Ergebnisse aus einer dieser fünf Studien stehen stellvertretend für die anderen vier. Sie fand in einem Betrieb mit 380 Mitarbeitern statt. Bewegungsthematisch kann das Arbeitsplatzprofil mit 'weitgehend sitzende Tätigkeiten' beschrieben werden, die seitens der Arbeitnehmer angegebenen Programmpräferenzen waren dementsprechend Nacken, Schulter, Lendenwirbelsäule und Hand.

■ Allgemeine Befunde: Die Programme wurden von den Probanden (Pbn) als wohltuend bewertet. Sie fühlen sich nach Durchführung der Programme spürbar entspannter und sehen in den Programmen Möglichkeiten, Stress unmittelbar abzubauen. Auch Programme mit bewegungsärmeren Anteilen (z.B. das Augenprogramm) fördern die physische und psychische Gesamtbefindlichkeit.

■ Spezifische Befunde: *Körperteile mit der größten Beanspruchung* – 80% der Probanden geben die Augen als Körperteil mit der höchsten Beanspruchung im Beruf an. Dicht gefolgt wird dieses Ergebnis von Nennungen des Nackens und der

Schultern. *Problemlose Durchführbarkeit der Programme unter Anleitung* – 95% stimmen mit Ja. *Problemlose selbstinstruktive Durchführbarkeit der Programme zuhause* – 90% stimmen mit Ja. *Alltagstauglichkeit der Programme* – 80% bestätigen dies.

Auf Basis der Ergebnisse in allen fünf Pilotstudien wurden die Programme bezüglich der dort vorfindbaren Arbeitsplatzprofile als auch hinsichtlich einzelner Alterskohorten nochmals didaktisch-methodisch überarbeitet, ebenso fand eine weitere Prüfung und anschließende Verfeinerung der Bewegungsanweisungen statt. Im Ergebnis wurden neun Programme zu neun Körperregion entwickelt, die je nach Programm 7 bis 9 Übungseinheiten beinhalteten und bis zu 20 Minuten Übungsdauer umfassten. Resultierend erfolgte die Veröffentlichung der bis 2012 entwickelten Basisprogramme zur Körper-Achtsamkeit durch Fessler 2013.

Pilotstudie 2015: Nach mehrjährigem erfolgreichem Einsatz des Basistrainings zur Körper-Achtsamkeit in der betrieblichen Gesundheitsförderung diente die 2015 durchgeführte Studie dazu, die bis 2012 fertiggestellten Programme hinsichtlich der von den Probanden wahrgenommenen Wirkungen wiederholt zu prüfen. In methodischer Perspektive sollten gegebenfalls weitere Verbesserungen eingearbeitet werden.

Das für das Projekt entwickelte Treatment-Design wurde in einem mittelständischen Betrieb mit ca. 450 Beschäftigten durchgeführt. Insgesamt nahmen 110 Personen aus unterschiedlichen Abteilungen an dem angebotenen SeKA-Programmzyklus teil, nämlich aus Verwaltung, Verkauf, Vertrieb, Produktion und Logistik. Bei der Geschlechterverteilung ergab sich mit 89 Männern und 21 Frauen eine Verteilung von 80,9% zu 19,1%. Dies entsprach der Relation im gesamten Betrieb: Bei einer Gesamtbeschäftigungszahl von 453 Mitarbeitern waren 84,8% männlich und 15,2% weiblich, was auf die hohe Anzahl an gewerblich-technischen Arbeitsplätzen zurückzuführen ist. Im Unterschied zu den Pilotstudien 2011-2012 mit weiblichem Überhang stellte diese Studie in geschlechtsspezifischer Perspektive eine sinnvolle Ergänzung dar, da erfahrungsgemäß die Motivation zur Teilnahme an Entspannungs- und Achtsamkeitsthemen bei Frauen eher höher ist. Die Gruppengrößen schwankten zwischen zwei und zehn Personen, so dass etwas mehr als 50 Präsentationen der Programme durch die Projektgruppe durchzuführen waren. Die einzelne Programmpräsentation umfasste insgesamt 30 Minuten, inklusive Begrüßung, Durchführung und Programmbewertungsfragebogen. Die Befragungen erfolgten pre-post für den Programmzyklus und post für jedes Programm. Die Daten wurden mit SPSS ausgewertet.

Ausgewählte Ergebnisse: Eine aufschlussreiche Analyse ergab sich in dieser Studie durch die Teilnahme von Erwerbstätigen aus verschiedenen Abteilungen, die den Arbeitsalltag bewegungsthematisch unterschiedlich verbringen, nämlich sitzend, sich bewegend oder stehend. Dies legte nahe, die einzelnen Programme unter Berücksichtigung arbeitsplatzbedingter Bewegungsaktivitäten programmspezifisch zu überprüfen.

Am Beispiel ‚Nacken' (vgl. hierzu die Abb. S. 36) kann aufgezeigt werden, dass arbeitsplatzübergreifend 90,7% zustimmten, dass die Übungen des SeKA-Nacken-Programms so konzipiert sind, dass diese in den Arbeitsalltag integriert werden können (andere Programme erfuhren Zustimmungswerte zwischen 79% und 92%). Die weitere Analyse zum Nackenprogramm ergab, dass die vier Logistikmitarbeiter, die die Integrierbar-

Abb.: Integration von SeKA-Basisprogrammen in den betrieblichen Arbeitsalltag
hier: Nackenprogramm; n=53

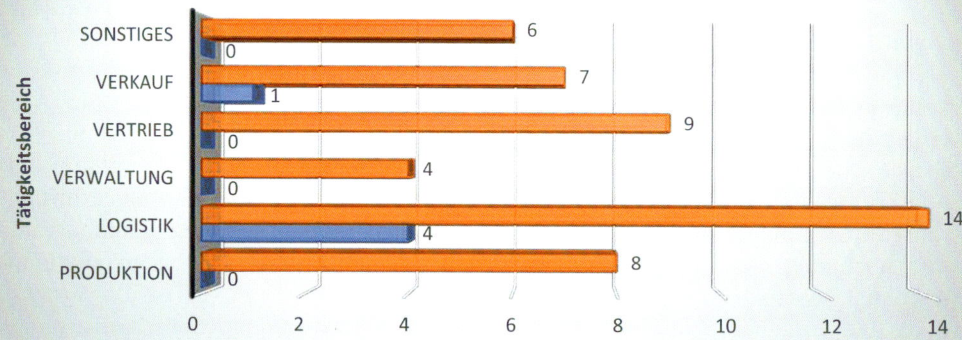

	Produktion	Logistik	Verwaltung	Vertrieb	Verkauf	Sonstiges
ja	8	14	4	9	7	6
nein	0	4	0	0	1	0

Integration möglich? ja nein

keit des Nackenprogramms verneinten, im Schichtbetrieb arbeiteten. Die Gegenüberstellung der Arbeitsplatzformate Schichtarbeit vs. Nicht-Schichtarbeit über alle Probanden und Programme hinweg zeigte allerdings, dass bei den im Schichtbetrieb tätigen Personen die Werte hinsichtlich der Potentiale der Einbindung der Programme in den Arbeitsalltag nur etwas geringer ausfallen.

In methodischer Perspektive wurden Ergebnisse zur Dauer der Programme, hier schnitten beispielsweise das Hand- und das Augenprogramm schlechter ab als andere Programme, zum Anlass genommen, bei der Weiterentwicklung aller Programme auf ein homogeneres Zeitkorsett zu achten, also insbesondere länger andauernde Programme zu kürzen.

Programmstudie

Im ket-Forschungsteam hat sich insbesondere Alexia Kaiser wissenschaftlich mit den Wirkungen des SeKA-Basistrainings befasst. Ihre Ergebnisse sind in ihrer Doktorarbeit dokumentiert, die 2017 abgeschlossen werden konnte.

Im Unterschied zu den Pilotstudien geht die Kaiser-Studie über die rein deskriptive Beschreibung der verschiedenen Aspekte der Programmimplementierung hinaus und legt den Fokus auf mittelfristige Interventionseffekte zu Faktoren wie Beschwerdenwahrnehmung, körperlicher Erholungszustand, körperliche und psychische Erschöpfung sowie psychische Anspannung und Nervosität, die mittels eines Treatment-Kontrollgruppen-Designs geprüft wurden. Die Gesamtstichprobe umfasste 770 Probanden aus neun Betrieben, in denen die SeKA-Basisprogramme im Rahmen der betrieblichen Gesundheitsförderung implementiert wurden. Zu den Methoden (vgl. Kaiser, 2017, S. 122f.):

- Vorstudien A (n = 92; Ø-Alter: 21,1 ± 1,8 Jahre; ♂: 34,8%, ♀: 65,2%): Indirekte Veränderungsmessungen (Pre-Post-Tests) anhand des Kurzfragebogens zur aktuellen Beanspruchung (KAB, Müller & Basler, 1993).

- Vorstudien B (n = 347; Ø-Alter: 42,7 ± 12,3 Jahre; ♂: 38,6 %, ♀: 61,4 %): Einsatz standardisierter Fragebogeninstrumentarien vor und nach einer vierwöchigen Interventionsphase (u.a. Erfassung des subjektiven Gesundheitszustandes, der Beschwerdenwahrnehmung, der beruflichen Beanspruchung) und direkte Veränderungsmessungen zur aktuellen Beanspruchung (vgl. KAB, Müller & Basler, 1993).

- Hauptstudien (n = 331; 44,8 ± 11,7 Jahre; ♂: 27,1%, ♀: 72,9%): (Quasi-)experimentelles Pre-Post-Testdesign mit zwei randomisierten Interventionsgruppen (fünfwöchige Intervention: SeKA vs. klassische Bewegungspause) und einer Kontrollgruppe (ohne Intervention) durch standardisierte Fragebogeninstrumentarien (u.a. ASS-SYM, Krampen, 2006; EBF – 72/3, Kallus, 2011); zusätzlich indirekte Veränderungsmessungen bzgl. der einzelnen Programmdurchführungen (Pre-Post-Tests) mittels des Kurzfragebogens zur aktuellen Beanspruchung (KAB, Müller & Basler, 1993).

Ausgewählte Ergebnisse aus den Vorstudien – Kaiser 2017

Programmoptimierung: Hier wurden alle Programme auf Adressatenakzeptanz und alle Übungen in präventiver Perspektive überprüft. Hierzu ein Beispiel der Diskussion zu einer Übung aus dem Nacken-Programm: „Einzelne Personen [empfanden] die seitliche Dehnung der Nackenmuskulatur unangenehm oder schmerzhaft, sodass diese (und zugleich die frontale Nackendehnung) dahingehend entschärft wurde, dass keine passive Dehnung mehr (durch zusätzlichen Druck der Hand bzw. des Armes), sondern eine rein aktive erfolgte. Dies hat den Vorteil, dass keine unverhältnismäßigen Kräfte auf die zu dehnende Region einwirken, die unter Umständen zu Schmerzen oder Unwohlsein führen können. Eine weitere Optimierung liegt darin, dass das Kopf-Seitneigen zur Mobilisation der HWS-Region, das ebenfalls von zwei Personen als unangenehm („kracht im Kopf") bzw. schwindelauslösend bezeichnet wurde, bewusst langsamer und kontrollierter (u.a. auch durch Synchronisation mit der Atmung) mit verstärkter Achtsamkeit auf die Region durchgeführt werden und eine wohltuende Selbstmassage die Entspannungswirkung der Übung am Ende verstärken soll." (Kaiser, 2017, S. 207f.).

Wirksamkeit der Programme: Mittels Varianzanalysen mit Messwiederholung konnten signifikante Haupteffekte zum Faktor ‚Zeit' festgestellt werden, d.h. signifikante Verbesserungen des Beanspruchungsniveaus der Probanden im Vergleich vor und nach der Intervention (ebenda, S. 211f.).

Wirksamkeit der Gesamtintervention: Da die Probanden einen SeKA-Kurs über mehrere Wochen hinweg durchführten, stellte sich hier Pre-Post die Frage nach der Einschätzung der subjektiv empfundenen Wirkungen der Programmreihe auf den individuellen Gesundheitszustand. Dazu führt Kaiser (vgl. S. 212) aus: „Die Ergebnisse [...] legen eine generelle deskriptive Verbesserung des subjektiv eingeschätzten Gesundheitszustands über den Interventionszeitraum hinweg nahe. Diese nimmt jedoch nur eine statistisch bedeutsame Größe an, sofern nur diejenigen Probanden miteinbezogen werden, die alle vier SeKA-Instruktionstermine wahrgenommen haben, was nochmals verdeutlicht, wie wichtig eine regelmäßige

Teilnahme und damit ein Mindestmaß an Übungsintensität und -konstanz ist." Und weiter: Zwar „[...] sind die Effektgrößen relativ gering, sodass von einem kleinen Effekt gesprochen werden muss. Dennoch ist es erstaunlich, dass bereits eine vierwöchige SeKA-Intervention mit einmal wöchentlicher Instruktion und zusätzlicher eigenständiger Durchführung zu einer signifikanten Verbesserung in einer relativ konstanten Variablen wie dem subjektiven Gesundheitszustand führen kann." Auch konnte festgestellt werden, dass weder das Alter noch das Geschlecht der Teilnehmer einen signifikanten Einfluss auf die Veränderung des Gesundheitszustandes hatte. Die SeKA-Programme wirken somit unabhängig von Alter oder Geschlecht.

Ausgewählte Ergebnisse aus der Hauptstudie – Kaiser 2017

Selbstinstruktivität: Deutlich mehr als die Hälfte der Teilnehmer der Interventionsgruppe SeKA gab an, die Programme ‚häufig' selbstständig angewendet zu haben. Dies spricht generell für deren hohe Eignung zur Selbstinstruktion, weiterhin für die Eigenschaft, die Teilnehmer über die angeleiteten Durchführungstermine hinaus zu einer häufigen Anwendung zu motivieren (Kaiser, 2017, S. 233-236). Während weibliche und männliche Probanden etwa gleichstark selbstinstruktiv tätig sind, ist die selbsttätige Ausübung der Programme mit zunehmendem Alter höher.

Diejenigen Teilnehmer der SeKA-Programme, die im Abschlussfragebogen angegeben hatten, die Programme nicht häufig selbstständig durchgeführt zu haben, nannten die in der Tabelle (S. 39) aufgeführten Gründe. Ersichtlich wird, dass trotz Erinnerung der Teilnehmer an die regelmäßige Durchführung über 85% der Befragten im Alltag nicht daran denken bzw. keine Zeit finden (über 70%). Dies deckt sich mit den Erkenntnissen einer Befragung bei rund 20.000 bundesdeutschen Beschäftigten der Bundesanstalt für Arbeitsschutz und Arbeitsmedizin im Jahr 2012, die zeigt, dass ein Viertel der Befragten sogar die gesetzlich vorgeschriebenen Pausen ausfallen lässt – weil zu viel zu tun ist oder weil sie nicht in den Arbeitsablauf passen (vgl. Lohmann-Haislah, 2012, S. 164). Hier sind vor allem Führungskräfte gefragt, die Arbeitsabläufe so zu gestalten, dass die Mitarbeiter die Durchführung von Kurzprogrammen in ihren Tagesablauf integrieren können.

In den SeKA-Studien hatte sich zudem herausgestellt, dass die Teilnahme von Führungskräften an Bewegungspausen motivierend für die Teilnahme der Mitarbeiter wirkte. Dann könnten sich auch folgende Zahlen reduzieren lassen: Knapp zwei Drittel (64,9%) empfinden die Durchführung vor den Kollegen am Arbeitsplatz als unangenehm. Im Optimalfall sollten daher nicht nur spezielle Pausenzeiten für die Durchführung eingeräumt, sondern eine geeignete Räumlichkeit für eine ungestörte Durchführung der Programme zur Verfügung gestellt werden.

Allerdings muss festgestellt werden, dass die Motivation, sich regelmäßig zu bewegen, selbst bei so niedrigschwelligen Programmen mit 44,6% zu wünschen übrig lässt. An der Art der Bewegung kann dies weniger gelegen haben, da sich nur 14,9% für solche Programme nicht motivieren können.

Überraschend ist, dass immerhin 27% aufgrund von Schmerzen oder Beschwerden nicht häufiger üben konnten.

Alle weiteren Durchführungsbarrieren werden von weniger als 6% der Befragten angegeben: Nur 5,4% üben deswegen nicht häufiger, weil sie sich die selbstständige Durchführung ohne professionelle Anleitung nicht zutrauen, was von einer

Tab.: Prozentuale Häufigkeit der Nennung der erfragten Durchführungsbarrieren

Den einzelnen Durchführungsbarrieren wurden jeweils die Antwortmöglichkeiten „trifft zu“ = 3, „trifft eher zu“ = 2, „trifft eher nicht zu“ = 1 und „trifft nicht zu“ = 0 zugeordnet. Die Antworten „trifft zu“ und „trifft eher zu“ wurden kumuliert. Mehrfachantworten waren möglich.

Durchführungsbarrieren	%
Vor lauter anderer Aufgaben habe ich einfach nicht an die Durchführung gedacht.	85,1
In meinem Alltag habe ich keine Zeit für die Durchführung.	70,3
Die Durchführung am Arbeitsplatz vor meinen KollegInnen ist mir unangenehm.	64,9
Ich kann mich nicht motivieren, Bewegungsübungen regelmäßig durchzuführen.	44,6
Ich habe Schmerzen oder Beschwerden.	27,0
Für diese Art von Programmen kann ich mich nicht motivieren.	14,9
Ohne professionelle Anleitung traue ich mir eine Durchführung nicht zu.	5,4
Ich empfand die Übungen als unangenehm.	5,4
Ich empfand die Übungen als anstrengend.	2,7
Ich glaube, dass ich mit den Programmen wenig für meine Gesundheit tun kann.	2,7
Ich habe keinen Bedarf an Entspannung im Alltag.	1,4

optimierten Selbstinstruktivität der Programme zeugt. Ebenso viele geben an, die SeKA-Programme deswegen nicht häufiger angewandt zu haben, weil diese unangenehm seien.
Verschwindend gering sind schließlich folgende Angaben zu Durchführungsbarrieren: Dass die Übungen zu anstrengend wären, meinten 2,7%; dass mit den Programmen wenig für die Gesundheit getan werden könne (2,7%) oder dass man keinen Entspannungsbedarf im Alltag habe (1,4 %).

Programmakzeptanz: Schon bei den Pilotstudien zeigte sich eine hervorragende Programmakzeptanz. So auch hier: 96,6% der Teilnehmer wünschten eine Weiterführung der Programme im Betrieb, wobei nahezu zwei Drittel (58,4 %) die Programme häufig selbstständig durchführten. Dabei sind die Programme für beide Geschlechter und unabhängig von den Betrieben gleich attraktiv, geschlechts- oder betriebsspezifische Unterschiede waren nicht zu erkennen. Mit zunehmendem Alter ist eine geringfügige Zunahme der Programmakzeptanz zu beobachten. Die hohe Akzeptanz der Programme zeigt sich nicht zuletzt auch darin, dass der Drop-Out im Studienverlauf nur 22,2% betrug.

Beschwerdenwahrnehmung: Hier lässt sich resümieren, dass am meisten Beschwerden im Nacken, gefolgt von Schultern und Rücken, am wenigsten in den Augen wahrgenommen wurden. Deskriptiv lässt sich zudem eine hypothesenkonforme Verbesserung der Interventions-

gruppen im Vergleich zur Kontrollgruppe feststellen, die jedoch unter Einbezug aller Probanden kein signifikantes Ausmaß annimmt, sondern nur tendenziell signifikant (p = .078) wird.
Nun stellen in Bezug auf die Beschwerdenwahrnehmung potentielle physiotherapeutische oder ärztliche Behandlungen einen wesentlichen Störfaktor dar. Deshalb wurden in einem zweiten Rechenschritt diejenigen Teilnehmer herausgefiltert, die im Verlauf des SeKA-Kurses in ärztlicher oder sonstiger Behandlung waren. Bei den verbliebenen Teilnehmern führte dies zu dem Ergebnis, dass sich die Beschwerden in den beruflich besonders beanspruchten Körperteilen Nacken, Schultern und Rücken signifikant reduzierten, wohingegen die Kontrollgruppe keine signifikante Verbesserung aufwies.

Körperlicher Erholungszustand: SeKA-Gruppe und Kontrollgruppe unterschieden sich zu Beginn der Intervention nicht signifikant hinsichtlich ihres Erholungszustandes. Bereits eine relativ kurzfristige und punktuelle Durchführung von SeKA über fünf Wochen verbesserte den körperlichen Erholungszustand der Teilnehmer jedoch signifikant im Vergleich zur Kontrollgruppe ohne Intervention.

Körperliche und psychische Erschöpfung: Hier wies die SeKA-Gruppe deskriptiv im Vergleich zur Kontrollgruppe eine deutlich stärkere Reduktion der Erschöpfung auf. Betrachtet man nur diejenigen Teilnehmer der Interventionsgruppe, welche die Programme nicht nur einmal wöchentlich unter Anleitung, sondern – wie empfohlen – auch häufig selbstständig durchgeführt haben, zeigte sich, dass die körperliche und psychische Erschöpfung bei der Interventionsgruppe gegenüber der Kontrollgruppe sogar signifikant reduziert werden konnte.

Psychische Anspannung und Nervosität: Auch hier zeigen die SeKA-Teilnehmer gegenüber der Kontrollgruppe eine größere Reduktion im Studienverlauf. Betrachtet man – analog zur körperlichen und psychischen Erschöpfung – wiederum nur diejenigen Probanden der Interventionsgruppe, welche die Programme häufig selbstständig angewendet haben, zeigen sich auch hier deutlich positivere Effekte als bei der Kontrollgruppe.

Kritische Würdigung der Studie von Kaiser 2017

Die Ergebnisse zeigen, dass selbst ein relativ kurzer Trainingszeitraum, nämlich fünf Wochen, und niedrigschwellige, dafür aber gezielt in den betrieblichen Alltag implementierte Programme sowohl eine kurzfristige Beanspruchungsreduktion als auch mittelfristig eine Verbesserung der Erholungsfähigkeit und anderer Zielvariablen der Mitarbeiter an Büroarbeitsplätzen bewirken kann. Die Ergebnisse zeigen auch, dass mit höheren Intensitäten noch stärkere Effekte erzielt werden können und, bei längerfristigerer Anwendung, auch nachhaltigere Effekte. Dies gilt auch bei der selbstständigen Anwendung der Programme im privaten Umfeld. Hier ist festzustellen, dass die Programme zurecht das Qualitätslabel SeKA tragen dürfen, nämlich Selbstinstruktives Körper-Achtsamkeitstraining: SeKA-Programme sind auch für Teilnehmer mit wenig Bewegungserfahrung leicht erlern- und durchführbar.

Evaluationsstudien 2017 bis 2018

Der Vollständigkeit halber bleibt zu erwähnen, dass zu dem neu konzipierten SeKA-Basistraining für Einsteiger abschließende Evaluationsstudien im Rahmen der betrieblichen Gesundheitsförderung durchgeführt wurden. Insgesamt nahmen 758 Probanden aus fünf Unternehmen teil. Die sehr guten Werte insbesondere bezüglich der Selbstinstruktivität der Programme, wie sie in den vorherigen Studien erzielt worden waren (vgl. S. 34ff.), konnten repliziert und z.T. sogar noch weiter verbessert werden.

Programm-Konzeption

Das mit diesem Band veröffentlichte weiterentwickelte SeKA-Basistraining gründet auf den Praxiserfahrungen von 2013 bis 2017 bei der Implementierung der Programme insbesondere in der betrieblichen Gesundheitsförderung und auf den zwei zuvor beschriebenen, 2015 und 2017 abgeschlossenen Evaluationsstudien. Die wesentlichen Weiterentwicklungen des Übungssystems gegenüber dem bis 2013 entwickelten ersten Programmzyklus (vgl. Fessler, 2013) können wie folgt zusammengefasst werden:

- Inhaltliche Erweiterung von 9 auf 12 Körperregionen, entsprechend von 9 auf

Tab.: Das Basistraining Körper-Achtsamkeit im Überblick: Übungsdauer der 12 Programme und 72 Übungen (in Minuten)

Basistraining Körper-Achtsamkeit	Übung 1	Übung 2	Übung 3	Übung 4	Übung 5	Übung 6	Übungen 1-6 in Min.
Füße	2½	1½	2	2½	2	2	12½
Beine	2	2	1½	2	2	2	11½
Hüften	2	1½	2	2	2	2	11½
Unterer Rücken	1½	1½	2	1½	1½	1½	9½
Oberer Rücken	2	2	2	1½	2½	2	12
Brustkorb	2	2	2	2	3	2	13
Arme	1½	2	1½	3	1½	2	11½
Hände	2½	3	1½	1½	1	1½	11
Schultern	2	2	2	2½	1	1½	11
Nacken	2	2	2	1½	1½	1½	10½
Kiefer	1	2	2	2	1	2	10
Augen	2	2	2	2	2	2	12

12 körperbereichsspezifische Programme.

- Systematisierung der Übungsabfolgen und Reduktion der je nach Programm ursprünglich 7 bis 9 Übungen auf 6 Übungseinheiten pro Programm. Die 12 Körperteilprogramme beinhalten somit insgesamt 72 Übungen von Kopf bis Fuß.

- Bereits bei der 2013er Version wurde auf die Übungsrhythmik geachtet, die teils durch eine Atemführung unterstützt wurde. Im 2018er Programm ist nun jede der 72 Übungen einer stringent angeleiteten Atemrhythmik unterzogen: Einerseits die Atemführung im Verlauf der Bewegungsausführungen, andererseits das bewusste Atmen in gezielt implementierten Achtsamkeitspausen während des Übens und zwischen den Übungen. Die Unterschiede zwischen geführter Atmung und bewusster Atmung sind auf Seite 19 erklärt.

- Einhaltung eines zeitlichen Korsetts: In der 2013er Version dauerten die Programme z.T. bis zu 20 Minuten, was die Motivation zur Teilnahme an den Programmen innerhalb der betrieblichen Gesundheitsförderung negativ beeinflusste, aber auch die Häufigkeit der selbstinstruktiven Wiederholungen und die Einbindung der Programme in den persönlichen Alltag erschwerte. Wie die tabellarische Auflistung auf S. 41 zeigt, ist der zeitliche Umfang der Programme nun nahezu gleich und differiert zwischen 9 und 13 Minuten. Dabei ist auch beachtenswert, dass ein Großteil der Übungen auf ca. 2 Minuten angelegt ist, was wiederum die Integration einzelner Übungen in den Alltag erleichtert.

- Erweiterung der Selbstlernarchitektur: Das neue Basistraining zeichnet sich auch dadurch aus, dass zusätzlich zu den in diesem Band verschriftlichten Übungsanweisungen und der Bebilderung der Übungen zusätzlich Hörversionen erstellt wurden, die den Übungsfluss vor allen Dingen zu Beginn des Übens erleichtern (vgl. hierzu S. 190-191).

Didaktischer Aufbau der Programme

Die 12 Körperteil-Programme haben einen einheitlichen didaktischen Aufbau und sind wie folgt strukturiert:

- Vor dem Start in die Praxis werden den Adressaten zunächst einmal, ganz im Sinne des angestrebten Ziels der Vermittlung eines körperteilspezifischen Handlungs- und Effektwissens, Hintergrundinformationen gegeben. Zur Einführung in jedes Körperteil werden wesentliche Erkenntnisse, Problemstellungen und ganzheitlich geführte Reflexionen nach folgenden fünf Kriterien skizziert: (1) Das Körperteil im Alltag, (2) Anatomie & Physiologie, (3) Ganzheitliche Betrachtung, (4) Über- und Unterforderung, (5) Psychosomatik. Selbstverständlich erheben Ausführungen auf jeweils zwei Druckseiten pro Körperbereich (beginnend S. 56 bis 57 für die Füße) keinen Anspruch auf Vollständigkeit, ebenso wenig kann eine vertiefte Auseinandersetzung stattfinden. Sie sollen jedoch dazu motivieren, die Aufmerksamkeit auf einzelne Körperbereiche zu richten, auf Wissenswertes aufmerksam zu machen und Bezüge zum eigenen Körper herzustellen. Bei Bedarf kann sich jede Leserin und jeder Leser über die Schrift hinaus theoretisch und inhaltlich vertiefen. Deshalb sind

Tab.: Basistraining Körper-Achtsamkeit – Strukturierung am Beispiel des Körperteilprogramms Kiefer

Grundstruktur	Programmstruktur	Dauer
Wahrnehmungsübung	**Sensibilisierung** Schläfen aktivieren	bis 1 Min.
4 Hauptübungen	**Massage** Kiefermuskeln kneten	bis 2 Min.
	Koordination Zusammenspiel der Kiefermuskeln	bis 2 Min.
	Koordination Kiefergelenk aktivieren	bis 2 Min.
	Mobilisation Gefühle zeigen	bis 1 Min.
Nachspürübung	**Focusing** Nachspüren	bis 2 Min.

zu jedem Körperbereich theoretisch weiterführende Schriften wie auch empfehlenswerte Praxisbände aufgeführt.

■ Weiterhin kann sich der Leser, bevor mit der Praxis begonnen wird, einen Überblick zum Programm verschaffen, beginnend mit einer kurzen Beschreibung, der eine tabellarische Übersicht zu den Übungen und Tipps zum Üben folgen.

■ Die eigentliche Praxis wird in Wort und Bild angeleitet: Den jeweils sechs Übungen pro Körperteilprogramm sind Zielsetzungen vorangestellt. Diese dienen dazu, sich bei der Programmdurchführung der unterschiedlichen funktionellen und gesundheitswirksamen Aspekte der jeweiligen Achtsamkeitsübung bewusst zu werden. Aber auch dazu, die Funktionalität der Übungen auf einen Blick parat zu haben, wenn einzelne Übungen aus dem Programm heraus in den persönlichen Alltag integriert werden.
Dann folgt eine ausführliche Bewegungsbeschreibung, die selbsttätiges Üben gewährleistet und, in Kombination mit den Übungsbildern auf den gegenüberliegenden Seiten, dem Übenden Sicherheit gibt, die Übungen auch richtig durchzuführen.

■ Neben der Effektivität der Programme zeichnet sich das neue Trainingsprogramm schließlich durch methodische Stringenz aus. So liegen den Programmen einheitliche Übungsstrukturen zugrunde, wie die Tabelle am Beispiel 'Kiefer' aufzeigt.
Jedes Programm beginnt mit einer Wahrnehmungsübung, die alle Sinne auf den im Fokus stehenden Körperteil richten soll. Dies bewirkt, dass Empfindungen, wie etwa Zug und Druck einer Bewegung, bei den zum jeweiligen Körperteil folgenden vier Kernübungen intensiviert werden. Die Nachspürübung fördert die Achtsamkeit auf die zuvor trainierte Körperregion. Ziel ist, sich die Effekte des vorherigen Körpertrainings nochmals bewusst zu machen. Sie werden dann für das nächste Training besser gespeichert und fördern die Fähigkeit, den eigenen Körper differenziert wahrzunehmen.

Trainingsprinzipien

Bewusstes, ruhiges Atmen sowie körperliches Entschleunigen und dadurch bedingtes geistiges Innehalten bilden die Grundlagen des SeKA-Tainings. Sie sind im Grundsätzlichen auf den Seiten 18 und 19 dieser Schrift aufgeführt und sollen hier mit Blick auf das Basistraining spezifiziert werden.

Bewusst atmen: Ohne bewusstes Atmen ist das konzentrierte Einfinden in das Übungsprogramm und die Aufrechterhaltung einer hohen Konzentration schwierig. Deshalb ist die Atmung gezielt in die Übungen integriert. Achten Sie beim Üben auf einen fließenden Atem, der im Einklang mit den Bewegungen und Ihrem persönlichen Atemtempo ist. So können Sie sich vertieft auf Vorgänge im Inneren des Körpers konzentrieren, was wiederum die Voraussetzung für ein differenziertes Erspüren und Wahrnehmen momentan ablaufender Körpervorgänge ist. Das Außen wird ausgeblendet, der Geist beruhigt sich, Spannungszustände werden reguliert, neue Energie entfacht und die Verbindung zwischen Körper und Psyche intensiviert. Nicht zuletzt beeinflusst eine bewusste Atmung das vegetative Nervensystem: Es bringt den Körper in die richtige Balance und regt Vitalfunktionen wie Verdauung, Stoffwechsel oder Herzschlag an.

Entschleunigen und Innehalten: Vor allem zu Beginn des Trainings erleichtert Ihnen eine entschleunigte Bewegungsausführung und ein Innehalten zwischen den Übungen, sich Fragen zu beantworten: Läuft die Ausführung der Bewegung rund? Ist der Spielraum der Bewegung eingeengt? Ist die Übung unangenehm? Habe ich Beschwerden oder gar Schmerzen während der Bewegung? Wo genau tut eine Bewegung besonders gut? Wenn Sie also entschleunigt und bedacht üben, verstärkt dies die Konzentration auf sich selbst. Denn erst das aufmerksame, spürende und sensorisch wahrnehmende Üben verleiht dem Training seine Wirkung, indem der Geist ruhig und das Bewusstsein hellwach wird. Die Übungen fordern und fördern deshalb ein hohes Maß an mentaler und körperlicher Präsenz. Gleichzeitig entwickelt sich Ihre Wahrnehmung für deren Wirkungen. Dies hilft Ihnen, Körper-Achtsamkeits-Praxen in Ihren Alltag zu integrieren.

Trainingshinweise kompakt

Da unser Achtsamkeitstraining somatopsychisch wirkt, also mittels des Körpers die Psyche beeinflusst, müssen bei der Bewegungsausführung – anders als beim Training von Sportarten oder einem Bewegungstraining im Fitnessstudio oder Sportverein – folgende Übungsprinzipien beachtet werden:

- Lassen Sie sich immer genügend Zeit, die eigene Körperwahrnehmung, Koordination und Konzentration so weit zu entwickeln, dass Sie die Übungen zwar entschleunigt, jedoch im Fluss ausführen. Sie verinnerlichen dann von selbst, worauf es bei den einzelnen Übungen ankommt.

- Orientieren Sie sich zu Beginn Ihres Trainings an unseren Zeitangaben. Mit der Zeit können Sie dann Übungen, die für Sie besonders wohltuende Wirkungen besitzen, ausdehnen. Es gibt auch Tage, an denen Sie sich matt fühlen, dann reduzieren Sie die angegebenen Zeiten. Fühlen Sie sich hingegen energiegeladen, dann können Sie über die Zeitangaben hinausgehen. Zögern Sie deshalb nicht, von unseren Zeitangaben abzuweichen, wenn Sie klare Signale von Ihrem Körper erhalten oder Ihnen Ihr Kopf anderes signalisiert. Kein Tag ist dem anderen gleich.

- Die Übungen führen mit zunehmendem Training dazu, die jeweilige Körperregion als gefühltes Bild im Kopf visualisieren zu können und damit im Alltag schnell zu wissen, was dem Körper gerade guttut. Spüren Sie deshalb vor dem Üben in sich hinein und beachten Sie Informationen, die Sie aus der Selbstbeobachtung gewinnen.

- Schöpfen Sie bei den Bewegungen Ihren individuellen Bewegungsspielraum aus, aber steigern Sie Ihr Können bedacht. Gehen Sie nicht über Ihre Grenzen hinaus. Lassen Sie jederzeit Übungen aus, wenn Sie Ihnen nicht guttun, wenn Ihnen dabei unwohl ist oder Sie Schmerzen haben. Bitte lesen Sie hierzu auch die Hinweise zu Trainingseinschränkungen.

- Wenn Sie kontinuierlich üben, sollten Schmerzen oder andere Beschwerden auf keinen Fall auftreten – nicht einmal ein leichter Muskelkater im Nachhinein!

- Trainingsunterbrechung: Wenn Sie mehrere Tage oder auch Wochen nichts mehr getan haben, brauchen Sie kein schlechtes Gewissen zu haben. Machen Sie entweder da weiter, wo Sie aufgehört haben, oder wählen Sie ein ganz anderes Programm aus.

- Trainingskontinuität: Es ist allemal besser, nur ein bisschen oder immer mal wieder zu trainieren, als wegen eines schlechten Gewissens dauerhaft inaktiv zu bleiben.

Trainingseinschränkungen

Unsere Übungen sind sanft, sicher und gesundheitsfördernd. Aus diesem Grunde haben wir den Programmen keinen Warnkatalog beigefügt.

Unsere Programme sind selbstinstruktiv angelegt. Deshalb müssen wir auf Sie als mündige Übende setzen! Selbstverständlich sollten die Programme für den unteren Rücken bei Problemen beispielsweise mit der Lendenwirbelsäule sehr mit Bedacht ausgeführt werden. Einschränkungen in den Hand- und Schultergelenken können gegen einzelne Übungen in den entsprechenden Programmen sprechen. Bei künstlichen Gelenken, etwa dem Kniegelenk, muss das Beintraining angepasst werden. Bei Augenkrankheiten verbieten sich einige Übungen im Augenprogramm oder müssen ebenfalls angepasst werden. Um ein Beispiel zu nennen: Sollten Sie hochgradig kurzsichtig sein, eine Netzhautreizung oder eine Augenkrankheit wie den Grünen Star haben, drücken Sie bei den Übungen die Augenlider nur leicht an, und halten Sie gegebenenfalls vorher Rücksprache mit Ihrem Augenarzt.

Prüfen Sie deshalb für jedes Programm selbst, ob Sie Beeinträchtigungen haben, die gegen eine Durchführung sprechen. Insbesondere bei akuten Verletzungen sowie kürzlich durchgeführten Operationen ist Vorsicht angeraten. Wenn Sie Zweifel haben, fragen Sie einen Arzt oder Therapeuten. Klären Sie mit ihm, ob und wie Sie trainieren können.

■ Essen vor dem Training: Sie üben grundsätzlich bewusst verlangsamt, und jedes Programm dauert nur wenige Minuten. Deshalb spricht nichts für einen etwas volleren Magen, wenn Sie sich dabei nicht unwohl fühlen. Sie werden aber merken, dass ein leerer Magen die Praxis erleichtert, indem Sie sich schneller in Achtsamkeitsprozesse einfinden und auch die körperlichen Übungen leichter fallen.

■ Übungshaltung: Wenn Sie in vertrauter Umgebung trainieren, z.B. zu Hause, können Sie Programme und Übungen nicht nur im Stehen oder Sitzen, sondern z.T. auch im Liegen durchführen. Ein weicher und angenehmer Boden ist von Vorteil, eine Matte aus weichem Schaumstoff empfehlenswert. Bei der Arbeit oder auf Reisen ist das Training vor allem dann möglich, wenn Sie einen Raum haben, den Sie ungestört nutzen können.

■ Alleine üben: Die Konzentration nach innen gelingt besser, wenn Sie Programme und Übungen zunächst allein durchführen, auch wenn es vielleicht in einer Bürogruppe oder im Freundeskreis mehr Spaß macht. Zu Beginn des Trainingsprogramms empfiehlt es sich auch, während der Übungen die Augen zu schließen. So können Sie den Bewegungsablauf besser verinnerlichen und körperinnere Prozesse intensiver wahrnehmen.

■ Kleidung: Generell sollten Sie eine nicht allzu enge Kleidung tragen – vor allem dürfen Bauch und Leistengegend nicht eingeschnürt sein. Auch würde ein enger Gürtel beeinträchtigen.

Übungsprozess

Es gibt viele Wege, mit dem Training zu beginnen. Wichtig ist, dass Sie von Beginn an dessen Wirksamkeit am eigenen Körper erfahren und psychische Effekte wahrnehmen – so sind die Programme konstruiert. Auch werden Sie feststellen, dass Ihnen einzelne Übungen schnell leichterfallen und Sie Ihre Bewegungen immer feiner koordinieren können. Dies steigert die Lust auf ein nachhaltiges Training und darauf, die Übungen in den persönlichen Alltag zu integrieren, sooft es geht. Denn nur konstantes Üben führt zu dauerhaftem Erfolg mit sichtbaren Effekten.

Richtig einsteigen: Je nach Berufsanforderungen, Alltag und auch Alter hat jeder Mensch besondere Problemzonen, denen er aktiv zu Leibe rücken will. Wählen Sie diejenigen Körperteil-Programme, deren Wirkungen für Sie persönlich wichtig sind oder die Ihnen besonders gefallen. Sie können aber auch intuitiv beginnen: Blättern Sie einfach durch und probieren Sie diejenigen Übungen aus, die Ihnen interessant erscheinen und wohltuende Wirkungen versprechen, denn dahinter kann sich durchaus das Bedürfnis Ihres Körpers verstecken, dass er gerade diese oder jene Übung im Moment des Betrachtens braucht. Vielleicht ist es aber auch ein komplettes Programm, das Sie spontan anspricht.
Ob es ein ganzes Programm oder vereinzelte Übungen sind – achten Sie zunächst auf eine unproblematische Einbindung in Ihren persönlichen Alltag.
Wenn Sie wollen, Zeit genug haben und frisch wie auch konzentriert sind, können sich Ihre Achtsamkeitsübungen aus mehreren Programmen zusammensetzen. Unterschiedliche Programme kön-

nen auch über die Woche hinweg verteilt werden.

Übungsfortschritte: Je regelmäßiger Sie die Übungen praktizieren, desto schneller werden Sie Achtsamkeitsprozesse erfahren.
Auch werden Sie merken, dass sich entspannende Effekte und wohltuende körperliche Effekte mit den Wiederholungen intensivieren. Das liegt zum einen daran, dass Ihnen die Übungen nach und nach vertraut werden. Dann können Sie sich ganz natürlich auf Ihre Empfindungen und die Wirkungen der Übungen konzentrieren. Zum anderen werden Körper und Geist durch regelmäßige Wiederholungen auf Entspannung konditioniert. In gleichem Maße werden Achtsamkeitsprozesse gefördert.
Das hat auch zur Folge, dass eine vielleicht vorhandene Trägheit leichter überwunden wird und der sprichwörtliche innere Schweinehund mehr und mehr in den Hintergrund tritt.
Den Fortschritt beim Üben merken Sie also auch daran, dass Sie motivierter sind, die Programme regelmäßig anzuwenden. Mit der Zeit merken Sie intuitiv, dass Ihnen etwas fehlt, wenn Sie Ihr Üben aussetzen. Dabei lautet die Devise: Lieber kürzer und öfter üben, als selten und dann vielleicht übertrieben lang.
Üben Sie die einzelnen Programme einige Male und verfeinern Sie die Übungen, indem Sie mit unseren Übungsanleitungen und den Bildern Ihr Körper-Wissen zu den einzelnen Übungen vertiefen. Wenn Sie ein Programm konzentriert durchführen können, ohne nachschlagen zu müssen, sind die Übungen in Ihrem Bewegungsgedächtnis verankert.

Für Fortgeschrittene: Wenn Sie verschiedene Programme wie im Schlaf durchführen können, nach innen konzentriert sind und das Außen ausblenden können, haben Sie einen fortgeschrittenen Übungsstand erreicht. Das erkennen Sie auch daran, dass Sie schnell in einen tiefenentspannten Achtsamkeits-Modus kommen. Zugleich führen Sie anfänglich grob koordinierte Bewegungen zunehmend feiner aus und nehmen sie bewusster wahr. Dann ist der Punkt erreicht, an dem Sie das Training noch persönlicher auf sich ausrichten können. Wenn Sie wissen, was Ihnen eine Übung vermittelt, können Sie eigene Variationen probieren. Sie werden mit der Zeit ebenfalls lernen, die für Sie in der jeweiligen Lebenssituation und die für Ihren Lebensabschnitt passenden Programme und Übungen herauszufinden. Denn die Programme und Übungen können schließlich ein Leben lang durchgeführt werden.

Empfehlenswerte Programm-Kombinationen: Die 12 Grund-Programme des Körper-Achtsamkeits-Übungssystems sind auf wenige Minuten ausgelegt, so dass Sie jederzeit in den Alltag integriert werden können. Wenn Sie mehr Zeit haben, können Sie Programme und Übungen aufgrund muskulärer, myofaszialer oder kinetischer Kettungen, d.h. miteinander verbundener Gelenke, sinnvoll miteinander kombinieren (siehe im Überblick auf Seite 48):

- Programmgruppe 1 legt den Fokus auf das Gesicht und will zu einer Gesichtsentspannung beitragen, die sich auf den gesamten Körper übertragen kann und psychisch besonders wohltuend wirkt. Sie besteht aus den Programm-Modulen Kiefer und Augen.

- Programmgruppe 2 beinhaltet die Kombination von Schulter und Nacken. Dies sind zwei Körperteile, die im heutigen Alltag nahezu bei jedem zu Überforde-

Tab.: Empfehlungen zur Kombination von Programmen und deren Übungen

Körperregion	Programmgruppe 1	2	3	4	5
Füße					■
Beine					■
Hüften					■
Unterer Rücken				■	
Oberer Rücken				■	
Brustkorb				■	
Arme			■		
Hände			■		
Schultern		■	■		
Nacken		■	■		
Kiefer	■				
Augen	■				

rung neigen und vielerlei Auswirkungen auf den gesamten Körper haben.

- Programmgruppe 3 verbindet den Oberkörper mit den oberen Extremitäten: Da Beschwerden in den Armen häufig von anderen Körperteilen ausgehen oder mit ihnen zusammenhängen, empfehlen wir Ihnen – je nach Problematik und alltäglicher Belastungssituation – das Arm-Programm auch regelmäßig in Kombination mit den Übungen aus den Hand-, Schulter- und Nacken-Programmen durchzuführen.

- Programmgruppe 4 nimmt sich den Körperkern vor. Sie beinhaltet die Programm-Module unterer und oberer Rücken sowie Brustkorb zur Prävention gegen den Rückenschmerz.

- Programmgruppe 5 konzentriert sich schließlich auf die unteren Extremitäten. Die Übungen für Füße, Beine und Hüfte sorgen für einen sicheren Gang.

Empfehlenswerte Übungs-Kombinationen für besondere Zielsetzungen und Anlässe: Bei den folgend aufgeführten Übungskombinationen stellen wir Ihnen Übungsabfolgen zur Verfügung, die einzelne Körperbereiche miteinander verbinden und auf typische Alltagssituationen zugeschnitten sind, nämlich:

- Kombi 1: Start in den Tag
- Kombi 2: Ganzkörperprogramm I
- Kombi 3: Ganzkörperprogramm II
- Kombi 4: Fit am Bildschirm
- Kombi 5: Fit am Arbeitsplatz
- Kombi 6: Übungen am Ende des Tages

Kombi 1: Start in den Tag

Bei dieser Kombination sind Übungen ausgewählt, die Sie beim Aufstehen energetisieren und mit einem guten Körpergefühl in den Tag starten lassen. Deshalb stehen vor allen Dingen Mobilisations- und Kräftigungsübungen im Fokus. Die Übungen 1 bis 3 können Sie liegend – noch im Bett – durchführen, die Übungen 4 bis 6 auf der Bettkante. Danach führen Sie die restlichen Übungen stehend durch. Insgesamt benötigen Sie 23 Minuten. Sicherlich werden sich nicht jeden Morgen alle Übungen durchführen lassen, ein paar sollten es allerdings schon sein. Auf die Übungen 4, 6 und 12 sollte man eigentlich nicht verzichten.

Körperregionen	Übungen	Dauer	Seite
Füße	1. Füße kreisen	bis 2½ Min.	60
Füße	2. Füße krallen und spreizen	bis 1½ Min.	60
Füße	3. Druck aufbauen	bis 2 Min.	62
Beine	4. Venenpumpe	bis 2 Min.	74
Hüften	5. Gesäß dehnen	bis 2 Min.	82
Unterer Rücken	6. Wirbelsäule erspüren	bis 1½ Min.	90
Unterer Rücken	7. Vorwärtsbeuge	bis 2 Min.	92
Oberer Rücken	8. Rücken aufrichten	bis 2 Min.	100
Brustkorb	9. Schnuppern und Riechen	bis 2 Min.	110
Schultern	10. Im Wechsel kräftigen und dehnen	bis 2½ Min.	142
Kiefer	11. Gefühle zeigen	bis 1 Min.	164
Augen	12. Blinzeln und Kneifen	bis 2 Min.	170

Kombi 2: Ganzkörperprogramm I

Diese Kombination enthält Übungen aus allen 12 Körperregionen. Hiermit können Sie Ihren gesamten Körper vom Fuß bis zum Kopf aktivieren. Ziele sind die Förderung eines sicheren Stands, eine Haltungsschulung und eine Kräftigung der haltungsstabilisierenden Muskelketten. Insgesamt benötigen Sie dazu 25 Minuten. Falls Sie diese Zeit nicht haben, können Sie sich auf besonders wohltuende Übungen konzentrieren und einzelne Körperregionen auslassen. Andererseits können Sie bei einzelnen Übungen länger verweilen, wenn sie Ihnen besonders guttun.

Körperregionen	Übungen	Dauer	Seite
Füße	1. Verwurzelt sein	bis 2 Min.	64
Beine	2. Kraftvolle Haltung	bis 2 Min.	70
Hüften	3. Beine schwingen	bis 2 Min.	80
Unterer Rücken	4. Rücken strecken	bis 1½ Min.	90
Oberer Rücken	5. Rücken aufrichten	bis 2 Min.	100
Brustkorb	6. Vollständige Atmung	bis 3 Min.	114
Arme	7. Arme aktivieren	bis 2 Min.	120
Hände	8. Faust ballen	bis 2½ Min.	130
Schultern	9. Schultern aufrichten	bis 2 Min.	142
Nacken	10. Widerstand leisten	bis 2 Min.	150
Kiefer	11. Kiefergelenk aktivieren	bis 2 Min.	162
Augen	12. Palmieren	bis 2 Min.	170

Kombi 3: Ganzkörperprogramm II

Auch diese Kombination enthält Übungen aus allen 12 Körperregionen, um vom Kopf bis zum Fuß Ihren gesamten Körper zu aktivieren. Die funktionalen Ziele sind vielfältig: Aktivierung der spezifischen Körperteilmuskulatur, Drehbewegungen zur Lockerung sowie Beweglichkeits-, Gleichgewichts- und Kräftigungsübungen. Dazu benötigen Sie bis zu 25 Minuten. Falls Sie diese Zeit nicht haben, können Sie sich auf besonders wohltuende Übungen konzentrieren und Körperregionen auslassen. Andererseits können Sie bei einzelnen Übungen länger verweilen, wenn sie Ihnen besonders guttun.

Körperregionen	Übungen	Dauer	Seite
Augen	1. Zoomen	bis 2 Min.	172
Kiefer	2. Zusammenspiel der Kiefermuskeln	bis 2 Min.	162
Nacken	3. Kopf kreisen	bis 1½ Min.	154
Schultern	4. Schultergürtel aktivieren	bis 1 Min.	144
Hände	5. Finger kräftigen	bis 1½ Min.	132
Arme	6. Arme beweglich halten	bis 3 Min.	122
Brustkorb	7. Vollständige Atmung	bis 3 Min.	114
Oberer Rücken	8. Druck aufbauen	bis 2 Min.	100
Unterer Rücken	9. Vorwärtsbeuge	bis 2 Min.	92
Hüften	10. Hüften geschmeidig machen	bis 2 Min.	84
Beine	11. Kraftvolle Haltung	bis 2 Min.	70
Füße	12. Wippen	bis 2½ Min.	62

Kombi 4: Fit am Bildschirm

Diese Kombination konzentriert sich auf die bei der Bildschirmarbeit belasteten Körperteile, nämlich Arme, Hände, Schultern, Nacken und Augen. Übergeordnete Ziele sind Dehnung, Entspannung durch Anspannung und Aktivierung körperteilspezifischer Muskulaturen, wozu, meist nicht beachtet, auch die Augenmuskeln zählen. Insgesamt benötigen Sie dazu 23 Minuten. Falls Sie diese Zeit nicht haben, können Sie sich auf besonders wohltuende Übungen konzentrieren und Körperregionen auslassen. Andererseits können Sie bei einzelnen Übungen länger verweilen, wenn sie Ihnen besonders guttun.

Körperregionen	Übungen	Dauer	Seite
Arme	1. Unterarm dehnen	bis 1½ Min.	120
Arme	2. Arme koordinieren	bis 1½ Min.	122
Hände	3. Faust ballen	bis 2½ Min.	130
Hände	4. Gelenke ölen	bis 3 Min.	130
Hände	5. Finger kräftigen	bis 1½ Min.	132
Hände	6. Hände spreizen	bis 1 Min.	134
Schultern	7. Entspannen durch Anspannen	bis 2 Min.	140
Schultern	8. Schultern kreisen	bis 2 Min.	140
Nacken	9. Nach vorne blicken	bis 2 Min.	150
Augen	10. Blinzeln und Kneifen	bis 2 Min.	170
Augen	11. Augenreise	bis 2 Min.	172
Augen	12. Sehräume nutzen	bis 2 Min.	174

Kombi 5: Fit am Arbeitsplatz

Diese Kombination konzentriert sich auf Übungen, die Beschwerden durch lange Sitztätigkeiten entgegenwirken. Der Fokus liegt damit auf den Beinen, den Hüften, dem unteren und oberen Rücken sowie dem Brustkorb. Insgesamt benötigen Sie 23 Minuten. Falls Sie diese Zeit nicht haben, können Sie sich auf besonders wohltuende Übungen konzentrieren und Körperregionen auslassen. Andererseits können Sie bei einzelnen Übungen länger verweilen, wenn sie Ihnen guttun. Vor allem bei längeren Sitzzeiten im Arbeitsalltag sollten Sie zwischendurch immer mal wieder eine oder mehrere der untenstehenden Übungen durchführen.

Körperregionen	Übungen	Dauer	Seite
Beine	1. Beine heben	bis 1½ Min.	72
Beine	2. Beine dehnen	bis 2 Min.	72
Hüften	3. Becken kippen	bis 1½ Min.	80
Hüften	4. Becken schaukeln	bis 2 Min.	82
Hüften	5. Gesäß dehnen	bis 2 Min.	82
Unterer Rücken	6. Wirbelsäule erspüren	bis 1½ Min.	90
Unterer Rücken	7. Hüftkreisen	bis 1½ Min.	92
Oberer Rücken	8. Rücken aufrichten	bis 2 Min.	100
Oberer Rücken	9. Brustkorb weiten	bis 1½ Min.	102
Oberer Rücken	10. Brustkorb drehen	bis 2½ Min.	104
Brustkorb	11. Atemdehnung	bis 2 Min.	112
Brustkorb	12. Vollständige Atmung	bis 3 Min.	114

Kombi 6: Übungen am Ende des Tages

Der Fokus dieser Kombination liegt auf Übungen in der oberen Körperhälfte. Sie sollen stressbedingte Verspannungen aus Ihrem Körper nehmen. Dabei wirken kreisende Bewegungen lockernd und beruhigend. Ebenso Formen der Selbstmassage oder auch Übungen, mit denen durch vorherige Anspannung spezifischer Muskelgruppen eine tiefergehende Entspannung erreicht werden kann. Insgesamt benötigen Sie dazu 22 Minuten. Wenn Sie Einschlafprobleme haben, sollten Ihnen tagtäglich einige der Übungen zur Pflicht werden. Verweilen Sie bei einzelnen Übungen länger, wenn sie Ihnen besonders guttun.

Körperregionen	Übungen	Dauer	Seite
Füße	1. Füße kreisen	bis 2½ Min.	60
Augen	2. Palmieren	bis 2 Min.	170
Unterer Rücken	3. Sich selbst umarmen	bis 1½ Min.	94
Unterer Rücken	4. Wirbelsäule erspüren	bis 1½ Min.	90
Oberer Rücken	5. Rücken aufrichten	bis 2 Min.	100
Brustkorb	6. Wechselatmung	bis 2 Min.	110
Hände	7. Faust ballen	bis 2½ Min.	130
Hände	8. Hände massieren	bis 1½ Min.	132
Nacken	9. Kopf kreisen	bis 1½ Min.	154
Schultern	10. Entspannen durch Anspannen	bis 2 Min.	140
Kiefer	11. Schläfen aktivieren	bis 1 Min.	160
Kiefer	12. Kiefermuskeln kneten	bis 2 Min.	160

Körper-Achtsamkeitstraining von Kopf bis Fuß

Die Praxis

Achtsamkeitstraining für die Füße

Das Programm für die Füße schärft die Aufmerksamkeit für ein wichtiges Körperteil und hilft, mit sicherem Schritt durch das Leben zu gehen.

Der Fuß im Alltag: Im Unterschied zu den Vierbeinern kann der Zweibeiner ‚Mensch' seine Fortbewegung auf zwei Füßen bewerkstelligen, die dann allerdings das gesamte Körpergewicht zu tragen haben. Auch wenn sie sich im Lauf der Evolution an unsere heutigen Bedingungen angepasst haben, sollten wir ihnen mehr Aufmerksamkeit widmen. Denn sie werden ständig beansprucht – sowohl dynamisch als auch statisch – und müssen tagtäglich Schwerstarbeit vollbringen. Es liest sich wie ein Eintrag im Guinnessbuch der Rekorde: An einem Tag mit viel Bewegung müssen die Füße von Erwachsenen beispielsweise circa 2500 Tonnen Last stemmen. Mehr als 100 Millionen Schritte werden es im Laufe eines Lebens sein.

Es ist ein Stück Lebensqualität, wenn uns unsere Füße möglichst lange über weite Strecken tragen. Den Füßen und Beinen die notwendige Pflege zu gönnen, ihnen Beachtung zu schenken, achtsam mit ihnen umzugehen und sie mit den richtigen Übungen fit zu halten, bedeutet ein Leben lang sicheres Stehen, Gehen und Laufen.

Anatomie & Physiologie: Der Fuß ist ein biomechanisches Hightech-Körperteil: 26 Knochen und zwei Sesambeine, 33 Gelenke, 20 Muskeln sowie 107 Sehnen und Bänder wollen perfekt aufeinander abgestimmt sein, damit sie den tagtäglichen Belastungen gewachsen sind. Die Anordnung der Fußknochen dient dem Zweck, das Körpergewicht beim Stehen, das mehrfache Körpergewicht beim Gehen und Laufen oder auch beim Balancieren auf einem Bein auf eine größtmögliche Fläche zu verteilen.

Der gesunde Fuß ist gewölbt. Drei Auflagepunkte, nämlich Ferse sowie äußerer und innerer Fußballen, leiten wesentlich das Körpergewicht ab und bewirken, dass der Fußinnenrand beim gesunden Fuß nicht aufliegt. Dabei trägt das Fersenbein etwas mehr als 30% der Gewichtsverteilung, äußerer und innerer Fußballen 40%, hinzu kommen Fußaußenrand sowie die Zehen mit etwas weniger als 30%.

Hierbei wirkt das Fußgewölbe wie ein Stoßdämpfer. Unterscheidbar sind zwei Wölbungen, die plantar, also an der Unterseite des Fußes, Hohlräume bilden. Das innere Längsgewölbe geht durch den Fuß durch. Seine Wölbung ist dadurch bedingt, dass am Fußende Fersenbein und Sprungbein übereinander liegen, alle anderen Knochen ordnen sich hingegen im mittleren und vorderen Abschnitt nebeneinander an. Infolge dieser Architektur entsteht ein Gefälle, das in Form des Längsgewölbes sichtbar wird. Es fängt das Körpergewicht am Talus (Sprungbein) auf und leitet es durch die drei ersten Zehenglieder ab.

Das vordere Quergewölbe verläuft im Übergang zwischen Keilbeinen und Mittelfußknochen von innen nach außen.

In Kombination sind die Fußgewölbe ausreichend flexibel und elastisch. Verspannt durch straffe Bänder, der passive Anteil, sowie Sehnen und Fußmuskulatur, die aktiven Anteile, federn sie die täglich auf den Fuß einwirkenden Belastungen ab und geben Halt und Stütze. Dass Stöße gedämpft und damit die Wirbelsäule geschützt wird, unterstützt auch ein Fettkörper, der sich an der Fußsohle befindet. Letztlich darf auch nicht die Bedeutung der Fußzehen vergessen werden: Sie ermöglichen das Abrollen des Fußes und tragen damit wesentlich zu einem sicheren Gang bei. Dies mit dem Ziel, in jeder Gehphase das Gleichgewicht beizubehalten.

Der Fuß – ganzheitlich betrachtet: Gesunde und schmerzfreie Füße bilden das Fundament des Körpers. Sie spiegeln einen koordinierten Körper wider, der im Lot ist. Körperliche Ausgewogenheit beginnt also bei den Füßen und Sprunggelenken, da sie laufend Gleichgewichtsänderungen und Anpassungen für die oberen Körperregionen leisten müssen. Rolf (1997, S. 45) ist deshalb der Überzeugung, dass Probleme im Oberkörper verschwinden, sobald die Füße einen adäquaten Unterbau liefern.
Da für die Standsicherheit als auch für ein sicheres Bewegen die Füße wesentlich sind, fördert ein gezieltes Fußtraining die Entwicklung und den Erhalt der Körperstatik und Gleichgewichtsfähigkeit.

Über- und Unterforderung: Durch mangelnde Bewegungsmöglichkeiten, einseitige Belastungen, zu geringe Belastungen durch Sitzen und häufiges Tragen von Schuhen gehört die Fußmuskulatur zu den infolge moderner Lebensverhältnisse unterentwickelten Muskelgruppen. Retardierende Fußmuskeln zeigen Symptome wie Muskelschwächen und Muskelverkürzungen. Erschwerend kommt hinzu, dass sich Übergewicht und Adipositas mit zunehmendem Alter ausbilden und für Überlastungsschäden sorgen. Sie bringen die Architektur zum Einsturz: Bei Senkfüßen ist das Längsgewölbe abgesenkt, bei Plattfüßen fehlt es ganz. Spreizfüßen wiederum liegt ein Abflachen des vorderen Quergewölbes zugrunde. Der Hohlfuß ist hingegen eher anlagebedingt, hier ist das Fußgewölbe zu stark ausgeprägt.
Ist die Fußarchitektur erstmal ‚eingestürzt', ist, wie bei einseitig abgefahrenen Autoreifen, meistens die ‚Spur' nicht mehr richtig eingestellt. Schauen Sie sich am Strand oder auf einem Spielplatz Ihre eigenen Fußabdrücke und die anderer an. Wenn die Fußgewölbe Ihr Gewicht abfedern können, ist die Wölbung des inneren Bogens im Sand sichtbar, ebenso Fersenaußenkante, Groß- und Kleinzehenballen.
Achten Sie einmal beim Gehen auf Ihre Füße: Zeigen die Fußspitzen nach innen? Rollt der Fuß über die Außenkante? Sind die Absätze Ihrer Schuhe ungleich abgelaufen? Wenn die Fußspur stimmt, ist auch die Körperstatik im Lot.
Ein regelmäßiges und bewusstes Fußtraining, das auch die Beine stärkt, kann Fußfehlstellungen vorbeugen und Muskelschwächen, die zu Knick-, Senk- oder Spreizfüßen, X- oder O-Beinen führen, entgegenwirken.

Psychosomatik: Unser Stand verrät uns, ob wir uns im Gleichgewicht befinden und mit ‚beiden Füßen fest auf dem Boden stehen'. Stress, innere Konflikte und Anspannungen lassen uns das innere Gleichgewicht verlieren und ‚schief' stehen. Als ein weiteres Beispiel kann das ‚Zehenkrallen' genannt werden. Krallen wir unbewusst die Zehen zusammen, kann dies als Anspannung bis hin zu unterdrückter Wut gedeutet werden. Aber auch der Wunsch nach Halt und Stabilität kann damit in Verbindung stehen. Ebenso können Taubheitsgefühle in den Zehen mit unbewussten Ängsten zusammenhängen.

Weiterführende Schriften: Wenn Sie sich gezielt zum Fuß weiterbilden wollen, sind folgende *grundlegende Schriften* empfehlenswert:

- Dahlke, R. & Fasel, R. (2015). *Fußdiagnose. Was die Füße über uns verraten.* Krummwisch: Königsfurt-Urania.
- Hlatky, M. & Engelke, K. (2014). *Gesund zu Fuß. Hallux, Fersensporn & Co.* Wien: Verlagshaus der Ärzte.
- Valderrabano, V., Engelhardt, M. & Küster, H-H. (2008). *Fuß & Sprunggelenk und Sport. Empfehlungen von Sportarten aus orthopädischer und sportmedizinischer Sicht.* Köln: Deutscher Ärzteverlag.
- Rolf, I.P. (1997). *Strukturelle Integration. Wandel und Gleichgewicht der Körperstruktur* (2. Aufl.). München: Hugendubel.

Empfehlenswerte *Praxisbände*:

- Bisges, G. (2010). *Immer gut zu Fuß: 2 Feldenkrais-Lektionen. CD.* München: Kösel.
- Bowman, K. (2017). *Gesunde Füße – step by step. Rücken-, Hüft- und Knieschmerzen vermeiden.* Freiburg im Breisgau: Hans-Nietsch-Verlag.
- Iwan, A. & Welsing, A. (2005). *Fitte Füße. Tipps, Tricks und Rezepte.* Köln: Egmont vgs.
- Kinzelmann-Gullotta, S. (2016). *Die Yoga-Fußschule. So werden Füße, Beine und Rücken wieder schmerzfrei.* München: Goldmann.
- Larsen, C. & Miescher, B. (2009). *Gesunde Füße. Beschwerden einfach wegtrainieren. Die besten Übungen aus der Spiraldynamik.* Stuttgart: TRIAS.
- Rogall, T. (2016). *Was tun bei schmerzenden Füßen? Die besten Tipps und Tricks der Fuß-Schule.* München: Nymphenburger.
- Stark, C. (2014). *Füße gut, alles gut. Ganzheitlich gesund ohne Einlagen, Medikamente und OP.* Marbach am Neckar: Südwest-Verlag.

Zum Programm: Füße und Sprunggelenke sollen mobilisiert wie auch gekräftigt werden und dazu beizutragen, das Körpergewicht so auf das Fußgewölbe zu übertragen, dass über das Fußgewölbe trotz kleiner Belastungsfläche des Fußes eine möglichst optimale Lastenverteilung erzielt werden kann.

Die drei ersten Übungen konzentrieren sich ausschließlich auf die Füße. Zur Mobilisation beginnen wir mit dem *Füße kreisen.* Dann folgt *Füße krallen und spreizen,* das Durchblutungsstörungen entgegenwirkt. Muskuläre Anreize setzt vor allem die dritte reine Fußübung, das *Druck aufbauen.*

Das Programm ist nur dann abgerundet, wenn wichtige Funktionen der Füße mit den Folgestrukturen verbunden sind. Dazu beginnen wir mit dem *Wippen.* Dies ist eine Übung mit vielen positiven Wirkungen: Beim Wippen bilden Fuß und Sprunggelenk eine Einheit, wobei das Sprunggelenk das Gewicht des Körpers in den Fuß überträgt. Denn es ist ein Scharniergelenk, das nach vorne und hinten ausgerichtet ist. Rückwärts- und Vorwärtsbewegungen erlauben uns, den Körper auszubalancieren und tragen zu einer aufrechten und zugleich weitgehend energiearmen Haltung bei. Schließlich führt das Wippen zur Kräftigung der Unterschenkel, womit wiederum die Fußwölbungen darin unterstützt werden, das Körpergewicht zu tragen.

Bereits das Wippen ist eine wirksame Gleichgewichtsschulung. Diese wird in der Übung *Verwurzelt sein* verstärkt. Koordination, Kraft des Standbeins sowie der Oberschenkel werden trainiert und ganz nebenbei auch die Konzentration, ohne die ein Einbeinstand nicht lange aufrecht erhalten werden kann. Wir schließen mit dem *Nachspüren*, das besonders bei kleinen Körperteilen von Bedeutung ist, die meist wenig Beachtung finden und mehr wahrgenommen werden müssen.

Das Programm auf einen Blick

Die Tabelle zeigt Ihnen im Überblick alle sechs Übungen des Programms für die Füße, deren Ziele und die Empfehlungen für deren Dauer.

Ziele	Übungen	Dauer
Mobilisation	Füße kreisen	bis 2½ Min.
Kräftigung	Füße krallen und spreizen	bis 1½ Min.
Kräftigung	Druck aufbauen	bis 2 Min.
Kräftigung Gleichgewicht	Wippen	bis 2½ Min.
Gleichgewicht	Verwurzelt sein	bis 2 Min.
Focusing	Nachspüren	bis 2 Min.

Bevor Sie mit den Übungen beginnen, sollten Sie die folgenden Hinweise für Ihr Training beachten:

- Bei einigen Übungen ist eine aufrechte Sitzposition erforderlich. Falls es Ihnen unangenehm ist oder es Sie zu sehr anstrengt, den Oberkörper selbstständig zu halten, können Sie sich auch gern anlehnen. Achten Sie jedoch darauf, dass auch dann der Oberkörper aufrecht bleibt.

- Werden Übungen im Stehen durchgeführt, achten Sie auf einen sicheren Stand, und halten Sie sich gegebenenfalls fest.

- Testen Sie vor dem Training die Zehenfreiheit in Ihren Schuhen. Wenn Sie in einer vertrauten Umgebung sind, tragen Sie am besten nur Socken oder führen das Programm barfuß durch. Damit folgen Sie Pfarrer Sebastian Kneipp (1821–1897), der ausdrücklich dazu aufforderte: „Die Füße müssen von der Schuhmaschine und den Fußfoltern so oft wie möglich befreit werden, denn das härteste Los in allen Stürmen des Lebens trifft neben dem Gesicht die Füße."

- Neigen Sie zu Krämpfen in den Füßen, dann beginnen Sie die Übungen mit niedriger Intensität, und steigern Sie sich nach und nach.

- Führen Sie bei kleinen Körperteilen wie dem Fuß die Übungen besonders langsam und konzentriert aus, um achtsam auch kleinste Bewegungen wahrzunehmen.

Füße kreisen

Steigern Sie die Mobilität Ihrer Füße und verbessern Sie deren Durchblutung durch ein entschleunigtes Kreisen der Füße.

- Nehmen Sie eine aufrechte Sitzposition ein und legen Sie die Hände locker auf den Oberschenkeln ab. Ihre Füße sind hüftbreit aufgestellt.

- Heben Sie zunächst den rechten Unterschenkel nach vorne an und beginnen Sie, den rechten Fuß im Uhrzeigersinn so langsam zu kreisen, dass es Ihnen möglich ist, beim Vorwärtskreisen einzuatmen und beim Rückwärtskreisen auszuatmen.

- Wechseln Sie dann die Richtung und kreisen Sie den Fuß gegen den Uhrzeigersinn langsam für mehrere Atemzüge.

- Stellen Sie den Fuß wieder auf dem Boden ab und spüren Sie der Bewegung einen Augenblick nach: Spüren Sie einen Unterschied zum linken Fuß?

- Heben Sie nun den linken Unterschenkel an und führen Sie die kreisenden Bewegungen wie beim rechten Fuß durch. Zuerst nach rechts. Dann nach links.

- Jetzt stellen Sie den Fuß wieder auf dem Boden ab und nehmen abschließend ganz bewusst beide Füße wahr: Wie fühlen sie sich jetzt an? Vielleicht spüren Sie sogar ein leichtes Kribbeln? Dies ist ein Zeichen dafür, dass Sie die Durchblutung angeregt haben.

Füße krallen und spreizen

Wirken Sie gezielt Durchblutungsstörungen in den Füßen entgegen. Stellen Sie beim Krallen und Spreizen auch fest, ob Ihre Schuhe Ihren Zehen genügend Platz lassen.

- Nehmen Sie eine aufrechte Sitzposition ein und legen Sie die Hände locker auf den Oberschenkeln ab.

- Heben Sie den rechten Fuß vom Boden an und konzentrieren Sie sich ganz auf Ihre Zehen: Stellen Sie sich vor, Sie würden mit Ihren Zehen etwas vom Boden aufheben wollen und krallen sie fest zusammen. Halten Sie die Spannung für einen Atemzug.

- Jetzt spreizen Sie zum Ausgleich die Zehen so weit wie möglich und ziehen sie nach oben. Halten Sie auch hier die Spannung für einen Atemzug.

- Nun lassen Sie wieder locker und setzen Ihren rechten Fuß auf dem Boden ab. Wie fühlen sich Ihre Zehen an?

- Jetzt führen Sie die Bewegung mit dem linken Fuß durch.

- Wiederholen Sie die Übung mit jedem Fuß noch einmal.

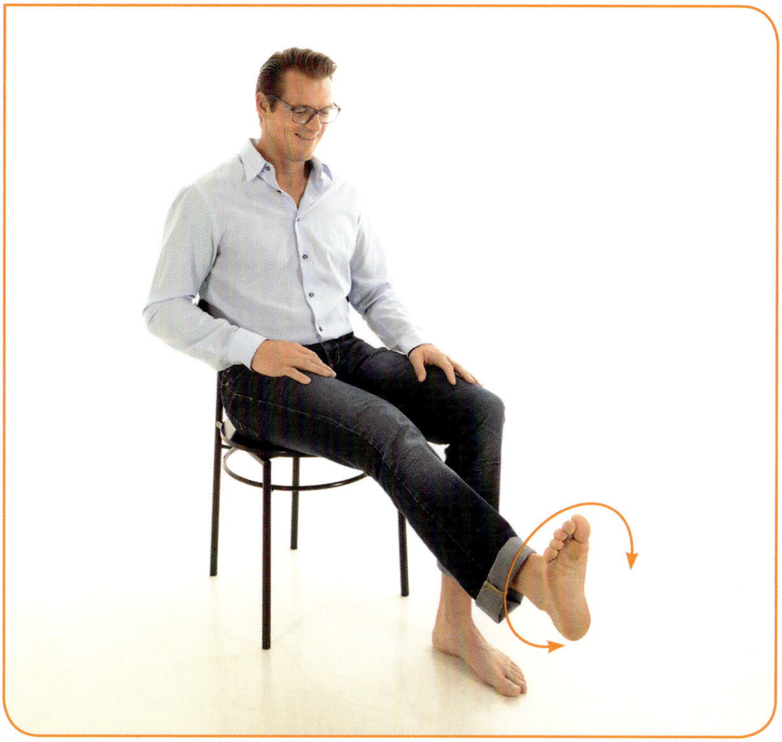

Einen Unterschenkel nach vorne anheben und mit dem Fuß langsam im Uhrzeigersinn kreisen, dann gegen den Uhrzeigersinn.

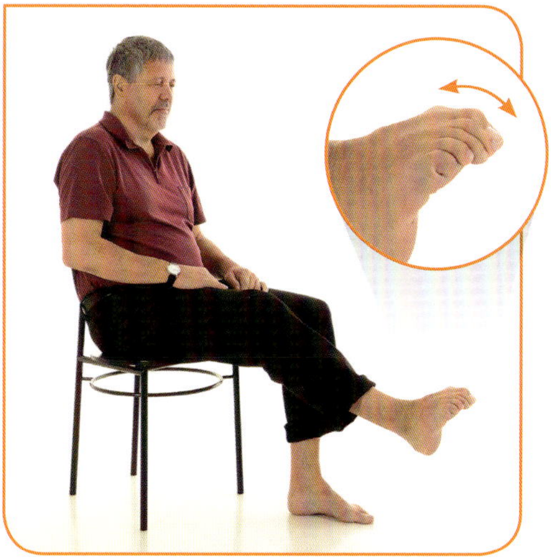

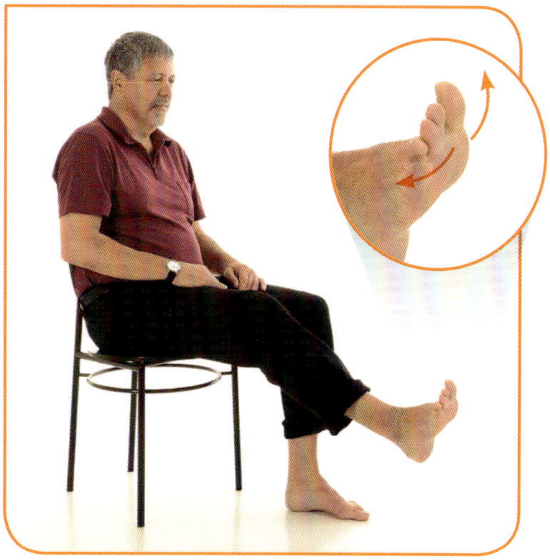

Einen Fuß vom Boden anheben und die Zehen krallen. Die Spannung für einen Atemzug halten, dann zum Ausgleich die Zehen so weit wie möglich spreizen.

Druck aufbauen

Aktivieren Sie Ihre Füße und kräftigen Sie die Fußmuskulatur. Stärken Sie außerdem die Wadenmuskulatur und deren Durchblutung durch den Widerstand, den jeweils ein Fuß leisten muss.

- Setzen Sie sich auf das vordere Drittel eines Stuhls und nehmen Sie eine entspannte Haltung ein. Die Beine sind nach vorne ausgestreckt, die Fersen aufgestellt.
- Setzen Sie nun die rechte Ferse auf den linken Fuß, sodass das Gewicht des rechten Fußes gegen das obere Drittel des linken Fußes drückt.
- Leisten Sie jetzt mit den Zehen des linken Fußes Widerstand, indem Sie die Fußmuskeln anspannen und die Fußspitze des linken Fußes dabei zum Körper ziehen. So bauen Sie einen sanften Gegendruck auf, ohne dass sich die Füße bewegen. Gleichzeitig werden die Wadenmuskeln aktiviert. Halten Sie die Position mehrere Atemzüge, dann lösen Sie die Spannung langsam auf.
- Wechseln Sie die Beine und üben Sie erneut Druck aus.
- Entspannen Sie beide Füße, indem Sie sie ausschütteln.
- Nun führen Sie noch jeweils eine Wiederholung mit jedem Fuß durch.
- Schütteln Sie abschließend die Füße wieder aus.

Wippen

Regen Sie durch das Wippen auf Fußballen und Fersen die Durchblutung vor allem der Füße, aber auch der Unter- und Oberschenkel an. Schulen Sie außerdem das Gleichgewicht.

- Nehmen Sie einen aufrechten Stand ein. Die Beine sind hüftbreit geöffnet, die Zehen zeigen nach vorne. Konzentrieren Sie sich mit ein paar tiefen Atemzügen. Spüren Sie die Ausgleichsbewegungen in den Füßen? Schließen Sie nun Ihre Augen: Spüren Sie jetzt mehr Bewegung im Stand? Wo spüren Sie die fortwährenden Ausgleichsbewegungen: Nur in den Füßen oder auch in den Beinen?
- Jetzt öffnen Sie wieder Ihre Augen. Suchen Sie sich einen Punkt schräg zum Boden oder an einer Wand. Bei Problemen mit dem Gleichgewicht können Sie die Arme seitlich auf Schulterhöhe ausbreiten oder sich auch an einer Wand oder Stuhllehne stützen.
- Verlagern Sie jetzt mit einer langsamen Wippbewegung Ihr Gewicht auf Fußballen und Zehenspitzen, sodass sich die Fersen vom Boden lösen.
- Mit der rückwärtigen Wippbewegung heben Sie die Fußspitzen an, sodass nur noch Ihre Fersen auf dem Boden sind. Fahren Sie mit dem Wippen fort.
- Abschließend kommen Sie wieder in den aufrechten Stand und spüren mit ein paar tiefen Atemzügen der Übung nach.

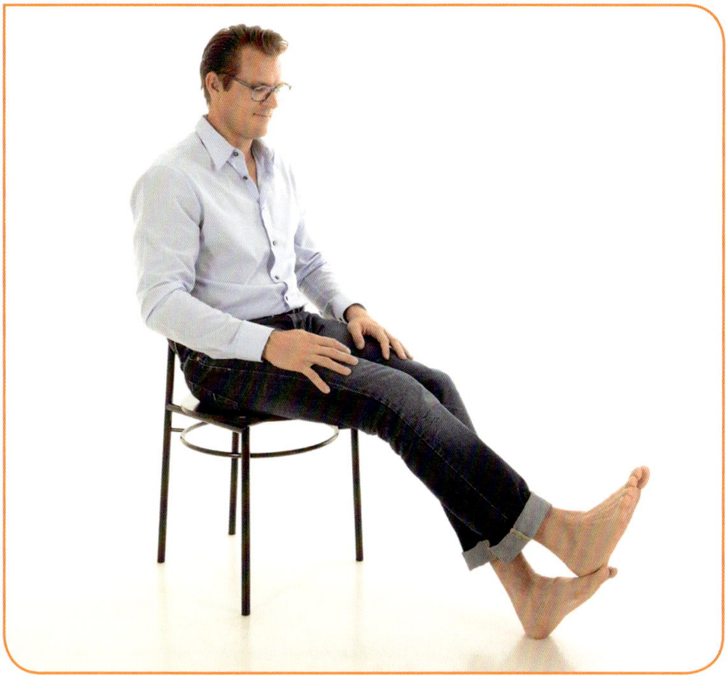

Widerstand leisten mit den Zehen des Fußes, der den Boden berührt, indem die Fußmuskeln angespannt werden.

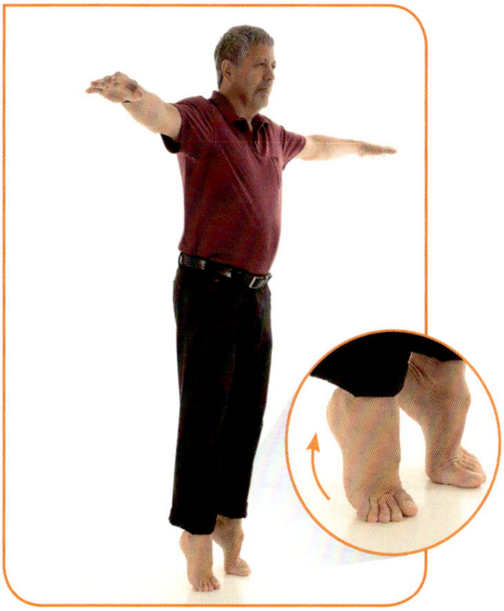

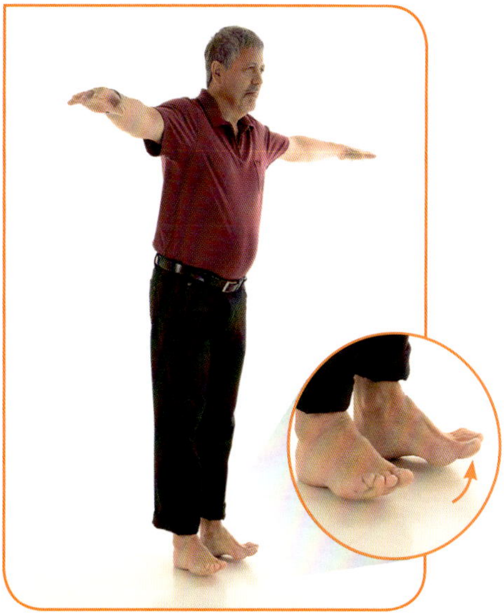

Mit langsamen Wippbewegungen das Gewicht auf Fußballen und Zehenspitzen verlagern, sodass sich die Fersen vom Boden lösen. Dann auf die Fersen abrollen und die Fußspitzen anheben.

Verwurzelt sein

Trainieren Sie Gleichgewicht, Standfestigkeit und Konzentration. Fördern Sie die Koordination und Kraft des Standbeins samt Oberschenkel, Waden und Knöchel.

- Stehen Sie bewusst auf beiden Beinen und nehmen Sie das Gewicht ihres Körpers in den Füßen wahr.

- Verlagern Sie das Gewicht auf das rechte Bein und verwurzeln Sie sich im Boden. Suchen Sie sich mit den Augen einen Punkt schräg zum Boden oder an einer Wand, um nicht aus dem Gleichgewicht zu kommen.

- Jetzt breiten Sie langsam Ihre Arme seitlich auf Schulterhöhe aus, ziehen den Bauchnabel leicht nach innen und konzentrieren sich auf Ihre Körpermitte. Atmen Sie ruhig ein und aus.

- Drücken Sie nun einatmend das rechte Bein kraftvoll in den Boden, während Sie die linke Ferse vom Boden ablösen und sanft am Knöchel des rechten Fußes anlehnen.

- Atmen Sie ruhig weiter. Wenn Sie sicher stehen, können Sie auch kurz die Augen schließen.

- Kommen Sie ausatmend zuerst mit den Armen und dann mit dem Bein in die Ausgangsposition zurück.

- Jetzt führen Sie die Übung mit dem linken Bein als Standbein durch.

- Abschließend stehen Sie wieder ruhig auf beiden Beinen und spüren nach.

Nachspüren

Reisen Sie langsam durch Ihre Füße und nehmen Sie alle Fußteile wahr – vom Sprunggelenk zu den Fersen, zu den Fußgewölben und zu den einzelnen Zehen.

- Nehmen Sie eine aufrechte Standposition ein und lassen Sie die Arme locker hängen. Für mehr Konzentration schließen Sie die Augen.

- Treten Sie nun eine Reise durch Ihre Füße an: Beginnen Sie am Sprunggelenk. Wandern Sie dann zu den Fersen. Dann an den Fußgewölben entlang ... bis nach vorne zu jedem einzelnen Zeh.

- Können Sie alle Teile des Fußes wahrnehmen, auch die einzelnen Zehen?

- Spüren Sie nun ganz bewusst in Ihre Füße hinein: Wie fühlen sich diese an? Sind sie vielleicht wärmer geworden? Wo lastet Ihr Körpergewicht hauptsächlich? Verteilt sich dieses gleichmäßig auf den Fersen und den Fußballen?

- Genießen Sie noch ein paar Atemzüge das Gefühl der Erdung.

- Nun ist es wieder Zeit, im Hier und Jetzt anzukommen: Öffnen Sie die Augen. Recken und strecken Sie sich dazu.

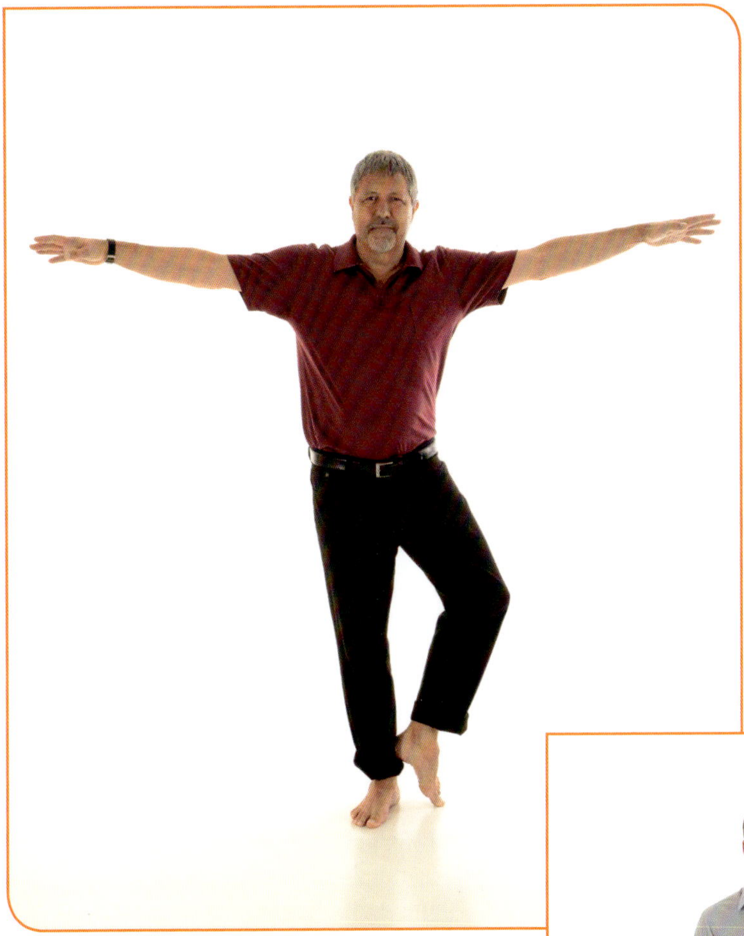

Auf einem Bein stehen und die Ferse des anderen Fußes sanft am Knöchel des Standbeins anlehnen.

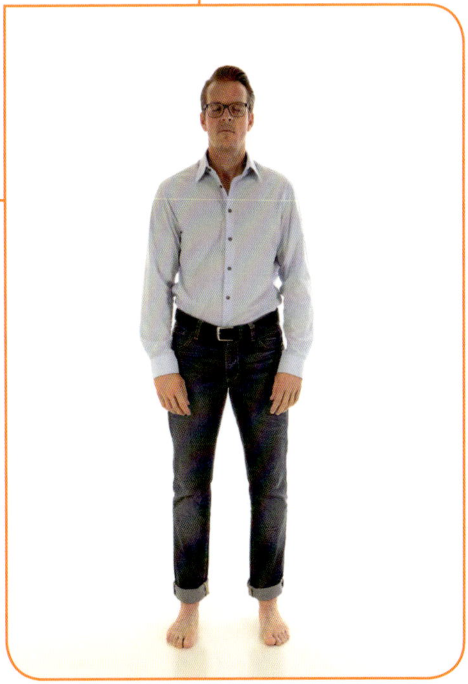

Die Füße bewusst wahrnehmen.

Achtsamkeitstraining für die Beine

Das Bein-Programm sorgt für das rechte Maß an Dehnung, Mobilisierung und Kräftigung für einen aktiven Lebensstil. Und dies gilt für jedes Alter.

Das Bein im Alltag: Unsere Beine sind heute zu wenig gefordert. Sie in Bewegung zu bringen, ist jedoch lebensnotwendig. Einfache Übungen helfen, sie fit und gesund zu halten.
So ist es hilfreich, einfach mal zwischendurch die Beine in Kombination mit den Füßen gezielt zu bewegen. Seien Sie im Alltag aktiv! Arbeiten Sie meist im Sitzen, dann gewöhnen Sie sich an, so viele Dinge wie möglich in Bewegung zu erledigen. Gehen Sie beispielsweise lieber persönlich zu Ihren Kollegen, statt zum Telefonhörer zu greifen. Tragen Sie bequemes Schuhwerk mit flachen Absätzen oder erfrischen Sie Ihre Beine mit Kalt-warm-Duschen. Betreiben Sie beinfreundliche Sportarten wie Schwimmen oder Walking. Empfehlenswert sind täglich 15 Minuten ununterbrochenes zügiges Gehen, um die Beinmuskeln fit zu halten.
Wer das alles beherzt und aktiv wird, für den ist das hier vorgestellte Übungsprogramm für die Beine eine Option. Wer dies nicht oder nur teilweise tut, für den sollte unser Programm zu einem Muss werden.
Lassen wir neben der nötigen Pflege unseren Beinen ausreichend Bewegung zukommen, können sie uns auch im Alter noch sicher durchs Leben tragen. Denn nur wenn wir ‚bein-aktiv' sind, wird unser gesamter Körper optimal durchblutet und mit Sauerstoff versorgt. Dabei sind es vor allem die Beinvenen, die Erstaunliches leisten: Sie müssen ständig das Blut gegen die Schwerkraft zum Herzen transportieren. Einfach die Beine hochzulegen, reicht auf Dauer nicht aus, um muskuläre Verkürzungen zu vermeiden.

Anatomie & Physiologie: Die Beine sind durch die Hüftgelenke mit dem Becken und durch die Sprunggelenke mit den Füßen verbunden. Wenn wir nicht gerade liegen oder sitzen, sind sie andauernd belastet. Denn Sie tragen unser Körpergewicht, sind für unsere Fortbewegung zuständig und dienen der Stabilisation des Rumpfes.
Eine weitere wichtige Funktion der Beine besteht darin, dass die Beinvenen zusammen mit anderen Venen des Körpers das Blut in einem permanenten Kreislauf zum Herzen transportieren. Bei einem erwachsenen Menschen pumpt das Herz pro Minute zwischen fünf und sechs Litern Blut in den Körper, was der gewaltigen Menge von etwa 8000 Litern in 24 Stunden entspricht, die durch den Körper bewegt werden müssen. Hier kommen die Bein- und Fußmuskeln ins Spiel: Mit jeder Muskelanspannung wird Blut durch die Venen wieder in Richtung Herz gepumpt. Dabei sorgen die Venenklappen dafür, dass das Blut, nachdem sich der Muskel wieder entspannt hat, nicht mehr zurückfließen kann. Sie schließen wie ein Ventil.

Die Beine – ganzheitlich betrachtet: Unsere ‚unbewegte' Lebensweise führt auch in den Beinen häufig zu Verspannungen und Dysbalancen der Muskulatur. So neigt beispielsweise die Wadenmuskulatur zu Verkürzung. Gleiches gilt für den Hüftbeugemuskel (musculus iliopsoas). Die aufgezeigten muskulären Dysbalancen wirken sich häufig auf die gesamte Körperstatik aus und können Rückenprobleme verursachen.

Über- und Unterforderung: Zu viel Sitzen und Stehen, zu wenig Bewegung, aber auch schlechte Gewohnheiten, wie etwa häufiges übereinander schlagen der Beine, führen zu vielerlei Problemen in den Beinen. Osteoporose, Durchblutungsstörungen oder Arthrose sind nur einige wichtige davon.

Ist in Ihrem sitzenden oder stehenden Beruf auch noch Schuhwerk mit Absätzen gefragt, sind Ihre Beine zusätzlich gefordert. Dann sind Wadenkrämpfe, geschwollene Beine und Besenreiser eher die Regel als die Ausnahme.

Etwa 90 Prozent der Erwachsenen in Deutschland weisen Venenveränderungen auf, die zu Durchblutungsstörungen führen können. Und: Da in den unteren Körperregionen ein höherer hydrostatischer Druck herrscht, treten Durchblutungsstörungen vor allem in den Beinen auf. Ungleichmäßige Venenerweiterungen können entstehen, die Venenklappen schließen nicht mehr ausreichend und der Blutabfluss wird erschwert.

Dies hat weitreichende Auswirkungen auf den Körper: Haben Sie immer wieder das Gefühl, dass Ihre Beine nicht genügend durchblutet sind? Leiden Sie an wiederkehrenden Schmerzen in den Beinen? Haben sich bereits Krampfadern gebildet und plagen Sie dadurch Hitzeempfinden und Schweregefühl? Wenn Sie durch solche Beschwerden bereits in Ihrer Lebensqualität eingeschränkt sind, ist es höchste Zeit zu handeln. Denn Krampfadern gehen im Extremfall mit Thrombosen (Gefäßverschlüsse) oder Venenentzündungen einher.

Neben Stützstrümpfen, einer achtsameren Lebensweise und einer gesunden Ernährung – dazu gehört auch genügend Flüssigkeitsaufnahme – können Sie auch mit gezielter Bewegung einem Fortschreiten der Venenschwäche entgegenwirken. Das ist vor allem für Frauen wichtig, weil sie gegenüber Männern sowohl hormonell (Östrogen lässt Venenwände erschlaffen) als auch muskulär (muskulösere Männerbeine haben einen höheren Muskeltonus, also Spannungszustand der Muskeln) benachteiligt sind. Immerhin ein Viertel aller Frauen klagt über Schmerzen in den Beinen, jede zweite weist bereits krankhafte Veränderungen der Beinvenen auf.

Durch unsere ‚unbewegte' Lebensweise wird auch die Beinmuskulatur geschwächt, was wiederum zu erhöhten Druck- und Reibungskräften vor allem im Kniegelenk führt.

Zu hohe und falsche Belastungen über mehrere Jahre, die beispielsweise mit Übergewicht oder Fehlformen der Gelenke wie O- und X-Beine einhergehen, rufen mit hoher Wahrscheinlichkeit degenerative Gelenkerkrankungen, nämlich Arthrose, hervor.

Psychosomatik: So wie wir uns fühlen, gehen wir. Eine niedergedrückte Haltung mit eingeengtem Brustkorb kann sich auch auf die Beine auswirken. So erfordert „das Muster, das sich im Brustkorb manifestiert hat, eine Kompensation in Beinen, Nacken, Schultern und Rippen sowie in den Drucksystemen der ventralen Leibeshöhle" (Myers, 2015, S. 39). Stress, Ängste, innere Spannungen und Konflikte lassen die Beine „wie gelähmt sein".

Das Gangbild spiegelt unsere psychische Verfassung wider. Ein lustloser, schlürfender Gang deutet auf Niedergeschlagenheit hin, ein aufrechtes, schwungvolles Gangbild dagegen auf eine positive Grundstimmung.

Weiterführende Schriften: Wenn Sie sich gezielt zu den Beinen weiterbilden wollen, sind folgende *grundlegende Schriften* empfehlenswert:

- Mendoza, E. (2016). *Ratgeber Krampfadern, Beinschwellung und Thrombose.* Berlin: Springer.
- Myers, T.W. (2015). *Anatomy Trains. Myofasziale Leitbahnen für Manual- und Bewegungstherapeuten* (3. vollständig überarbeitete Aufl.). München: Elsevier.
- Weninger, P. & Hirtler, R. (2015). *100 Fragen und Antworten zum schmerzhaften Knie.* Berlin: Goldegg.

Empfehlenswerte *Praxisbände*:

- Bartrow, K. (2015). *Schwachstelle Knie. Gezielt üben bei Schmerzen, Verletzungen und Arthrose.* Stuttgart: TRIAS.
- Brinkmann, K. & Napolski, N. (2016). *Ischiasbeschwerden und das Piriformis-Syndrom. Einfache und effektive Techniken gegen Gesäß-, Bein- und Rückenschmerzen.* München: Riva.
- Fischer, J. (2016). *Das Arthrose-Stopp-Programm. Weniger Schmerzen – mehr Beweglichkeit.* Stuttgart: TRIAS.
- Fühler, H. (2017). *Bauch, Beine, Po. Personal Training.* München: Bassermann.
- Höfler, H. (2015). *Gesunde Venen, schöne Beine. Beschwerden natürlich und aktiv behandeln.* Hannover: Schlütersche Verlagsgesellschaft.
- Kraska-Lüdecke, K. (2008). *Bein- und Po-Training für jeden Tag. Sportlich und knackig in kurzer Zeit.* München: Compact via.
- Larsen, C. & Miescher, B. (2009). *Starke Knie.* Stuttgart: TRIAS.
- Netzer, F. J. (2016). *Das Venenbuch. Wirksame Hilfe bei Besenreisern, Krampfadern, Thrombosen und offenem Bein.* Hannover: Humboldt.
- Tempelhof, S., Gnad, M. & Weiss, D. (2015). *Das neue Knietraining. Schmerzfreie Kniegelenke, Beweglichkeit, Stabilität.* Hamburg: Nikol.

Zum Programm: Die Bein-Übungen lassen sich in Alltagssituationen schnell und unkompliziert ausführen. Sie können sowohl vorbeugend als auch zur Linderung verschiedener Beinbeschwerden eingesetzt werden. Und sie helfen Ihnen, Ihre Beine differenzierter wahrzunehmen und Verspannungen sowie muskulären Dysbalancen entgegenzuwirken, die vor allem durch dauerndes Sitzen entstehen.

Das Bein-Achtsamkeitsprogramm ist wichtig für Personen, die in ‚Stehberufen' arbeiten, wie Verkäufer, Friseure oder Köche. Denn langes Stehen belastet das venöse System der Beine. Aber auch Menschen, deren Berufsausübung viel Sitzen erfordert, sind Programm-Adressaten: Es werden gezielt Muskelgruppen gedehnt, die im Alltag zu Verkürzung neigen. Bereits die erste Übung, das *Waden dehnen*, ist hierfür bestens geeignet.

Eine gekräftigte Beinmuskulatur ist schließlich gut für die Durchblutung und regt das Herz-Kreislauf-System an. Die Beinmuskulatur gehört nämlich zu den großen Muskelgruppen im Körper. Deshalb legt die zweite Übung, die *Kraftvolle Haltung*, die dem Yoga entlehnt ist, den Fokus auf Kräftigung. Trainingsfortschritte sind direkt messbar: Mit der Zeit werden Sie feststellen, dass Sie immer länger kraftvoll in einer halben Hocke verweilen und dabei den Rücken gestreckt halten können, ohne sich zu überanstrengen.

Beine heben und *Beine dehnen* sind dann sanfte Übungen, um müde Beine zu aktivieren. Zugleich sind diese beiden Übungen dazu geeignet, Ihr Gleichgewichtsvermögen zu schulen. Auch Wadenkrämpfe und Schwellneigungen lassen sich durch regelmäßige Bein-Gymnastik lindern, die ‚schweren Beine' werden gefühlt leichter. Eine vorzügliche Übung ist hierfür die *Venenpumpe.*

Nachspüren schließt das Programm mit der Klopfmassage und dem Erfühlen der Beine.

Das Programm auf einen Blick

Die Tabelle zeigt Ihnen im Überblick alle sechs Übungen des Programms für die Beine, deren Ziele und die Empfehlungen für deren Dauer.

Ziele	Übungen	Dauer
Dehnung	Waden dehnen	bis 2 Min.
Kräftigung	Kraftvolle Haltung	bis 2 Min.
Kräftigung Gleichgewicht	Beine heben	bis 1½ Min.
Gleichgewicht Dehnung	Beine dehnen	bis 2 Min.
Aktivierung	Venenpumpe	bis 2 Min.
Focusing	Nachspüren	bis 2 Min.

Bevor Sie mit den Übungen beginnen, sollten Sie die folgenden Hinweise für Ihr Training beachten:

- Werden Übungen im Stehen durchgeführt, achten Sie auf einen sicheren Stand. Halten Sie sich gegebenenfalls fest.
- Wenn möglich, sollten Sie das Training ohne Schuhe durchführen, alternativ mit flachen Schuhen. Eine einengende Beinkleidung, dazu gehören auch enge Röcke, schränkt das Üben ein.
- Arbeiten Sie auf keinen Fall in Unwohlsein, Kribbeln oder gar Schmerz hinein.
- Besonders Personen mit Knieproblemen müssen ihre individuellen Grenzen beachten.
- Bei Schmerzen in den Beinen oder wenn Sie künstliche Gelenke haben, führen Sie die Übungen besonders vorsichtig aus, üben mit geringem Bewegungsradius oder verzichten ganz auf einzelne Übungen.

Waden dehnen

Wirken Sie einer verkürzten und verspannten Wadenmuskulatur sowie Wadenkrämpfen entgegen.

- Kommen Sie in den aufrechten Stand. Machen Sie einen Ausfallschritt, indem Sie ein Bein mindestens eine Schrittlänge nach vorne setzen. Das Gewicht lastet vorwiegend auf dem vorderen, leicht gebeugten Bein. Achten Sie darauf, dass beide Füße parallel nach vorne zeigen und etwa hüftbreit aufgestellt sind. Um die Balance zu halten, können Sie sich mit einer Hand an einer Wand abstützen.

- Drücken Sie nun langsam die Ferse des hinteren Beins zum Boden, bis Sie ein angenehmes Dehnungsgefühl in der Wade spüren.

- Halten Sie diese Position für mehrere Atemzüge. Dabei sollten Sie möglichst nicht wippen, sondern sich auf die Muskeldehnung konzentrieren und diese intensiv wahrnehmen. Lenken Sie dabei in Ihrer Vorstellung den Atem in die gedehnte Wade. Zur Konzentration nach innen können Sie die Augen schließen.

- Jetzt lösen Sie den Ausfallschritt auf und schütteln beide Beine kurz aus.

- Wiederholen Sie nun die Dehnung mit dem anderen Bein. Dabei können Sie die Dehnung durch einen größeren oder kleineren Schritt intensivieren oder mindern.

- Lösen Sie auch hier den Ausfallschritt auf und schütteln Sie Ihre Beine wieder aus.

Kraftvolle Haltung

Kräftigen Sie die gesamte Beinmuskulatur und aktivieren Sie auch Ihre Bauch-, Rücken- und Schultermuskulatur. Dehnen Sie zudem Waden und Achillessehne.

- Stehen Sie entspannt und aufrecht. Ihre Beine sind leicht geöffnet, die Zehen zeigen gerade nach vorne, Ihr Oberkörper ist aufrecht und die Schultern sind entspannt. Atmen Sie tief ein und aus.

- Mit dem Einatmen bringen Sie die gestreckten Arme vor dem Körper entlang bis über den Kopf. Lassen Sie Ihre Schultern tief. Atmen Sie bewusst in den Brustkorb hinein, so dass dieser sich spürbar weitet.

- Kommen Sie ausatmend mit geradem Rücken aus der Hüfte in die halbe Kniebeuge. Der Oberkörper geht dabei leicht nach vorne.

- Bleiben Sie mehrere Atemzüge lang in dieser Haltung. Achten Sie darauf, dass das Gewicht Ihres Körpers gleichmäßig über die Fußsohlen verteilt ist. Die Knie ragen nicht über die Zehenspitzen hinaus. Bauch-, Beckenboden- und Rückenmuskulatur sind aktiv, der Rücken ist gerade. Der Kopf wird in Verlängerung der Wirbelsäule gehalten, der Blick geht nach vorne-unten.

- Jetzt strecken Sie einatmend langsam Ihre Beine und kommen in den aufrechten Stand zurück. Ausatmend bringen Sie die Arme wieder vor dem Körper nach unten.

- Spüren Sie der Anstrengung nach.

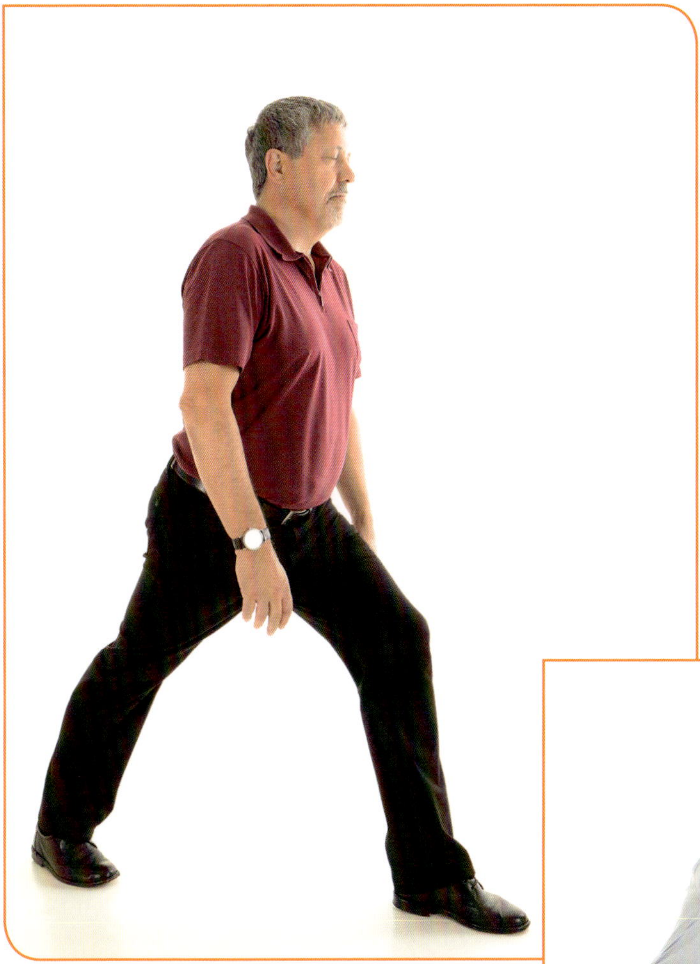

Ein Bein mindestens eine Schrittlänge nach vorne setzen und das Gewicht nach vorne verlagern. Dann das hintere Bein strecken und dessen Ferse zum Boden drücken, bis die Wade angenehm gedehnt ist.

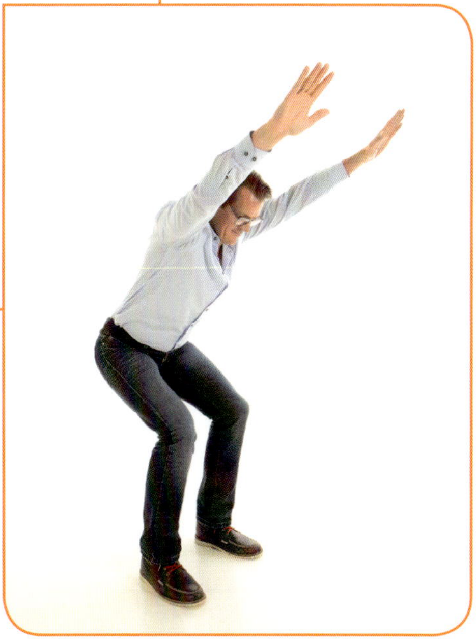

Die gestreckten Arme vor dem Körper bis über den Kopf bringen. Dann mit geradem Rücken aus der Hüfte in die halbe Kniebeuge kommen.

Beine heben

Fördern Sie durch bewusstes Hochheben des Beins Ihre Konzentration und testen Sie Ihre Koordinationsfähigkeit. Mobilisieren Sie gleichzeitig die einzelnen Beingelenke und wirken Sie geschwollenen und müden Beinen aktiv entgegen.

- Stehen Sie im aufrechten Stand.

- Jetzt heben Sie ein Bein einatmend bis auf Hüfthöhe und etwa 90° angewinkeltem Knie nach oben, ausatmend bringen Sie es langsam wieder zum Boden.

- Dann einatmend das andere Bein nach oben und ausatmend nach unten. Und so weiter.

- Führen Sie die Bewegungen langsam und bewusst aus. Achten Sie darauf, dass Ihr Oberkörper dabei immer aufrecht bleibt.

- Jetzt führen Sie die Bewegung schneller aus und lösen zusätzlich bei jedem Heben des Beins jeweils die Ferse des Standbeins leicht vom Boden. Drücken Sie dabei die Fußspitze aktiv in den Boden und ziehen Sie gleichzeitig die Zehen des angehobenen Beins nach oben. Die Arme schwingen im Wechsel mit.

- Stehen Sie wieder im aufrechten Stand und lockern Sie beide Beine.

Beine dehnen

Verbessern Sie Balance und Standfestigkeit, fördern Sie Flexibilität und Körperspannung und dehnen Sie Ihre Oberschenkelmuskulatur.

- Stehen Sie im aufrechten Stand und richten Sie den Blick auf einen Punkt vor Ihnen. Jetzt verlagern Sie das Gewicht auf das linke Bein. Heben Sie das rechte Bein vom Boden ab und bringen Sie die Ferse behutsam in Richtung Gesäß. Fassen Sie mit der rechten Hand den Knöchel. Zur Stabilisierung können Sie die linke Hand in die Hüfte bringen.

- Bleiben Sie für mehrere Atemzüge in der Haltung und spüren Sie die Dehnung in Hüfte und Oberschenkel.

- Kommen Sie in den aufrechten Stand zurück.

- Verlagern Sie nun das Gewicht auf das rechte Bein. Heben Sie das linke Bein vom Boden ab und führen die Ferse zum Gesäß. Bleiben Sie wieder für mehrere Atemzüge in der Dehnhaltung.

- Kommen Sie wieder in den aufrechten Stand zurück und lockern Sie beide Beine.

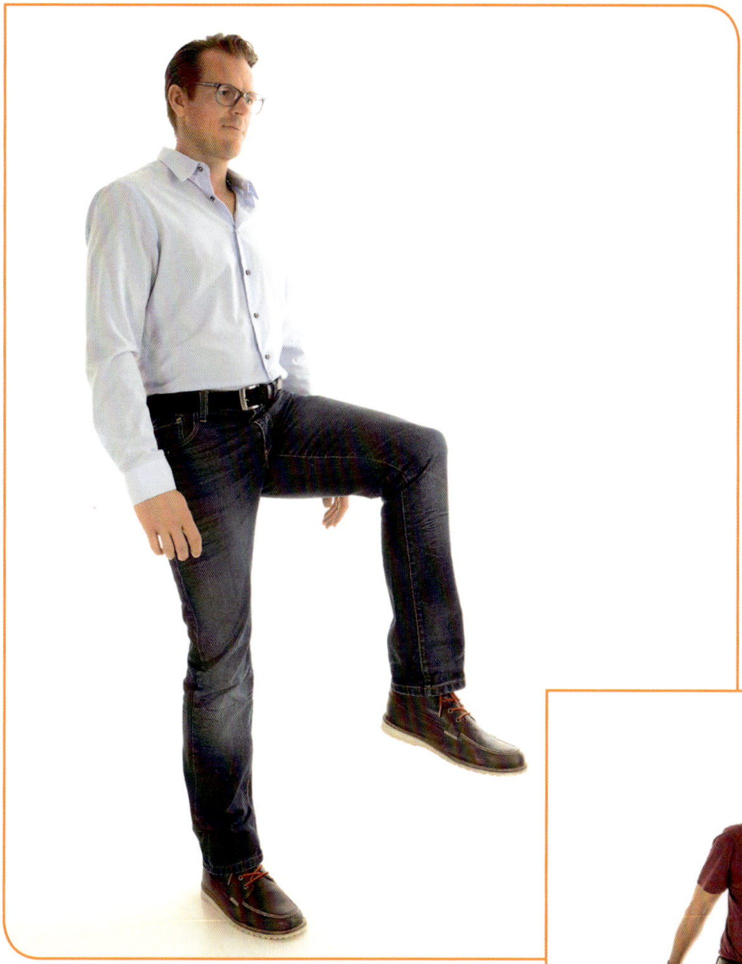

Abwechselnd das rechte und linke Bein mit angewinkeltem Knie langsam und bewusst auf Hüfthöhe anheben.

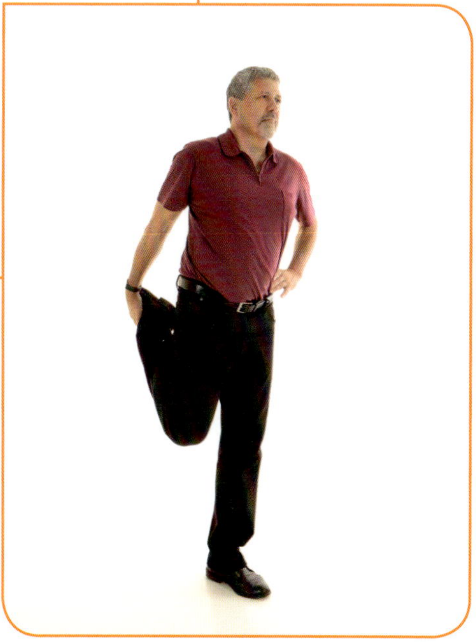

Ein Bein anwinkeln, die Ferse in Richtung Gesäß bringen und die Dehnung in Hüfte und Oberschenkel spüren.

Venenpumpe

Verbessern Sie den venösen Rückfluss des Blutes von den Beinen zum Herzen und sorgen Sie für eine ‚Entstauung' Ihrer Beine.

- Setzen Sie sich auf das vordere Drittel eines Stuhls und halten Sie den Rücken aufrecht. Die Hände liegen locker auf den Oberschenkeln.

- Lösen Sie einen Fuß vom Boden und heben Sie den Unterschenkel nach vorne-oben an. Das Kniegelenk bleibt dabei leicht gebeugt.

- Führen Sie nun in dieser Position mit dem Fuß langsame Streck- und Beugebewegungen aus. Einatmend beugen Sie und ausatmend strecken Sie.

- Jetzt setzen Sie das Bein wieder ab und lockern die Muskulatur beider Beine.

- Nun führen Sie die Übung mit dem anderen Bein durch.

- Dann setzen Sie das Bein wieder ab und lockern erneut die Muskulatur beider Beine.

- Spüren Sie abschließend in Ihre Waden hinein: Wie fühlen sie sich an?

Nachspüren

Mit der Selbstmassage fördern Sie die Durchblutung Ihrer Beine und lockern die Oberschenkelmuskulatur. Spüren Sie, wie entspannt sich Ihre Beine anfühlen.

- Setzen Sie sich mit mehr als hüftbreit geöffneten Beinen aufrecht so auf das vordere Drittel eines Stuhls, dass die Oberschenkelrückseite möglichst wenig Kontakt mit der Stuhlfläche hat.

- Machen Sie nun mit beiden Händen eine Faust und beginnen Sie mit abwechselnden Klopfbewegungen an der Außenseite eines Oberschenkels. Arbeiten Sie sich dabei vom Hüftansatz in Richtung Knie vor.

- Anschließend führen Sie die Klopfbewegungen auf der Innenseite des gleichen Oberschenkels fort, nun vom Knie in Richtung Hüfte.

- Wiederholen Sie diesen Ablauf mehrmals.

- Jetzt wechseln Sie zum anderen Bein.

- Lassen Sie am Ende Ihre Hände ruhen und spüren Sie in sich hinein: Wie fühlen sich nun Ihre Beine an? Kribbeln sie oder sind sie gelöst? Sind die Ober- und Unterschenkel warm?

- Spüren Sie, wie sich die Wärme in Ihren Beinen ausbreitet.

- Nun ist es wieder Zeit, im Hier und Jetzt anzukommen: Recken und strecken Sie sich dazu.

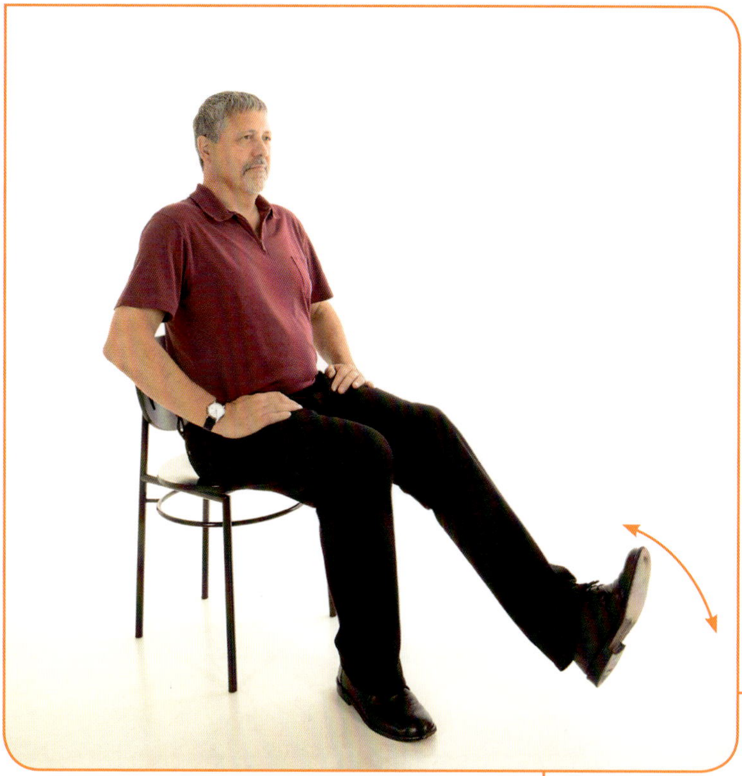

Einen Fuß vom Boden lösen und bei leicht gebeugtem Kniegelenk den Unterschenkel nach vorne-oben anheben. Dann mit dem gehobenen Fuß abwechselnd langsame Streck- und Beugebewegungen durchführen.

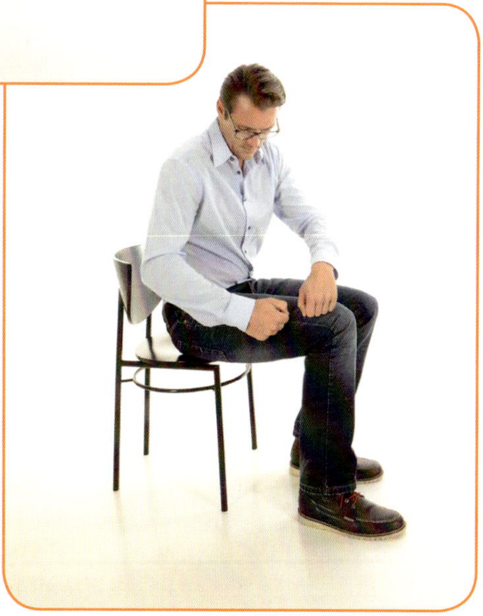

Mit den Fäusten eine Klopfmassage an den Außen- und Innenseiten der Oberschenkel durchführen. Dann in die Beine hineinspüren.

Achtsamkeitstraining für die Hüften

Mit Beweglichkeits-, Mobilisations- und Dehnungsübungen für Ihre Hüfte können Sie Wesentliches für die Geschmeidigkeit und Stabilität Ihres ganzen Körpers tun.

Die Hüfte im Alltag: Die Hüftgelenke erlauben vielfältige motorische Bewegungen. Jedoch verkümmert die mit dem Hüftgelenk mögliche Vielzahl an Fertigkeiten, wenn sie nur eingeschränkt genutzt wird. Und dies ist bei einem ‚sitzenden' Lebensstil der Fall. Der Verschleiß setzt bereits im mittleren Erwachsenenalter ab 35 bis 40 Jahren ein. Entsprechend früh sollte dem entgegengewirkt werden. Dass moderate körperliche Bewegung eine der besten Therapien zur Behandlung von Bewegungseinschränkungen oder gar Schmerzen im Hüftbereich ist, mutet nur bei erstem Nachdenken paradox an. Dies hängt vor allem damit zusammen, dass die um die betroffenen Gelenke liegenden Muskeln gestärkt werden müssen, um funktional gut arbeiten zu können.
Unser Training will mehreren Problemstellungen der Hüftbeweglichkeit entgegenwirken: dem ‚proximalen Hüftstreckdefizit', das die mangelnde Beckenaufrichtung beschreibt, wenn die Beine gestreckt sind, jedoch das Becken zu sehr nach vorne gekippt ist; dem ‚proximalen Hüftabduktionsdefizit', das auf das reduzierte Spreizvermögen der Hüfte im Stehen verweist; und schließlich dem ‚Hüftrotationsdefizit'. Individuell sichert ein gezieltes Training die Schmerzfreiheit der Hüften oder lindert bereits vorhandene schmerzhafte Einschränkungen. Kurzum: Unsere Übungen im Hüftbereich dienen der Prävention, indem sie die Rundum-Beweglichkeit der Hüftgelenke zeitlebens ermöglichen.

Anatomie & Physiologie: Die Hüftgelenke bilden den beweglichen Übergang zwischen Becken und Oberschenkelknochen. Das Becken ist ein bedeutender Bestandteil des menschlichen Skeletts, da es die Beine mit dem Rumpf verbindet und durch seinen bogenförmigen Aufbau dafür sorgt, dass das Körpergewicht gleichmäßig auf die beiden Oberschenkelknochen verteilt wird.
Das Hüftgelenk ist also die gelenkige Verbindung zwischen dem Becken und dem Oberschenkelknochen. Es ist ein Bewegungsmulti, denn es ist ein Kugelgelenk, mit dem wir das Bein anheben, abspreizen und drehen. Durch diese Beinbeweglichkeit wird Gehen ermöglicht, sofern das Hüftgelenk ausreichend stabilisiert ist.
Dies leisten zahlreiche Bänder und Muskeln. Die drei wichtigsten Bänder sind das Ligamentum ischiofemorale, pubofemorale und ileofemorale. Zusammen bilden sie das so genannte Ringband, das den Hüftkopf stabil hält. Auch die so genannte Gelenklippe trägt zur Stabilität bei. Sie sorgt für eine anatomische Gelenkvergrößerung, da der Oberschenkelkopf, der den Gelenkkopf darstellt, im Verhältnis zum Hüftknochen mit der Gelenkpfanne größer ist. Eine weitere Sicherung erfolgt schließlich durch die am Oberschenkel ansetzende Muskulatur.

Die Hüfte – ganzheitlich betrachtet: Nicht umsonst ist das Hüftgelenk das größte Gelenk des menschlichen Körpers, denn es trägt einen Großteil des Körpergewichts und hilft in vielen Situationen, im Gleichgewicht zu bleiben. Dies alles bedeutet, dass Hüftgelenk und Hüftbereich für Bewegungstätigkeiten von zentraler Bedeutung sind. Zusammen mit der Wirbelsäule ist die Hüfte für die Statik und Stabilität des Körpers zuständig und ermöglicht den aufrechten Stand sowie vielfältige Bewegungsformen, die wir im Alltag, aber auch beim Sport benötigen. Diese Rundum-Beweglichkeit gilt es zeitlebens zu erhalten, da sie ein Eckpfeiler der Lebensqualität ist.

Über- und Unterforderung: Durch intensive und dauerhafte Fehlbelastungen neigt das Hüftgelenk zu Verschleißerscheinungen (Arthrose). Die Schwachstelle ist der Gelenkknorpel. Er hat grundsätzlich die Aufgabe, eine Reibung der knöchernen Strukturen zu verhindern. Oftmals nutzt sich der Knorpel durch Fehlstellungen, falsche Belastungen oder Verletzungen ab, und es kommt zum Gelenkverschleiß. Dieses Krankheitsbild kann zwar nicht geheilt, dessen Verlauf kann aber zeitlich verzögert und gemildert werden.
Ein Training der muskulären Strukturen kräftigt auch die umliegende Muskulatur, entlastet somit das Gelenk und beugt einer Fehlbelastung durch Schonhaltung vor. Durch den Wechsel von Entlastung und Belastung wird die Durchblutung gefördert, und der Gelenkknorpel kann aus dem Blut in die Gelenkflüssigkeit hinein mit Nährstoffen versorgt werden.
Auch muskuläre Dysbalancen und Verspannungen im Bereich der Lendenwirbelsäule können Schmerzen im Hüftgelenk auslösen, ebenso eine Verkürzung des Hüftbeugers und -streckers, wie es bei einem sitzenden Lebensstil kaum zu vermeiden ist. Beweglichkeits-, Mobilisations- und Dehnübungen in unserem Programm wirken auch auf das Becken ein, das bei Vielsitzern meist schief steht.
Im Unterschied zu einem strukturellen Beckenschiefstand mit unterschiedlichen Beinlängen ab 6 Millimeter Differenz, die physiotherapeutisch behandelt werden sollten, werden beim funktionellen Beckenschiefstand meist muskuläre Verspannungen mit erhöhtem Muskeltonus auf einer Körperseite diagnostiziert. Die Muskulatur verkürzt sich als Folge einseitiger Belastungen im Alltag oder auch im Sport wie auch durch zu wenig körperlichen Aktivitäten und zu viel Sitztätigkeiten tagsüber und fühlt sich hart an. Dabei spielt die Verspannung der Gesäßmuskulatur eine entscheidende Rolle und, damit zusammenhängend, muskulär-fasziale Züge, die nicht mehr richtig eingestellt sind.
Hat sich der Körper einmal auf den Schiefstand eingerichtet, kann sich dies über Rückenschmerzen bei längerem Stehen oder Sitzen, über Schulter- und Nackenschmerzen bis hin zu einer Kiefergelenksdysfunktion mit Zahnschmerzen äußern.

Psychosomatik: Schmerzen in der Hüfte können auch Ausdruck einer psychischen Belastung sein. So kann beispielsweise eine stressbedingte Anspannung in der Rückenmuskulatur eine Ausstrahlung in die unteren Extremitäten bewirken. Ist die Muskulatur dauerhaft verspannt, führt dies nicht nur zu einer verminderten Durchblutung der muskulären Strukturen, dies erzeugt auch einen Druck auf die Gelenke, welcher Schmerzen verursachen kann.
Des Weiteren kann der Schmerz von einer ursprünglichen körperlichen Ursache chronisch werden, wenn aus einer schmerzbezogenen Angst heraus eine Schonhaltung eingenommen wird.

Weiterführende Schriften: Wenn Sie sich gezielt zur Hüfte weiterbilden wollen, sind folgende *grundlegende Schriften* empfehlenswert:

- Ditzen, W. & Becker, N. (2009). *Die Hüft-Sprechstunde. Alle Therapien von Naturheilkunde bis Hightechmedizin.* München: Herbig.
- Meert, G. (2017). *Das Becken aus osteopathischer Sicht: Funktionelle Zusammenhänge nach dem Tensegrity-Modell* (4. Auflage). München: Urban und Fischer.
- Jerosch, J. & Heisel, J. (2009). *Hüfte und Sport. Empfehlungen von Sportarten aus orthopädisch-unfallchirurgischer und sportwissenschaftlicher Sicht.* Köln: Deutscher Ärzteverlag.
- Müllner, T. & Altmann, S. (2013). *Meine Hüfte. Endlich wieder schmerzfrei.* Wien: Maudrich.

Empfehlenswerte *Praxisbände*:

- Bowman, K. (2017). *Gesunde Füße – step by step. Rücken-, Hüft- und Knieschmerzen vermeiden.* Freiburg im Breisgau: Hans-Nietsch-Verlag.
- Brammson, T. (2011). *Die menschliche Hüfte. Risikofaktoren - Erkrankungen - Therapien.* Beau-Bassin: FastBook Publishing.
- Helmkamp, A. & Schmidt, M. (2017). *Die präventive Hüft- und Knieschule.* Fulda: Parzellers Buchverlag.
- Larsen, C. & Miescher, B. (2009). *Freie Hüften. Beschwerden einfach wegtrainieren. Die besten Übungen aus der Spiraldynamik.* Stuttgart: TRIAS.
- Larsen, C. & Miescher, B. (2010). *Vitales Becken. Beschwerden einfach wegtrainieren. Die besten Übungen aus der Spiraldynamik.* Stuttgart: TRIAS.
- Paetz, B. (2013). *Übungen für Knie und Hüfte. Physiotherapie und Training.* Stuttgart: Thieme.
- Weiss, M. (2016). *Hüft- & Rückenschmerzen ade!* Norderstedt: Books on Demand.

Zum Programm: Ein Beckenbodentraining konzentriert sich auf die Muskulatur rund um das Schambein bis hin zum Steißbein. Es beugt Inkontinenz vor. Wenn Sie Ihren Schließmuskel anspannen, erspüren Sie diese Muskulatur. Im Unterschied dazu konzentriert sich unser Training auf die großen Muskulaturen im Hüftbereich, die sich zwischen dem oberen Teil des Oberschenkelknochens und dem oberen Rand des Beckens befinden.

Mit *Beine schwingen* aktivieren wir einleitend die Hüftgelenke.

Mit dem *Becken kippen* folgt eine wichtige Übung, die mit dazu beiträgt, die Achtsamkeit für einen aufrechten Gang zu schulen. Denn: Je nachdem, wie weit ich meine Hüfte nach vorne kippe, richtet sich über die Initiierung der Lendenwirbelsäule der gesamte Oberkörper auf, und auch der Kopf wird in eine richtige, muskulär entspanntere Position gebracht. Ergänzend dazu dann die Übung *Becken schaukeln,* die den Stoffwechsel der Bandscheiben und Knorpelflächen aktiviert.

Wie ich sitze, stehe und gehe, hängt entscheidend damit zusammen, ob einzelne dafür wichtige Muskelgruppen und Faszien entsprechend flexibel sind oder verkürzt, wie es bei vielen Menschen durch ungünstige und zu lang andauernde Sitzhaltungen der Fall ist. Hier wirken wir an einer wichtigen Stelle mit dem *Gesäß dehnen* entgegen, da der musculus piriformis aufgrund unserer Lebensweise zu Verspannungen neigt. Sie werden dies bei der Durchführung der Übung sofort spüren.

Zuletzt konzentrieren wir uns nochmals auf die Hüfte. Die Übung *Hüften geschmeidig machen* streckt das Hüftgelenk und dehnt zugleich den Hüftbeuger, der durch ständiges Sitzen ebenfalls zur Verkürzung neigt.

Beim *Nachspüren* wird mit dem Schwingen des Körpers nochmals der gesamte Körperkern aktiviert und energetisiert.

Das Programm auf einen Blick

Die Tabelle zeigt Ihnen im Überblick alle sechs Übungen des Programms für die Hüften, deren Ziele und die Empfehlungen für deren Dauer.

Ziele	Übungen	Dauer
Beweglichkeit	Beine schwingen	bis 2 Min.
Mobilisation	Becken kippen	bis 1½ Min.
Mobilisation	Becken schaukeln	bis 2 Min.
Dehnung	Gesäß dehnen	bis 2 Min.
Dehnung	Hüften geschmeidig machen	bis 2 Min.
Focusing	Nachspüren	bis 2 Min.

Bevor Sie mit den Übungen beginnen, sollten Sie die folgenden Hinweise für Ihr Training beachten:

- Bei Schmerzen in Becken und Hüfte ist wichtig, was Ihre Schmerzen verursacht. Suchen Sie deshalb bitte einen Arzt auf, bevor Sie mit den Übungen beginnen.

- Auch wenn Sie beschwerdefrei sind: Führen Sie die Übungen besonders vorsichtig aus.

- Wenn es bei Übungen wie etwa dem ‚Gesäß dehnen' zu Kribbeln oder Taubheitsgefühlen in Beinen oder unterem Rücken kommt, dann setzen Sie aus und sprechen gegebenenfalls mit Ihrem Arzt.

Beine schwingen

Ölen Sie Ihre Hüftgelenke.

- Stellen Sie sich aufrecht hin. Um das Gleichgewicht zu halten, können Sie sich mit einer Hand an einer Wand oder Stuhllehne abstützen.

- Verlagern Sie nun das Gewicht auf das der Wand oder dem Stuhl zugewandte Bein, das leicht gebeugt ist. Lösen Sie das andere Bein leicht vom Boden.

- Pendeln Sie nun mit dem angehobenen Bein zunächst langsam vor und zurück. Spüren Sie dabei in Ihr Hüftgelenk hinein: Fühlt es sich geschmeidig und wie ‚geölt' an? Je geübter Sie sind, desto weiter können Sie schwingen.

- Schütteln Sie jetzt das Standbein mehrmals hintereinander aus. Lassen Sie dabei Hüft-, Knie- und Fußgelenke so locker wie möglich.

- Jetzt führen Sie die Übung mit dem anderen Bein aus.

- Kommen Sie abschließend wieder in den aufrechten Stand und schütteln Sie erneut Ihr Standbein aus.

Becken kippen

Fördern Sie die Beweglichkeit Ihrer Lendenwirbelsäule.

- Setzen Sie sich in aufrechter Haltung auf das vordere Drittel einer Stuhlfläche und stellen Sie die Beine hüftbreit auf.

- Legen Sie die Hände auf den Oberschenkeln ab oder stützen Sie die Hände seitlich in die Hüften auf Höhe des Beckenkamms ab.

- Konzentrieren Sie sich nun ausschließlich auf Ihr Becken. Versuchen Sie, mehrere Male gleichmäßig in den Bauch zu atmen statt in die Brust.

- Dann kippen Sie einatmend das Becken nach vorne, ausatmend nach hinten.

- Beim Nach-vorne-Kippen gerät der untere Rücken in ein leichtes Hohlkreuz, beim Nach-hinten-Kippen wird der Lendenwirbelbereich rund.

- Führen Sie die Kippbewegungen bewusst und langsam durch.

- Setzen Sie sich zum Abschluss aufrecht hin und spüren Sie in Ihr Becken hinein.

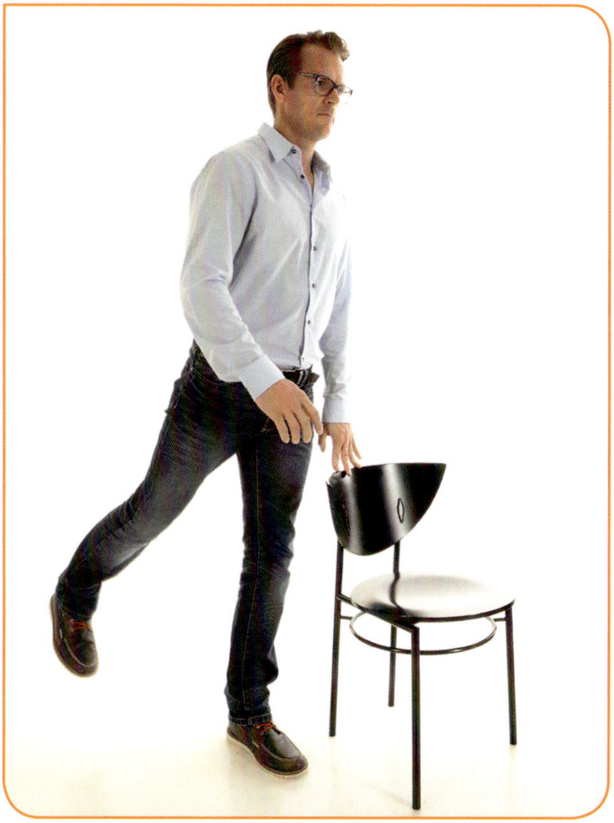

Mit einem Bein kontrolliert und zugleich locker vor und zurück schwingen.

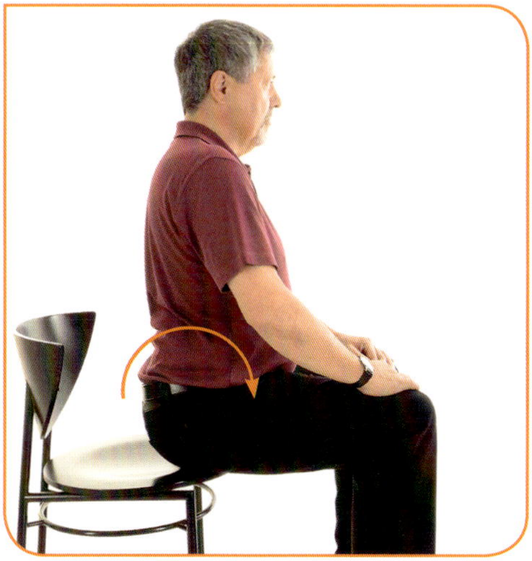

Einatmend das Becken nach vorne kippen.

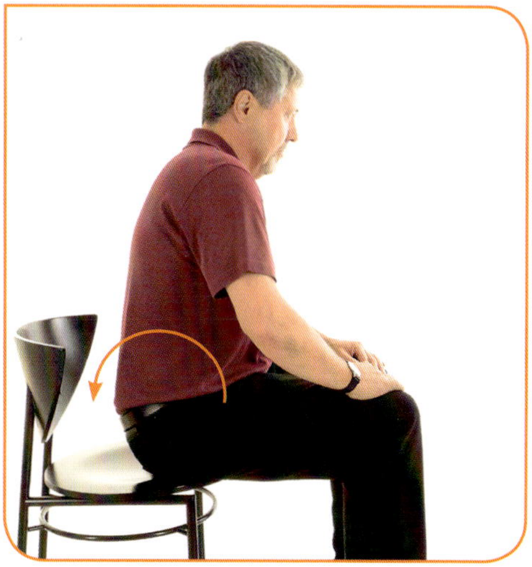

Ausatmend das Becken nach hinten kippen.

Becken schaukeln

Aktivieren Sie Ihren Stoffwechsel im Bereich der Bandscheiben und Knorpelflächen.

- Sie sitzen in aufrechter Haltung auf dem vorderen Drittel einer Stuhlfläche.

- Richten Sie Ihre Aufmerksamkeit auf den Lendenwirbelbereich.

- Verlagern Sie nun das Gewicht auf die linke Gesäßhälfte, sodass sich die rechte Beckenseite leicht anhebt.

- Halten Sie diese Position für einen tiefen Atemzug.

- Verlagern Sie jetzt das Gewicht auf die andere Seite. Auch hier einen tiefen Atemzug nehmen.

- Führen Sie nun eine Schaukelbewegung mit Ihrem Becken durch. Einatmend auf die eine Seite, ausatmend auf die andere Seite. Machen Sie dies gleichmäßig und fließend.

- Denken Sie daran, dass die Bewegung aus dem Becken heraus kommt, nicht aus dem Oberkörper, denn dieser bewegt sich nur leicht mit.

- Zuletzt führen Sie die Schaukelbewegung mit leicht nach hinten geneigtem Oberkörper durch. So beanspruchen Sie zusätzlich Ihre Bauchmuskulatur. Bleiben Sie dabei aufrecht und vermeiden Sie ein Hohlkreuz.

Gesäß dehnen

Beugen Sie durch die Dehnung des musculus piriformis präventiv Verspannungen und Schmerzen vor.

- Setzen Sie sich aufrecht auf einen Stuhl und legen Sie Ihren linken Unterschenkel mit Unterstützung Ihrer Hände langsam und sanft auf das vordere Drittel des rechten Oberschenkels.

- Die Hände ruhen auf Knie und Knöchel.

- Neigen Sie sich nun mit geradem Rücken langsam nach vorne, bis Sie ein leichtes Ziehen im Bereich des Gesäßes spüren, das aber noch angenehm sein soll.

- Halten Sie die Position und versuchen Sie, in die gedehnte Körperstelle hineinzuatmen.

- Richten Sie sich langsam einatmend wieder auf.

- Jetzt wechseln Sie die Seite und führen die Übung mit dem jeweils anderen Bein durch.

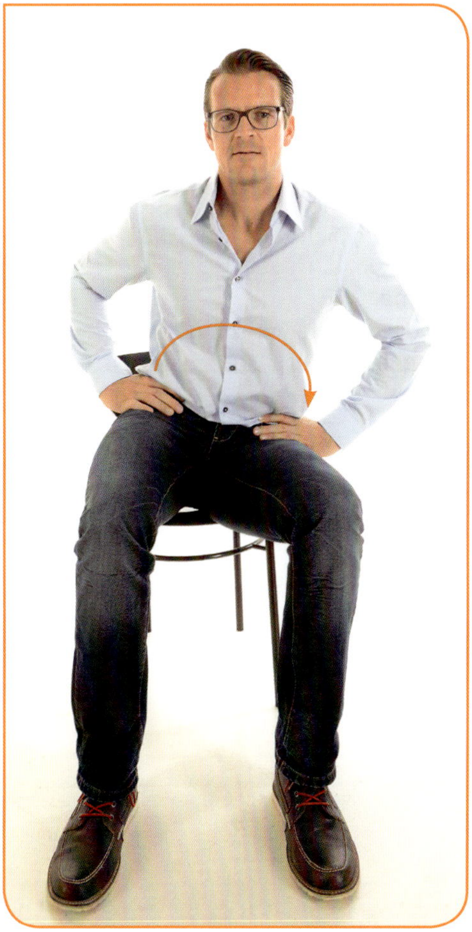

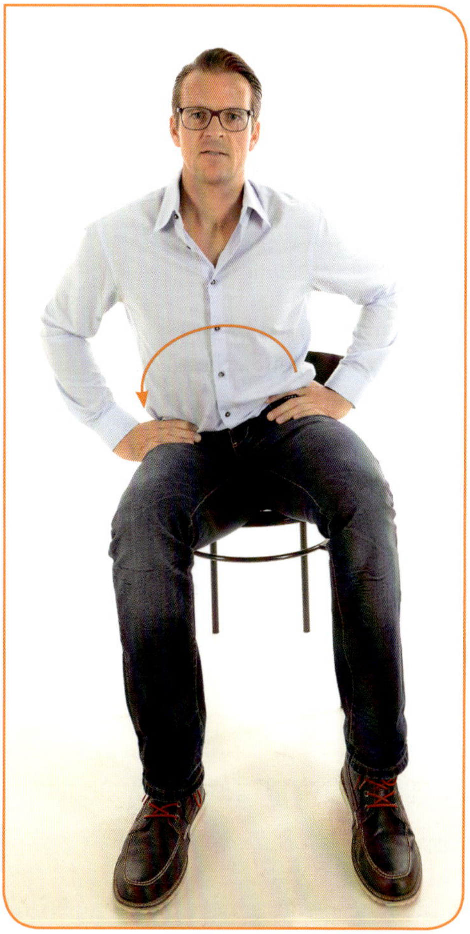

Wie bei einer Schaukelbewegung abwechselnd und im fließenden Rhythmus das Becken seitlich anheben.

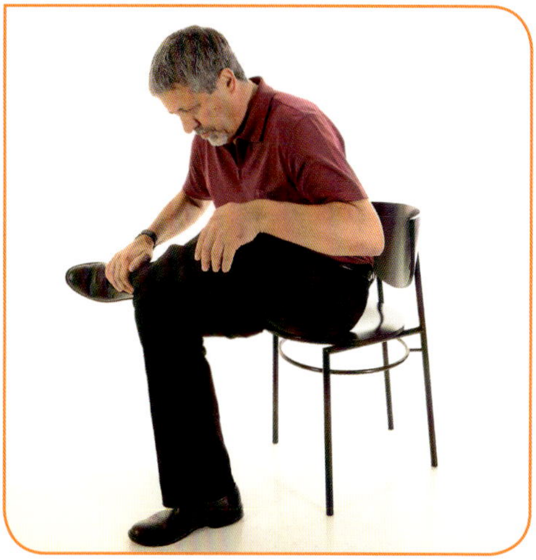

Einen Unterschenkel auf das vordere Drittel des anderen Oberschenkels legen. Dann mit geradem Rücken langsam nach vorne in die Dehnung gehen.

Hüften geschmeidig machen

Strecken Sie das Hüftgelenk und dehnen Sie den Hüftbeuger.

- Beginnen Sie im aufrechten Stand. Legen Sie Ihre Hände an die Hüften. Machen Sie einen Schritt nach vorne. Das hintere Bein bleibt nahezu gestreckt, das vordere ist leicht gebeugt.

- Lösen Sie nun die hintere Ferse vom Boden und schieben Sie die Hüften kontrolliert noch etwas weiter nach vorne und gleichzeitig behutsam nach unten. Dabei kann das hintere Bein leicht gebeugt werden. Der Oberkörper sollte weiterhin in aufrechter Position bleiben, der Rücken ist gerade.

- Stellen Sie sich vor, dass Ihre Hüfte ganz entspannt und schwer wird und in Richtung Boden sinkt.

- Halten Sie diese Position einen weiteren Atemzug.

- Lösen Sie die Schrittstellung behutsam auf.

- Jetzt schütteln Sie die Beine kurz aus und spüren der Streckung und Dehnung nach.

- Führen Sie die Übung nun auf der anderen Seite durch. Atmen Sie dabei fließend ein und aus.

- Danach die Beine wieder kurz ausschütteln und der Streckung und Dehnung nachspüren.

Nachspüren

Lassen Sie Ihre Energie fließen.

- Stehen Sie im aufrechten Stand und lassen Sie die Arme seitlich am Körper hängen.

- Beginnen Sie, die Arme mehrere Male im Wechsel um Ihren Körper zu schwingen. Der Rumpf macht dabei nur kleine Drehbewegungen.

- Jetzt schwingen Sie mit den Armen etwas weiter nach hinten. Ihr Rumpf macht nun etwas größere Drehbewegungen und Sie schauen Ihren Armbewegungen nach.

- Nun werden Ihre Drehbewegungen kleiner und kleiner, bis Sie wieder im bewegungslosen Stand angekommen sind.

- Dann ist Zeit, im Hier und Jetzt anzukommen: Recken und strecken Sie sich dazu.

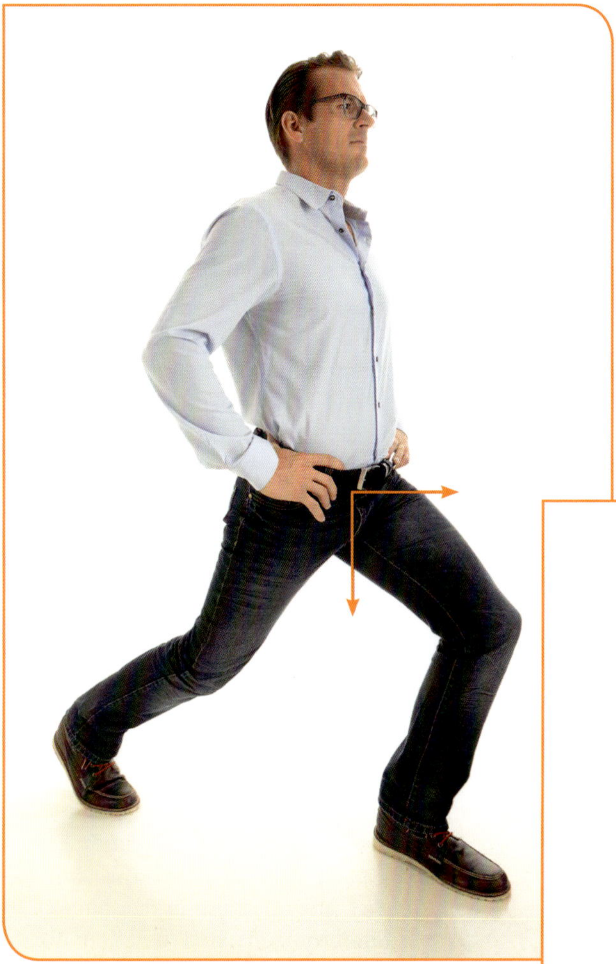

Im Ausfallschritt die hintere Ferse vom Boden lösen und die Hüfte kontrolliert noch etwas weiter nach vorne und gleichzeitig behutsam nach unten schieben.

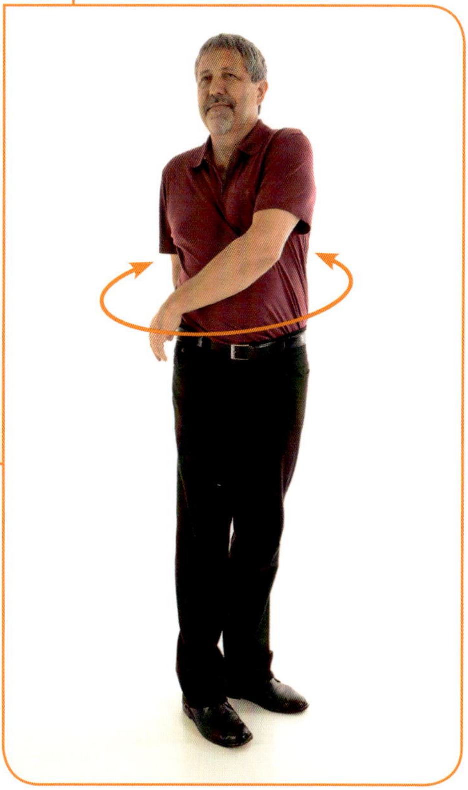

Die Arme mehrere Male im Wechsel um den Körper schwingen. Zunächst mit kleineren Drehbewegungen beginnen, dann mehr und mehr größere durchführen.

Achtsamkeitstraining für den unteren Rücken

Die entspannenden Wirkungen eines Aktiv-Trainings für Ihre Körpermitte strahlen in den ganzen Körper aus. Nicht zuletzt üben Sie auch einen bewussteren und aufrechteren Gang.

Der untere Rücken im Alltag: Der untere Rücken ist bei alltäglichen Verrichtungen, wenn Sie nicht achtsam durchgeführt werden, schnell überlastet. So zählt das Heben und Tragen von Lasten zu den Belastungsarten, auf die der menschliche Körper wenig eingerichtet ist. Andauernde Hebe- und Tragearbeiten führen deshalb zu vorzeitigen Abnutzungserscheinungen des Stütz- und Bewegungsapparates. Mittlerweile sind bei bestimmten Berufsgruppen, etwa Krankenpflegern oder Betonbauern, Erkrankungen der Wirbelsäule auch als Berufskrankheit anerkannt. Diagnostizierbar ist ein verstärkter Bandscheibenverschleiß.

Infolge von anhaltender Überbelastung kommt es frühzeitig zur Elastizitäts- und Höhenverminderung der Bandscheiben – ein Ausgangspunkt für eine Vielzahl von schmerzhaften Funktionsstörungen und Ursache vieler erworbener Rückenleiden. Es gilt also nicht nur bei der Therapie, Bewegungsabläufe schonend zu gestalten. Achtsamkeit für den unteren Rücken bedeutet vor allem, im Alltagsleben darauf zu achten, alltägliche Bewegungen wirbelsäulenschonend auszuführen.

Anatomie & Physiologie: Der untere Rücken beginnt am unteren Ende des Brustkorbs und erstreckt sich bis zum Becken. An der Wirbelsäule gemessen, beginnt er mit den fünf Wirbeln der Lendenwirbelsäule, gefolgt von fünf Kreuzbeinwirbeln und vier bis fünf Steißbeinwirbeln.

Im Fokus steht die Lendenwirbelsäule (LWS) mit ihren Lendenwirbeln L1 bis L5. Sie krümmt sich einwärts in Richtung Bauchorgane und stellt in der Seitenansicht eine Lordose dar.

Gerade diese Wirbelsäulenregion ist für den Rückenschmerz prädestiniert, wird sie doch durch das Tragen des Oberkörpergewichts, aber auch von Lasten sowie der Kompensation von Fehlhaltungen in hohem Maß beansprucht. Dass die meisten Rückenschmerzen auf Höhe des Lendenwirbelsäulenbereichs auftreten, hängt auch damit zusammen, dass hier größere Nervenstränge wurzeln. Bekannt ist der Ischiasnerv, der auf Höhe der beiden unteren Lendenwirbel austritt und, sofern gereizt, zu Schmerzen führt, die vom Gesäßmuskel über den hinteren Oberschenkel und die Wade bis zu den Zehenspitzen ausstrahlen können.

Kennzeichnend für diesen Wirbelsäulenabschnitt ist weiterhin eine hohe Beweglichkeit: Statistisch betrachtet ermöglichen die Segmente L3/L4 und L4/L5 die Hälfte aller Beugebewegungen des Rückens (Striano, 2012, S.14). Hinzu kommt die Flexibilität der LWS bei Seitbewegungen. Der Vorteil: Nur so sind viele Bewegungsabläufe möglich. Der Nachteil: Die LWS ist störanfällig und anfällig für Verschleißerscheinungen und Verletzungen.

Der untere Rücken – ganzheitlich betrachtet: Der untere Rücken ist für die Haltung und den aufrechten Gang mitverantwortlich. Auch daraus erklärt sich, dass die LWS anfällig für Rückenbeschwerden ist: Sie hat erheblich größere Gewichtsbelastungen auszuhalten als beispielsweise die Halswirbelsäule. Daher kommt in der Rückengymnastik in dieser Region der Kräftigung der tiefer liegenden Rücken- und dann auch der Bauchmuskulatur eine besondere Bedeutung zu. Denn ohne ein ausreichend gekräftigtes Muskelkorsett ist die untere Wirbelsäule nicht genügend stabilisiert und geschützt. Auch dürfen Dehnungsübungen nicht zu kurz kommen, denn verkürzte Muskeln schränken die Beweglichkeit der LWS ein. Fehl- und Überbelastungen des unteren Rückens sowie daraus resultierende Rückenschmerzen sind dann vorprogrammiert.

Über- und Unterforderung: Eine Überlastung ist immer dann gegeben, wenn zwischen externer Belastung und interner Belastbarkeit ein Missverhältnis besteht, wenn also zu große Lasten auf ein zu schwaches Muskelkorsett treffen. Dieses Missververhältnis kann enorm sein. Ein alltägliches Beispiel zeigt dies auf: Beim Anheben eines Sprudelkastens mit 15 - 20 kg Gewicht kann bei ungünstiger Haltung – etwa mit durchgestreckten Beinen und weit nach vorne gebeugtem Oberkörper – im Extremfall eine Last von bis zu 500 kg auf die unteren Lendenwirbelbandscheiben wirken.
Zu wenig beachtet wird auch das Prinzip der Ausgewogenheit von Bewegungen, z.B. dann, wenn einseitig Lasten getragen werden. Problematisch sind auf Dauer auch Sportarten, die, wie etwa Tennis oder Golf, motorisch einseitig ausgelegt sind. Schwingt man einen Golfschläger, erfolgt über die Drehung der Wirbelsäule eine starke Belastung der Muskeln, Bänder und Wirbel. Entsprechend sollte der Schläger auch öfters vor, während und nach dem Golfspiel in die Gegenrichtung geschwungen werden. Gleiches gilt für viele einseitig ausgeführte Alltagsbewegungen.
Auch das Ziehen und Schieben von Lasten ist nur mit einer aufrechten Wirbelsäule und physiologischer Lordose in der Lendenwirbelsäule sowie einer leichten Rumpfspannung vernünftig (vgl. z.B. Brötz & Weller, 2011, S.97; Oldenkott, Scheiderer & Weidner, 2013, S.160).
Folglich betreffen Rückenschmerzen, als Kreuzschmerzen oder Lumbalgie bzw. ‚Low Back Pain‘ bezeichnet (vgl. Kia, 2013, S.58), am häufigsten den unteren Rücken. Hier werden auch die meisten Bandscheibenvorfälle lokalisiert.
Zwar haben akut aufgetretene Rückenschmerzen eine gute Prognose, da sie meist ohne entsprechende Behandlung wieder abklingen. Sie können sich allerdings auch chronifizieren und zu erheblichen Einschränkungen im Alltag oder gar zur Arbeitsunfähigkeit führen.
Es kommt also darauf an, das Belastungs-Missverhältnis signifikant und nachhaltig zu reduzieren: Richtiges Heben und Tragen sollte zur alltäglichen Pflicht werden. Dann sollte jeder seinen individuellen Alltag auf einseitige Belastungen überprüfen und hier Ausgleich schaffen. Schließlich sollten die Muskelketten hinten an der Wirbelsäule und vorne die Bauchmuskeln gezielt trainiert werden.

Psychosomatik: Statistisch gesehen haben Rückenschmerzen weniger körperliche Ursachen, etwa Wirbelgleiten, Wirbelsäulenverletzungen oder Bandscheibenvorfälle. Vielmehr leidet der Großteil der Betroffenen unter unspezifischen Rückenschmerzen, die keine organische Ursachen haben. Sie können mit psychischen Problemen wie etwa Ängsten zusammenhängen. Diese drücken sich über den Schmerz körperlich aus und werden auf dem Rücken abgeladen.

Weiterführende Schriften: Wenn Sie sich gezielt zum unteren Rücken weiterbilden wollen, sind folgende *grundlegende Schriften* empfehlenswert:

- Diemer, F. & Sutor, V. (2017). *Praxis der medizinischen Trainingstherapie I. Lendenwirbelsäule, Sakroiliakalgelenk und untere Extremität* (3. Auflage). Stuttgart/New York: Thieme.
- Hildebrandt, J. & Pfingsten, M. (2011). *Rückenschmerz und Lendenwirbelsäule. Interdisziplinäres Praxisbuch entsprechend der Nationalen Versorgungsleitlinie Kreuzschmerz* (2. Auflage). München/Jena: Urban & Fischer.
- Kia, T. (2013). Differenzialdiagnosen des Rückenschmerzes. In T. Kia (Hrsg.), *Integrative Osteopathie bei Rückenschmerz. Systematische Diagnostik und ganzheitliche Therapie* (S. 58-87). München/Jena: Urban & Fischer.

Empfehlenswerte *Praxisbände*:

- Brötz, D. & Weller, M. (2010). *Bandscheiben – Aktiv-Programm. Endlich wieder schmerzfrei - dauerhaft belastbar bleiben* (2. Auflage). Stuttgart: TRIAS.
- Dreher-Edelmann, G. (2014). *Gymnastik für die Lendenwirbelsäule. 30 Tage mit je 7 Übungen.* München/Jena: Urban & Fischer.
- Oldenkott, P., Scheiderer, W. & Weidner, A. (2013). *Bandscheiben-Leiden. Was tun? Mit den besten Übungen für den Alltag.* München: Goldmann.
- Richardson, C., Hodges, P. & Hides, J. (2009). *Segmentale Stabilisation im LWS- und Beckenbereich. Therapeutische Übungen zur Behandlung von Low Back Pain.* München/Jena: Urban & Fischer.
- Striano, P. (2012). *Anatomie des gesunden Rückens. Die besten Übungen für einen starken und schmerzfreien Rücken mit zahlreichen Fotos, Illustrationen und Tipps für die Hals-, Brust- und Lendenwirbelsäule.* München: Stiebner.

Zum Programm: Die Auffassung, dass Schonung im Umgang mit Rückenleiden die Lösung des Problems ausmacht, ist veraltet und grundlegend falsch. Entspannung der Rückenmuskulatur kann nur durch zuvor erfolgte Anspannung und Bewegung erzielt werden. Dies beginnt bereits bei einer regelmäßigen Variation der Sitzhaltung, sodass die Wirbelsäule nicht allzu lange in einer statischen Position verharren muss.

Unsere Übungen mobilisieren, dehnen und kräftigen im Bereich der Lendenwirbelsäule (LWS). Die erste Übung *Wirbelsäule erspüren* gibt Auskuft über die Beweglichkeit Ihrer Wirbelsäule. Schaffen Sie es, im LWS-Bereich Wirbel für Wirbel aufzurichten oder fühlen Sie hier eher eine Steifigkeit? Nach dem Beugen folgt dann als Gegenbewegung das Aufrichten mit *Rücken strecken*.

Im Anschluss daran kräftigen Sie mit der *Vorwärtsbeuge* Ihre autochthone, beidseitig entlang der Wirbelsäule verlaufende Tiefenmuskulatur, indem Sie mit langgestrecktem Rücken nach vorne und unten kommen. *Hüftkreisen* und *Sich selbst umarmen* dienen schließlich der Förderung der Beweglichkeit und Lockerung.

Ergänzend zum Fokus auf den rückwärtigen Teil des unteren Körperkerns haben die Übungen auch die vordere Bauchregion im Blick, die nicht zu vernachlässigen ist. Insbesondere die Übungen 1 und 3 des Programms aktivieren die Bauchregion, pressen sanft die Verdauungsorgane der Bauchhöhle, tragen dort zur Entspannung bei und wirken nervösen Zuständen entgegen. Weiterhin ist, bei Aufrechterhaltung eines fließenden Atems, auch die Atemmuskulatur gefragt. Die Arbeit gegen Atemwiderstände bei Bauchpressung bewirkt eine befreitere und tiefere Atmung bei Auflösung der Position.

Zuletzt erfolgt in entspannt aufrecht stehender Position das *Nachspüren*.

Das Programm auf einen Blick

Die Tabelle zeigt Ihnen im Überblick alle sechs Übungen des Programms für den unteren Rücken, deren Ziele und die Empfehlungen für deren Dauer.

Ziele	Übungen	Dauer
Beweglichkeit Dehnung	Wirbelsäule erspüren	bis 1½ Min.
Kräftigung Dehnung	Rücken strecken	bis 1½ Min.
Kräftigung Dehnung	Vorwärtsbeuge	bis 2 Min.
Mobilisation	Hüftkreisen	bis 1½ Min.
Mobilisation	Sich selbst umarmen	bis 1½ Min.
Focusing	Nachspüren	bis 1½ Min.

Bevor Sie mit den Übungen beginnen, sollten Sie die folgenden Hinweise für Ihr Training beachten:

- Bei Rückenproblemen, insbesondere Problemen mit der Lendenwirbelsäule, sollten Sie die Übungen mit Ihrem Arzt oder Physiotherapeuten abklären.

- Wichtig ist, dass sie auf keinen Fall in Unwohlsein oder gar Schmerz hineinarbeiten. Bei einer akuten Problematik oder z.B. einem noch nicht allzu lange zurückliegenden Bandscheibenvorfall sollten die Übungen nur unter vorheriger Abklärung mit dem Arzt oder Physiotherapeuten durchgeführt werden.

Wirbelsäule erspüren

Erfahren Sie die Beweglichkeit Ihrer Wirbelsäule.

- Nehmen Sie eine sitzende Position ein und stellen Sie die Beine hüftbreit auf. Lassen Sie die Schultern entspannt, die Arme hängen locker nach unten.

- Atmen Sie ein. Dann beugen Sie ausatmend den Oberkörper so weit nach vorne und unten, wie es Ihnen möglich und angenehm ist. Einatmend rollen Sie, mit der Lendenwirbelsäule beginnend, Wirbel für Wirbel den Oberkörper wieder auf.

- Sie sind jetzt wieder aufgerichtet. Atmen Sie tief ein und aus.

- Jetzt wiederholen Sie die Übung mehrmals.

- Vielleicht können Sie beim Vorwärtsbeugen den Oberkörper auf den Oberschenkeln ablegen. Achten Sie darauf, dass Kopf und Arme entspannt und locker nach unten hängen.

- Beim Einatmen spüren Sie nach, wo Sie in der Wirbelsäule beweglich sind und wo unbeweglich.

- Kommen Sie abschließend wieder in eine aufrechte Haltung.

Rücken strecken

Fördern Sie eine aufrechte Körperhaltung und stärken Sie die dazugehörige Muskulatur.

- Stellen Sie sich aufrecht und hüftbreit hin. Drücken Sie die Füße fest in den Boden und spannen Sie die Bauchmuskeln an, sodass der Rücken gerade bleibt. Beide Arme hängen seitlich am Körper nach unten, die Handflächen zeigen nach hinten.

- Einatmend strecken Sie nun den rechten Arm über den Kopf nach oben, die Handfläche weist nach vorne. Ausatmend führen Sie jetzt den rechten Arm wieder nach unten und gleichzeitig den linken nach oben. Wiederholen Sie diese Bewegung mehrmals in fließendem Wechsel. Ziehen Sie sich dabei jedes Mal lang und strecken Sie sich mithilfe der Arme über die gesamte Länge des Rückens.

- Schütteln Sie abschließend Ihre Schultern und Arme aus.

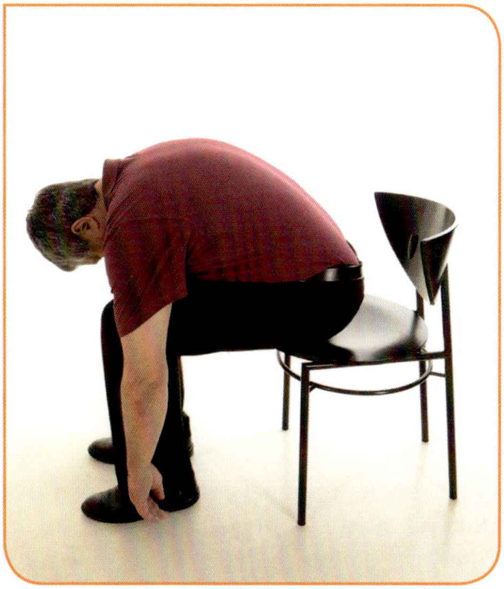

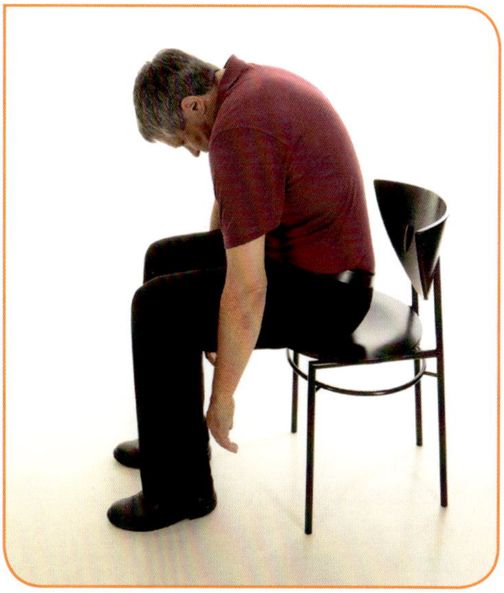

Den Oberkörper nach vorne und unten beugen. Dann, beginnend mit der Lendenwirbelsäule, langsam und bewusst Wirbel für Wirbel aufrichten.

Die Arme im Wechsel über Kopf strecken und dabei Bauch- und Gesäßmuskeln anspannen.

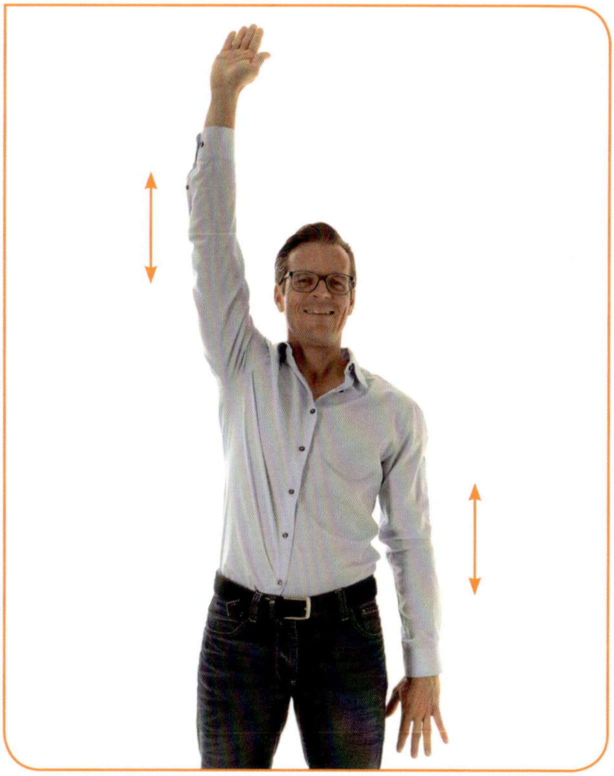

Vorwärtsbeuge

Entlasten Sie den unteren Rücken und kräftigen Sie Ihre Atmung.

■ Stehen Sie entspannt mit lockeren Knien und atmen Sie tief ein und aus. Der Bauchnabel zieht sanft zur Wirbelsäule.

■ Ausatmend beugen Sie sich aus der Hüfte heraus behutsam mit langgestrecktem Rücken nach vorne und unten. Mit den Händen gleiten Sie in sanfter Berührung die Beine entlang nach unten.

■ Lassen Sie Oberkörper, Schultern und Kopf entspannt hängen und atmen Sie langsam ein und aus.

■ Die Knie sind so gebeugt, dass die Spannung auf der Rückseite der Beine für Sie angenehm ist. Mit jedem Einatemzug hebt sich Ihr Oberkörper sanft ein wenig an. Bei jedem Ausatmen beugen Sie sich weiter nach vorne und gehen tiefer in die Haltung.

■ Wenn Sie wollen, können Sie den Boden mit den Fingern oder Handflächen berühren.

■ Kommen Sie einatmend aus der Haltung heraus, indem Sie bewusst den Rücken verlängern und langsam nach oben kommen. Sollten Sie Probleme mit dem Kreislauf haben, können Sie auch über mehrere Atemzüge nach oben kommen. Eine Zwischenentspannung auf den Knien ist ein probates Mittel dafür.

Hüftkreisen

Bewegen Sie Ihre Körpermitte, werden Sie beweglicher und lockern Sie Ihre Hüften.

■ Stehen Sie locker und stützen Sie die Hände in die Hüften. Jetzt führen Sie mit den Hüften langsam kleine Kreise durch.

■ Nun vergrößern Sie den Radius etwas. Vergessen Sie beim Kreisen Ihre Füße und Beine nicht – denn aus ihnen kommt die Aktivität.

■ Wechseln Sie nun die Richtung und beginnen Sie wieder mit kleinen Kreisen.

■ Jetzt werden die Kreise wieder größer. So lockern Sie Ihre Hüften und ‚ölen' die Gelenke.

■ Kommen Sie wieder in den aufrechten Stand zurück und lösen Sie die Hände von den Hüften. Stehen Sie entspannt und spüren Sie in Ihre Körpermitte hinein.

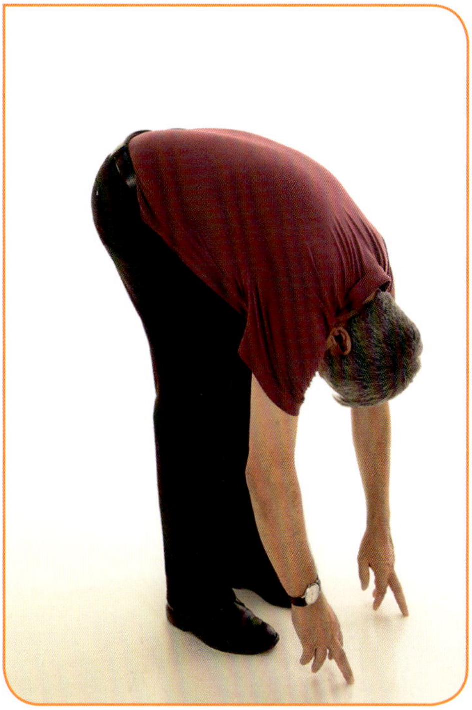

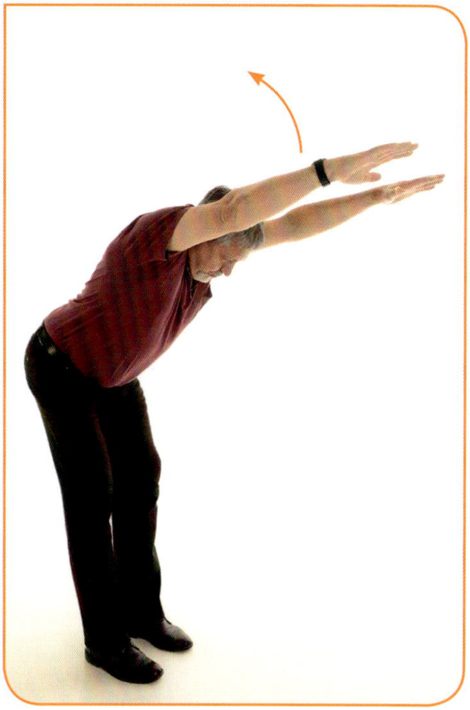

Ausatmend aus den Hüften heraus behutsam mit langgestrecktem Rücken nach vorne und unten beugen. Dann mehrere Atemzüge nehmen. Einatmend wieder mit langem Rücken nach oben kommen.

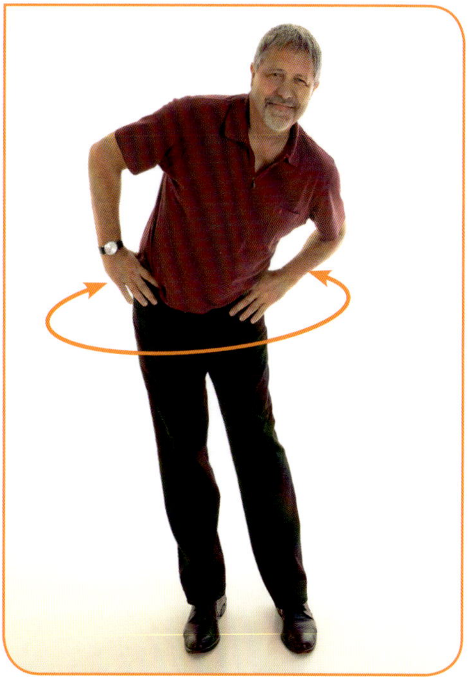

Mit kleinen Hüftkreisen beginnen, dann den Radius erweitern. Nach einigen Atemzügen die Richtung wechseln und in die andere Richtung kreisen.

Sich selbst umarmen

Fühlen Sie sich rundum wohl in und mit Ihrem Körper.

- Stehen Sie im aufrechten Stand. Legen Sie die Hände über Kreuz auf Ihre Schultern und bewegen Sie in dieser Stellung ein paar Mal den Oberkörper einatmend mit einer kleinen Drehung nach links und ausatmend nach rechts in die Mitte zurück.

- Konzentrieren Sie sich auf die Drehbewegung in Ihrem Oberkörper. Wie fühlt es sich an? Tut es Ihnen gut?

- Jetzt wechseln Sie die überkreuzten Arme und bewegen ein paar Mal den Oberkörper einatmend nach rechts und ausatmend nach links in die Mitte zurück.

- Bleiben Sie abschließend still stehen und spüren Sie, wie Sie Ihrem Körper Schutz und Wärme geben.

Nachspüren

Entspannen Sie durch Anspannen.

- Stehen Sie aufrecht in lockerer Haltung und schließen Sie Ihre Augen. Konzentrieren Sie Ihre Aufmerksamkeit auf den unteren Rücken. Atmen Sie tief ein und aus.

- Spannen Sie einatmend Ihren unteren Rücken vorsichtig an, indem Sie das Becken nach vorne kippen.

- Halten Sie die Spannung für mehrere Atemzüge aufrecht. Atmen Sie ruhig ein und aus. Spüren Sie die Anspannung auf beiden Seiten der Wirbelsäule?

- Ausatmend lassen Sie die Anspannung im Rücken langsam los und spüren für mehrere Atemzüge nach. Nehmen Sie wahr, wie entkrampft, gelöst und entspannt Ihre Rückenmuskulatur ist. Die Entspannung breitet sich mit jedem weiteren Atemzug immer mehr aus.

- Nun ist es wieder Zeit, im Hier und Jetzt anzukommen: Öffnen Sie die Augen. Recken und strecken Sie sich dazu.

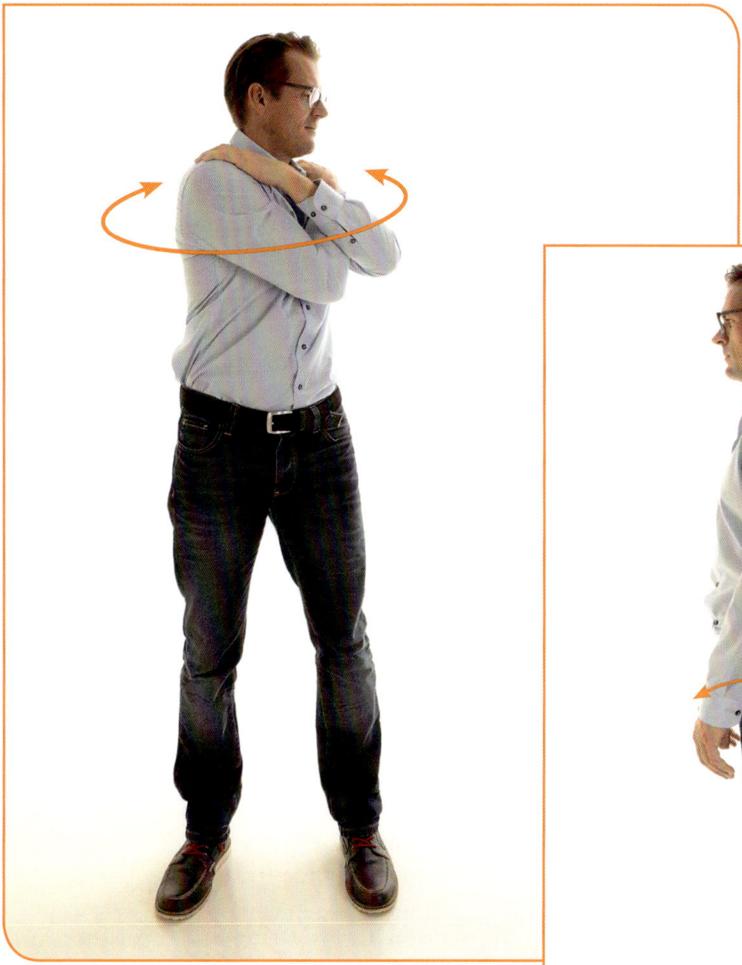

Den Oberkörper mit überkreuzten Armen zu beiden Seiten drehen.

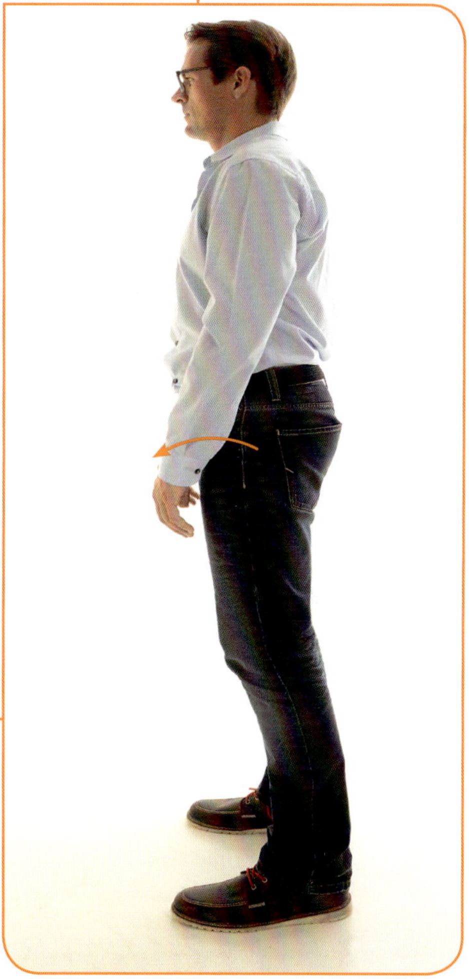

Den unteren Rücken vorsichtig für einige Atemzüge anspannen, indem das Becken nach vorne gekippt wird. Anschließend die Spannung lösen und der entspannten Rückenmuskulatur nachspüren.

Achtsamkeitstraining für den oberen Rücken

Mobilisieren Sie Ihre Brust- und Halswirbelsäule, dehnen und kräftigen Sie die Rückenmuskulatur und bauen Sie mit einfachen und zugleich wohltuenden Übungen Stress ab.

Der obere Rücken im Alltag: Etwa acht von zehn Menschen machen in ihrem Leben Erfahrungen mit Rückenschmerzen, die länger als einen Tag anhalten. Meist verschwinden sie nach ein paar Tagen wieder.
Eine Chronifizierung ist jedoch möglich und: der andauernde Rückenschmerz ist auf dem Vormarsch und breitet sich epidemisch aus. Neben Verletzungen oder Traumata sind fortwährende Rückenschmerzen im oberen Rücken ein Tribut an unsere Lebensweise, insbesondere langes Sitzen mit falscher Körperhaltung, zu wenig Bewegung und einer aus der Balance geratenen Ernährung, die auf Dauer Übergewicht oder sogar Adipositas verursacht.
Schmerzen auslösen können dabei Verspannungen der oberen Rückenmuskulatur oder auch der Verschleiß der Wirbelgelenke in den Hals- und Brustwirbeln.
Balsam sind in präventiver Perspektive wohlüberlegte Bewegungen wie etwa schnelleres Gehen oder Walking. Jeder Schritt bewirkt leichte Muskelkontraktionen und aktiviert eine mehrere Segmente übergreifende kinetische Muskelkette. Das Becken wird trainiert, nicht einseitig abzusinken und damit die Wirbelsäule zu belasten. Die Hüften werden gestrafft und das elastische Gewebe, wie etwa Muskeln oder die verschiedenen Bindegewebe, federt bei jedem Schritt den Oberkörper ab, um die Wirbelsäule zu entlasten. Beim Walking trainieren Sie zusätzlich durch den rhythmischen Armschwung die schräge Bauchmuskulatur.
Ergänzend dazu unser Training für den oberen Rücken, das einerseits Achtsamkeitsprozesse bei Bewegungsaktivitäten fördern kann, andererseits ist es eine zusätzliche und gezielte Bewegungsration für Ihre Rückengesundheit.

Anatomie & Physiologie: Den oberen Rücken bilden die ersten sieben Wirbel der Halswirbelsäule (HWS) und weitere zwölf der Brustwirbelsäule (BWS).
Beide, HWS und BWS, ermöglichen hauptsächlich die Rotationsbeweglichkeit des Oberkörpers, zu der der untere Rücken mit seiner Lendenwirbelsäule nur wenig beitragen kann. Hinzu kommen die Potentiale bei Vor- und Rückbeugen als auch beim seitlichen Beugen. Es ist also wichtig, diese Beweglichkeit zu erhalten, die insbesondere durch eine geschwächte und verkürzte Muskulatur im Bereich der HWS und BWS gefährdet wird.
Da die Wirbelsäule vielfältigen Belastungen ausgesetzt ist, muss sie zusätzlich durch ein ausreichend gekräftigtes Muskelkorsett stabilisiert und geschützt werden.
Mit dem oberen Rücken verbindet man vor allem zwei stabilisierende oberflächliche oder auch sekundär genannte Muskelpartien, nämlich den Trapezmuskel und den Latissimus. Da ein ‚breites Kreuz' als Männlichkeitsattribut gilt, werden beide Muskelgruppen bei den Männern selten

vernachlässigt. In der irrtümlichen Annahme, dass Rückenübungen zu breitem Rücken und schwulstigem Nacken führen, ist jedoch das Training dieser Muskeln bei Frauen noch immer nicht angesagt.
Grundlage für eine aufrechte und flexible Haltung ist vor allem die unwillkürliche, nahe am Skelett liegende autochthone oder auch primär genannte Muskulatur. Beispielsweise die Rückenstrecker, die sowohl links als auch rechts neben der Wirbelsäule entlang verlaufen, geben der Wirbelsäule Halt: Wie der Name schon besagt, dienen sie der Aufrichtung bzw. dem Strecken, der Rotation wie auch der Seitneigung der Wirbelsäule. Sie unterstützen das Becken und tragen dazu bei, den Oberkörper auszubalancieren. Die Stärkung dieser Muskeln kann deshalb nicht nur das Ziel physiotherapeutischer Maßnahmen bei Rückenproblemen sein, sondern auch eines gezielten Krafttrainings.
Mit einem Training der primären als auch der sekundären Rückenmuskulatur sollte jedenfalls frühzeitig begonnen werden, um dem ‚Arbeitsbuckel' zu begegnen und um später den ‚Greisenbuckel' zu verhindern.

Der obere Rücken – ganzheitlich betrachtet: Schmerzen im oberen Rücken sind weniger häufig als Schmerzen im unteren Rücken. Es kann durchaus der Fall sein, dass im oberen Rücken keine Schmerzen verspürt werden, da sich der Zug gegen die Schwerkraft bei einer ungünstigen Haltung wie etwa einem vorgeneigten Oberkörper, bei der sich auch der Kopf nach vorne neigt, meist auf den Nacken auswirkt und dortige Schmerzen verursacht.
Ständiges Bemühen, sich gegen den Rundrücken aufzurichten, kann wiederum zu Schmerzen zwischen den Schulterblättern führen, wenn ständig die Schultern nach hinten gezogen und gehalten werden. Dann schmerzen aufgrund der Dauerkontraktion die Rhomboideus-Muskeln und/ oder die mittleren Trapezius-Muskeln. Die Kettung kann fortgeführt werden: Wenn etwa aufgrund einer verspannten Rückenmuskulatur und Fehlbelastungen der Brustwirbelsäule die Beweglichkeit des Oberkörpers eingeschränkt wird, werden angrenzende Wirbelsäulenabschnitte überfordert, so dass beispielsweise die Halswirbelsäule die eingeschränkte Bewegungsfähigkeit des Oberkörpers ausgleichen muss. Morgendliche Symptome wie ein steifer Nacken oder akute Schmerzen im oberen Rücken sind Alarmsignale.

Über- und Unterforderung: Rückenschmerzen stehen, soweit sie körperliche Ursachen besitzen, meist in Zusammenhang mit Fehlhaltungen. Diese besitzen ein breites Spektrum: von Rückenbelastungen in Sportarten, wie etwa dem Gerätturnen, bis hin zur Schwangerschaft. Gleichzeitig ist die Rückenmuskulatur häufig unterfordert und verkümmert durch Inaktivität.
Erschwerend hinzu kommt ein mögliches Übergewicht, das andauernd und rein mechanisch Wirbelkörper, Bandscheiben, Wirbelgelenke, Bänder und Muskeln belastet und durch körperstatische Hebelkräfte die Wirbelsäulenarchitektur ungünstig verändert.

Psychosomatik: Folgt man Froböse (2011, S. 39f.), dann sind 80% der Rückenschmerzen Stressfolgen, da durch die Wirbelsäule als bedeutendste Kommunikationsplattform unseres Organismus Gefahrenmeldungen verarbeitet werden und über das Rückenmark alle Informationen des Körpers zum Gehirn laufen. Durch eine damit zusammenhängende stressbedingte Daueranspannung der Rückenmuskulatur kann sich das Gewebe verhärten. Dies erzeugt Druck auf die Nerven, schränkt die Beweglichkeit ein und der Rücken schmerzt.

Weiterführende Schriften: Wenn Sie sich gezielt zum oberen Rücken weiterbilden wollen, sind folgende *grundlegende Schriften* empfehlenswert:

- Czupak, A. (2015). *Wirbelsäulenschmerzen und Auswirkungen auf die Lebensqualität.* Saarbrücken: AV Akademikerverlag.
- Gottlob, A. (2013). *Differenziertes Krafttraining mit Schwerpunkt Wirbelsäule* (4. Auflage). München/Jena: Urban & Fischer.
- Schildt-Rudloff, K., Sachse, J. & Harke, G. (2016). *Wirbelsäule. Manuelle Untersuchung und Mobilitätsbehandlung für Ärzte und Physiotherapeuten* (6. Auflage). München/Jena: Urban & Fischer.
- Kafchitsas, K. & Rauschmann, M. (2015). *Erkrankungen und Verletzungen der Wirbelsäule. Einführung in die Diagnostik und Therapie von Erkrankungen der Wirbelsäule.* Frankfurt am Main: Referenz Verlag.
- Kia, T. (2013). Differenzialdiagnosen des Rückenschmerzes. In T. Kia (Hrsg.), *Integrative Osteopathie bei Rückenschmerz. Systematische Diagnostik und ganzheitliche Therapie* (S. 58-87). München/Jena: Urban & Fischer.

Empfehlenswerte *Praxisbände*:

- Boeckh-Behrens, W.-U. & Buskies, W. (2008). *Supertrainer Rücken* (4. Aufl.). Hamburg: Rowohlt.
- Delp, C. (2013). *Perfektes Training für Bauch und Rücken.* Stuttgart: Pietsch.
- Dreher-Edelmann, G. (2014). *Gymnastik für Hals- und Brustwirbelsäule. 30 Tage mit je 7 Übungen.* München/Jena: Urban & Fischer.
- Froböse, I. (2011). *Das neue Rückentraining. Mit 5-Minuten-Programm.* München: Gräfe & Unzer.
- Soiron, S. (2012). *Und täglich grüßt die Wirbelsäule. Rückenschmerzen besser verstehen und behandeln.* Frankfurt am Main: Laudatio.

Zum Programm: Ein Achtsamkeitstraining für den oberen Rücken sollte Übungsanteile zur körperlichen Aufrichtung besitzen, einleitend deshalb die Übung *Rücken aufrichten.* Dann steht mit *Druck aufbauen* die Körpervorderseite mit dem Ziel der Stärkung der oftmals vernachlässigten Brustmuskulatur im Fokus.

Im weiteren Programmverlauf werden Übungen zur Mobilisation und Beweglichkeit der Brustwirbelsäule (BWS) vorgeschlagen, die in Folge unserer Lebensweise meist eingeschränkt beweglich ist – mit vielfältigen Problemen wie fehlende Kompensationsbewegungen bei ganzkörperlichen motorischen Alltags- und Sportbewegungen wie dem Laufen. Deshalb die Übung *Brustwirbelsäule seitlich neigen,* die die Lateralflexion anspricht – hier besitzt die Wirbelsäule eine Flexion von ca. 20 Grad – und die im Training meist vergessen wird. Ergänzend dazu erfolgt mit *Brustkorb weiten* die Ausdehnung des Brustkorbs nach vorne, was wiederum die BWS-Beweglichkeit (Rück- und Vorbeugepotential aus der seitlichen Körperperspektive von 25 bis 45 Grad) nach hinten einfordert. Und schließlich das *Brustkorb drehen,* das in sitzender Haltung dem Drehsitz im Yoga nachempfunden ist. Eine normal bewegliche BWS erreicht hier 55 Grad (im Unterschied beispielsweise zur Lendenwirbelsäule von nur 5 Grad).

Beim *Nachspüren* wird die Wirbelsäule mit Unterstützung der Atmung nochmals gestreckt, danach wird in den Oberkörper hinsichtlich etwaiger Restspannungen aber auch programmbedingter Entspannung hineingefühlt.

Da die Nackenmuskulatur die funktionelle Fortführung der oberen Rückenmuskulatur ist und im weiten Sinn auch die Schulterpartien zum oberen Rücken zählen, bieten sich zur Erweiterung des Trainings für den oberen Rücken die Übungen des Nacken- und Schulterprogramms an.

Das Programm auf einen Blick

Die Tabelle zeigt Ihnen im Überblick alle sechs Übungen des Programms für den oberen Rücken, deren Ziele und die Empfehlungen für deren Dauer.

Ziele	Übungen	Dauer
Körperhaltung	Rücken aufrichten	bis 2 Min.
Kräftigung	Druck aufbauen	bis 2 Min.
Mobilisation Dehnung	Brustwirbelsäule seitlich neigen	bis 2 Min.
Mobilisation Dehnung	Brustkorb weiten	bis 1½ Min.
Mobilisation Dehnung	Brustkorb drehen	bis 2½ Min.
Focusing	Nachspüren	bis 2 Min.

Bevor Sie mit den Übungen beginnen, sollten Sie die folgenden Hinweise für Ihr Training beachten:

- Je langsamer und bewusster Sie die Übungen durchführen, desto intensiver wirken sie.
- Achten Sie bei diesem Training bewusst auf Ihre Atmung. Sie sollten möglichst ruhig und fließend atmen, zugleich aber auch tiefere Atemzüge nehmen als im Alltag. So können Sie Verspannungen im Oberkörper besser erspüren.
- Bei Problemen mit der Brust- oder Halswirbelsäule sollten Sie die Übungen zuvor mit Ihrem Arzt oder Physiotherapeuten abklären.

Rücken aufrichten

Verbessern Sie die Beweglichkeit des oberen Rückens und des Schultergürtels.

- Nehmen Sie einen aufrechten, hüftbreiten Stand ein und richten Sie Ihren Blick nach vorne. Die Arme hängen locker am Körper.

- Einatmend ziehen Sie die Schulterblätter zusammen und drehen dabei die Arme, so dass die Daumen nach außen zeigen.

- Ausatmend lösen Sie die Spannung in den Schultern. Oberkörper und Kopf neigen sich nach vorne ab, dabei drehen Ihre Daumen nach innen zum Körper.

- Wiederholen Sie das Aufrichten und Absenken in fließendem Wechsel mehrmals.

- Richten Sie bei jedem Einatmen Kopf und Oberkörper auf und öffnen Sie Ihren Brustkorb. Spüren Sie, wie sehr das Aufrichten befreit, denn Körperhaltung und Psyche hängen zusammen.

- Lockern Sie abschließend Ihre Schulter- und Brustmuskulatur und lassen Sie Schultern und Arme entspannt hängen.

Druck aufbauen

Kräftigen Sie mit dieser Übung Ihre Brust- und Armmuskulatur.

- Legen Sie in einer aufrechten Position – sitzend oder stehend – die Handflächen auf Brusthöhe aufeinander. Dabei zeigen die Ellbogen nach außen.

- Bauen Sie nun langsam Druck auf, indem Sie die Handflächen fest aneinanderpressen. Dabei ziehen Sie die Schultern weg von den Ohren und bewusst nach unten.

- Halten Sie diese Spannung für weitere tiefe Atemzüge.

- Beim nächsten Ausatmen lösen Sie die Spannung. Sie können die Handflächen zusammen lassen oder die Hände kurz lockern.

- Wiederholen Sie die Übung noch 2-mal.

- Denken Sie beim Pressen daran, die Schultern bewusst unten zu halten – im Gegensatz zu Stresssituationen, bei denen Sie unwillkürlich die Schultern hochziehen.

- Jetzt lassen Sie die Arme locker hängen und spüren der Anstrengung nach.

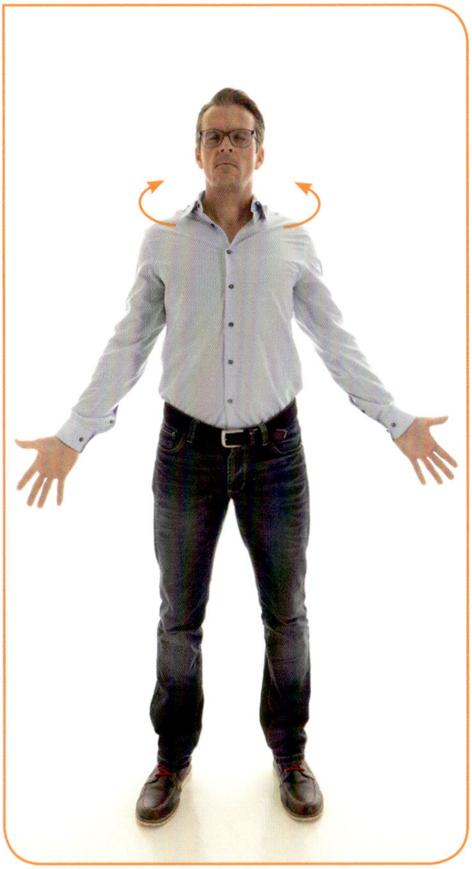

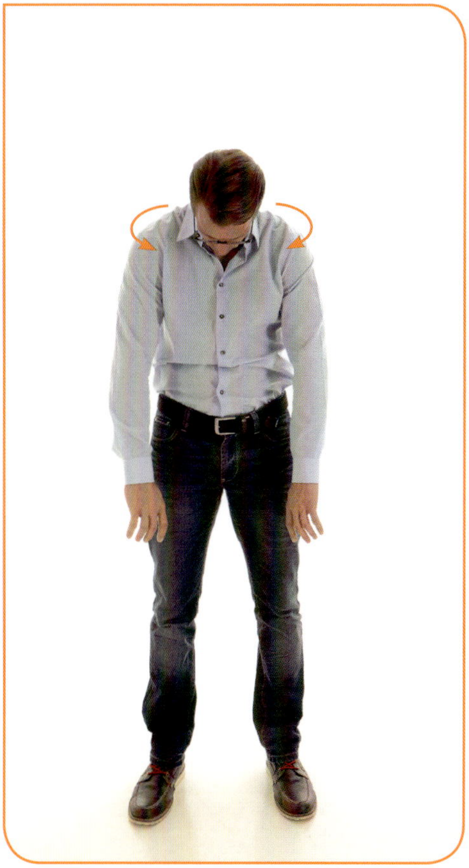

Einatmend die Arme auswärts drehen, dabei die Schultern nach hinten ziehen und den Brustkorb öffnen. Ausatmend die Arme einwärts drehen, dabei Schultern und Kopf nach vorne bringen.

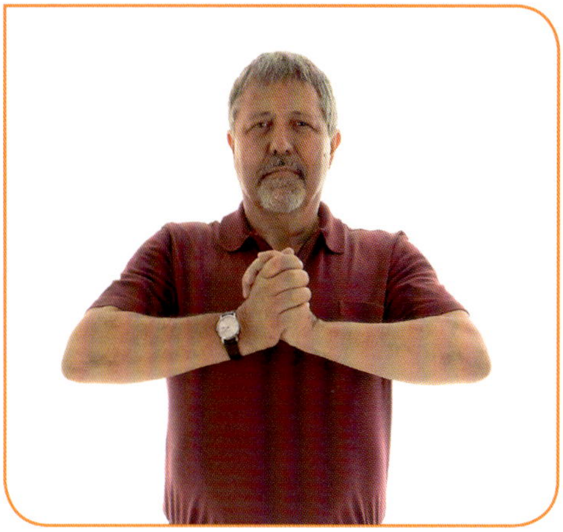

Die Schultern nach unten ziehen und die Handflächen fest aneinanderpressen.

Brustwirbelsäule seitlich neigen

Mobilisieren und dehnen Sie Ihre Brustwirbelsäule und koppeln Sie zugleich Atmung und Beanspruchung der seitlichen Nacken- und Schultergürtelmuskulatur.

- Stellen Sie sich mit hüftbreit geöffneten Beinen aufrecht hin und lassen Sie Ihre Arme locker hängen.
- Richten Sie nun den Brustkorb auf, indem Sie Schultern und Schulterblätter nach hinten unten ziehen. Ihr Bauchnabel zieht sanft zur Wirbelsäule.
- Atmen Sie nun tief ein und wachsen Sie in die Länge. Mit der Ausatmung neigen Sie Ihren Oberkörper langsam zur rechten Seite, sodass sich Ihre rechte Hand in Richtung Boden bewegt. Einatmend richten Sie den Oberkörper wieder im selben langsamen Tempo zur Mitte auf.
- Anschließend führen Sie die Bewegung zur linken Seite aus.
- Wiederholen Sie die seitliche Beugung des Oberkörpers mehrmals im Wechsel hintereinander im Rhythmus Ihrer Atmung.
- Achten Sie auch darauf, dass Sie hier nur die Brustwirbelsäule zur Seite neigen und sowohl Lendenwirbelsäule als auch Hüften stabil bleiben und nicht mitgehen oder kippen. Denken Sie auch daran, dass die Körpervorderseite immer frontal nach vorne ausgerichtet bleibt.
- Gehen Sie wieder in die aufrechte Haltung und spüren Sie der Bewegung nach.

Brustkorb weiten

Dehnen Sie aktiv Ihre Brustmuskulatur, kräftigen Sie die Schultermuskulatur und lernen Sie, auch bei Anspannung ruhig zu atmen.

- Stellen Sie sich mit hüftbreit geöffneten Beinen aufrecht hin.
- Einatmend führen Sie nun die Arme hinter den Körper und greifen mit den Fingern ineinander. Dann ausatmend die Schulterblätter nach hinten drücken, gleichzeitig die Arme strecken und nach hinten-unten schieben.
- Halten Sie die Spannung für einen Atemzug und lösen Sie sie dann. Lassen Sie dabei die Arme hinter dem Körper und die Finger verschränkt.
- Wiederholen Sie die Übung mehrmals.
- Keine Sorge, wenn Sie die Spannung anfangs nur sehr kurz halten und Sie die Arme kaum strecken können. Mit regelmäßiger Übung wird sich das schnell bessern. Mit der Zeit können Sie die Dehnung länger halten und Sie können auch die Arme etwas weiter anheben.
- Schütteln Sie abschließend Schultern und Arme aus.

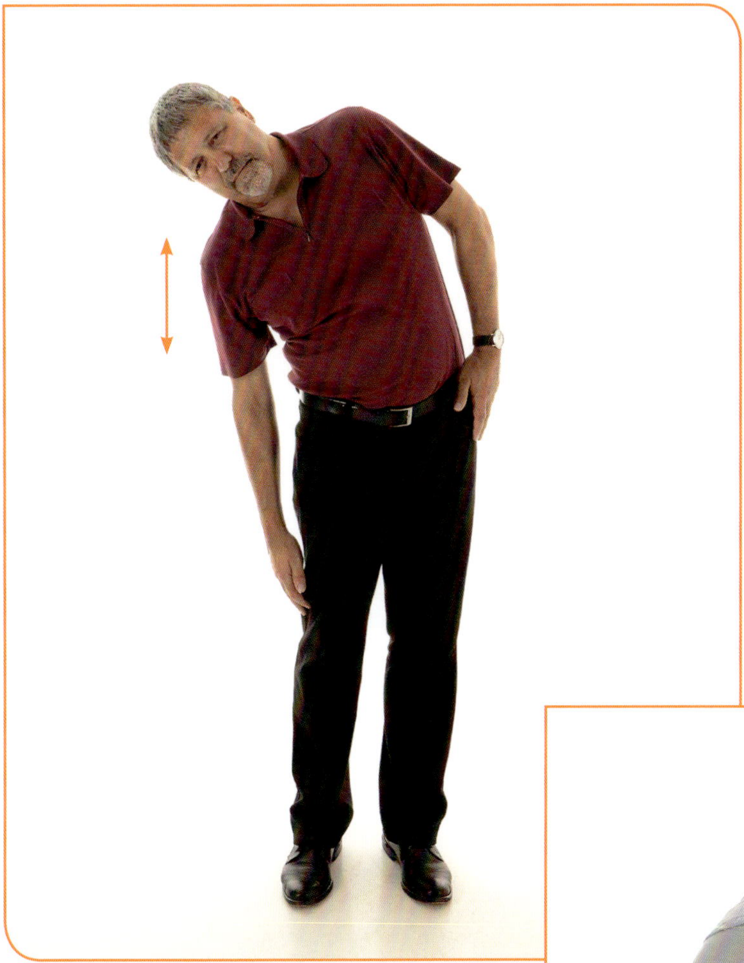

Ausatmend den Oberkörper zur Seite neigen, einatmend den Brustkorb wieder aufrichten.

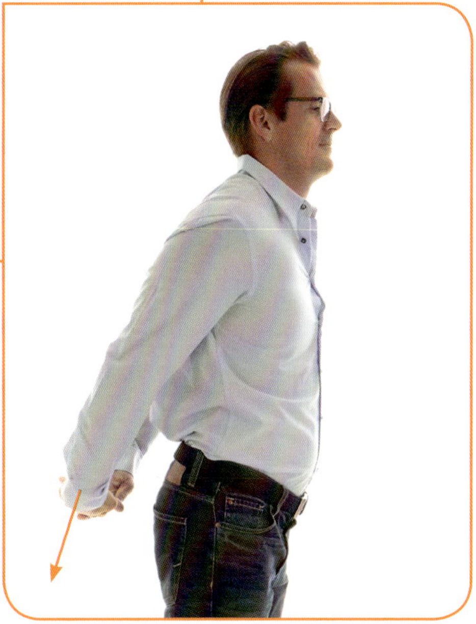

Die Schulterblätter nach hinten drücken, gleichzeitig die Arme strecken und nach hinten-unten schieben.

Brustkorb drehen

Dehnen Sie Ihre Körperflanken und trainieren Sie die Beweglichkeit in Brust- und Halswirbelsäule.

- Setzen Sie sich mit aufrechtem Oberkörper auf das vordere Drittel eines Stuhls und schlagen Sie das rechte Bein über das linke. Legen Sie nun die linke Hand auf die Außenseite des rechten Oberschenkels und greifen Sie mit der rechten Hand die Sitzfläche Ihres Stuhls knapp hinter dem Gesäß.

- Atmen Sie tief ein. Ausatmend drehen Sie langsam den Oberkörper und den Kopf nach rechts. Bleiben Sie in dieser Position und atmen Sie ruhig weiter. Bei jedem Ausatmen üben Sie mit der linken Hand durch leichten Zug einen Gegendruck auf den Oberschenkel aus, sodass Sie sich noch ein klein wenig mehr in die Drehung begeben können.

- Lösen Sie die Anspannung in der linken Hand und drehen Sie Oberkörper und Kopf wieder sanft zur Mitte zurück.

- Stellen Sie das angewinkelte Bein auf den Boden und pausieren Sie für zwei Atemzüge.

- Wechseln Sie dann die Seite und führen Sie die Übung durch, indem Sie mit Oberkörper und Kopf nun nach links drehen. Erzwingen Sie nichts: Je nach Tagesform und Einschränkungen können Sie sich mehr oder weniger fordern und die Drehung mehr oder weniger intensivieren.

- Stellen Sie das angewinkelte Bein wieder ab und spüren Sie der Übung nach.

Nachspüren

Tanken Sie Energie und machen Sie sich mental stark.

- Nehmen Sie stehend oder sitzend während des Einatmens die Arme in einem weiten Bogen über die Seiten nach oben über Ihren Kopf und stellen die Handflächen zueinander. Die Arme sind locker gebeugt.

- Schließen Sie die Augen und halten Sie diese Stellung mehrere Atemzüge. Tanken Sie Energie, indem Sie bei jedem Einatmen die Hände über Kopf noch weiter nach oben strecken und die Dehnung im Brustkorb verstärken.

- Jetzt atmen Sie aus und drücken beim Absenken der Arme negative Energien weit von sich weg. Dann atmen Sie ruhig weiter.

- Lenken Sie jetzt Ihre Aufmerksamkeit auf den oberen Rücken. Richten Sie den Oberkörper ganz bewusst auf.

- Nehmen Sie wahr, ob Ihr oberer Rücken nun entspannt ist oder ob Sie an der einen oder anderen Stelle noch Verspannungen spüren.

- Nun ist es wieder Zeit, im Hier und Jetzt anzukommen: Öffnen Sie die Augen. Recken und strecken Sie sich und machen Sie Ihren Rücken ganz lang.

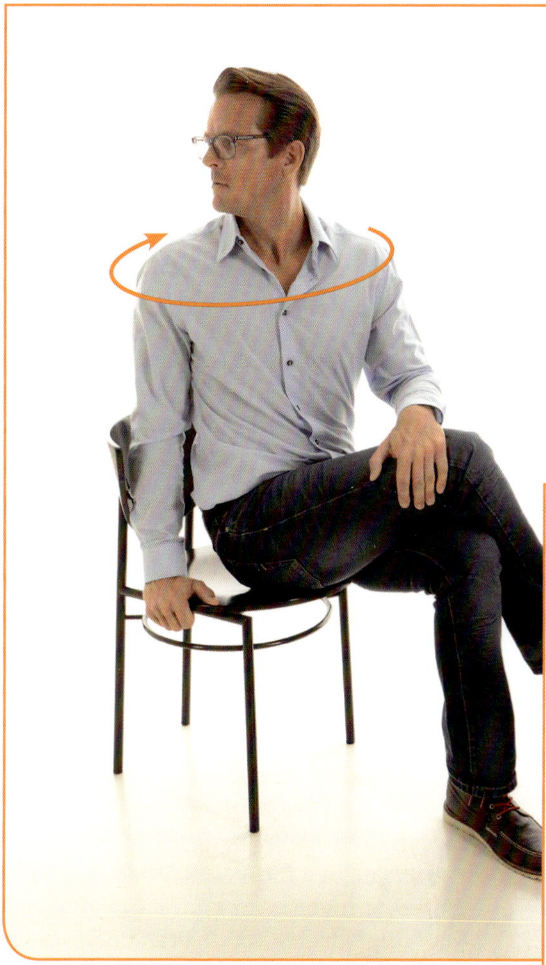

Kopf und Oberkörper zur Seite drehen und die Drehung mit leichtem Druck der Hand gegen den Oberschenkel unterstützen.

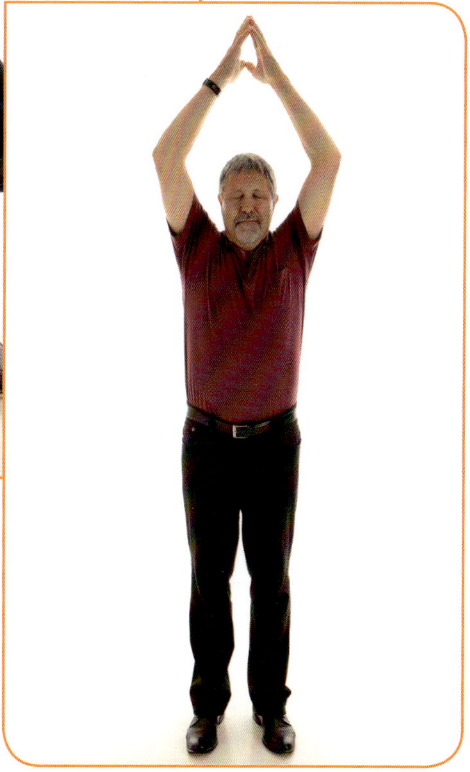

Die Arme seitlich nach oben heben und bei jedem Einatmen die Hände über Kopf noch weiter nach oben strecken und dabei die Dehnung im Brustkorb verstärken.

Achtsamkeitstraining für den Brustkorb

Gönnen Sie sich ein Atemtraining, bei dem Sie lernen, bewusst tiefer zu atmen. Dann sind Sie jederzeit in der Lage, sich eine energievolle Atemdusche zu gönnen.

Der Brustkorb im Alltag: Nach einem stressreichen Tag machen Bewegungsaktivitäten wie Spazieren oder Joggen den Kopf frei. Hier wirkt Atmen entscheidend mit, denn wenn der bewegte Körper mit seinen Muskeln mehr Sauerstoff verbraucht als der unbewegte, atmet er automatisch tiefer ein und lässt ausatmend – nicht nur nebenbei – Anpannungen los.

Vertieftes Atmen und ein damit verbundener elastischer Brustkorb steigern das Wohlbefinden und spielen eine bedeutende Rolle für eine aktive Lebensführung. Ein bewegungsarmer Alltag und tägliche stressreiche Anforderungen bewirken jedoch, dass viele Menschen verlernt haben, richtig zu atmen: Sie atmen zu flach.

Deshalb sollten Möglichkeiten genutzt werden, die eigene Atmung zu beeinflussen. Denn bewusstes Atmen wirkt Stress absichtsvoll entgegen. Statt einer flachen und gepressten Atmung werden alle Atmungskorridore des Körpers einbezogen, nämlich die Schlüsselbeinatmung, die Brustatmung und vor allen Dingen die Bauchatmung.

Unser Training für den Brustkorb konzentriert sich demzufolge auf eine funktionelle Atemschulung, denn richtiges Atmen war in allen Kulturen und zu allen Zeiten wichtig – und dies auch kombiniert mit achtsamen Bewegungsformen, man denke z.B. an die alten Konzentrations- und Heilgymnastiken aus Indien (Yoga) oder aus China (Tai Chi Chuan, Qigong).

Anatomie & Physiologie: Der Brustkorb ist eine komplexe, flexible Konstruktion aus Muskelschichten, Knochen, Knorpeln und Gelenken. Er besteht aus der Brustwirbelsäule mit zwölf Wirbeln, dem Brustbein, sowie zwölf Rippenpaaren. Über Knorpel sind die Rippen mit dem Brustbein verbunden und gehen mit der Wirbelsäule eine gelenkige Verbindung ein. Mit dem Fokus Atmung konzentrieren wir uns auf den Atmungsvorgang und die Atemmuskulatur.

Das Luftholen kennzeichnet die äußere Atmung und wird über die autonome Muskulatur automatisch gesteuert. Wenn die eingeatmete Luft über den Gasaustausch zwischen Lungenbläschen und Kapillaren den Blutkreislauf erreicht, beginnt die innere Atmung, die den Sauerstoff über die Zellatmung für Energieprozesse verbraucht.

Bei unserem Atemtraining geht es allerdings nicht nur darum, Sauerstoff zu tanken und gegen den Stress zu atmen, sondern auch, ein Training der meist nicht beachteten, aber wichtigen Brustkorb-Muskulatur durchzuführen. So werden bei Atemvorgängen die äußere und innere Zwischenrippenmuskulatur aktiviert. Hinzu kommen Atemhilfsmuskeln wie die Bauchmuskeln und natürlich das Zwerchfell. Es hebt und senkt sich beim Atmen und wirkt beim Einatmen mit einem sanften Massagedruck auf die Verdaungsorgane anregend und beruhigend zugleich.

Der Brustkorb – ganzheitlich betrachtet: Bewusstes Atmen hat vielfältige körperliche und kognitive Auswirkungen. Die nachfolgenden Beispiele erläutern dies: Mit zielgerichteter, vom Brustkorb ausgehender Atemarbeit kann der obere Rücken gestärkt werden. Darüber hinaus wirkt sich eine immer wieder geübte Aufrichtung des Brustkorbs nach oben und unten auf weitere Körpersegmente aus: Das Heben und Senken des Brustkorbs als Folge von Atembewegungen streckt auch die Bauchmuskeln, deren Stränge mit den unteren Rippen verbunden sind. Damit wird einer Verkürzung der Bauchmuskeln entgegengewirkt, die sonst den Brustkorb nach unten und auch Schultern, Nacken und Halswirbelsäule in Mitleidenschaft ziehen. Dies verdeutlicht, dass ein durch aktives Atmen geleitetes Brustkorbtraining ungünstigen Körperhaltungen effektiv entgegenwirken, einen erhöhten Muskeltonus reduzieren sowie Verspannungen in Nacken-, Schulter-, Brust- und Lendenbereich lösen kann.
Auch sind die kognitiven Auswirkungen richtigen Atmens immens. Die permanente sauerstoffreiche Versorgung der Organe und des Gehirns macht leistungsfähiger und führt zu gesteigerter Konzentration für schwierigere Aufgabenstellungen im Alltag.

Über- und Unterforderung: Der Brustkorb ist direkt mit dem Schultergürtel verbunden. Aus diesem Grund äußern sich Verspannungen im Bereich der Brustwirbelsäule häufig als Schulterschmerzen. Wenn der Brustkorb im Alltag etwa durch zu flache Atmung nur wenig aktiviert wird – andauernde sitzende Tätigkeiten sind hier ein relevanter Indikator –, kann dies zu einer verkürzten Brustmuskulatur führen. Meist wird dies begleitet von einem so genannten Rundrücken, wenn insbesondere die muskulären Gegenspieler, d.h. die Schultermuskulatur und die Muskulatur des oberen Rückens, zu schwach sind, um dagegen zu halten. Ein Rundrücken verstärkt wiederum die Enge im Brustkorb und die Atmung wird noch flacher.

Psychosomatik: Blockaden der Brustwirbelsäule und der Rippenwirbelgelenke sind Ursache und Auslöser vieler Beschwerden, wie Schlafstörungen, Herzklopfen oder Herzrasen. Dabei ist es schwierig, zwischen psychischen und physischen Ursachen und Folgen zu unterscheiden. So nutzen Menschen, die beispielsweise unter Ängsten oder muskulären Verspannungen leiden, nur etwa ein Drittel ihrer Atemkapazität.
Dem Grunde nach hilft unser Brustkorb-Atemtraining in psychischer Hinsicht, sich weniger beengt zu fühlen, den Blick nach vorne statt zum Boden zu richten und mehr Energie zu verspüren. Ebenso, wie richtiges Atmen und die damit verbundene Fülle an Sauerstoff den Körper belebt, somit eine energetische Ressource für den Alltag ist, befördert falsches Atmen Erschöpfungszustände und emotionale Schwankungen.
Mit einer bewusst durchgeführten tiefen und gleichmäßigen Atmung gelingt es, Stress abzuatmen und emotionale Zustände zu regulieren. So führt beispielsweise eine langsame Ausatmung dazu, die Ausschüttung des Stresshormons Adrenalin zu verringern, indem das parasympathische Nervensystem aktiviert wird. Die entspannenden Wirkungen auf geistige Prozesse sind körperlich gut messbar, etwa die Verringerung der Herzfrequenz, die Steigerung der Blutversorgung des Gehirns oder die Verringerung der Muskelanspannung im ganzen Körper. Übrigens: Gähnen ist ein körpereigener Impuls der Tiefatmung und eine der ältesten und effizientesten Atemübungen. Wer öfters gähnt, sollte bei sich prüfen, ob dies nicht die Kompensation der eigenen Flachatmung ist.

Weiterführende Schriften: Wenn Sie sich gezielt zum Thema Brustkorb weiterbilden wollen, sind folgende *grundlegende Schriften*, die sich überwiegend auf die Atmung beziehen, empfehlenswert:

- Krämer, J., Wirth, C. & Zichner, L. (2004). *Wirbelsäule und Thorax.* Stuttgart/ New York: Thieme.
- Middendorf, I. (1995). *Der Erfahrbare Atem. Eine Atemlehre* (8. Auflage). Paderborn: Junfermann.
- Schmitt, J. L. (2009). *Atemheilkunst.* Wiesbaden: Reichert.

Empfehlenswerte *Praxisbände*:

- Derbolowsky, U. & Derbolowsky, R. (2005). *Atem ist Leben. Ein Einführungs- und Übungsbuch.* Mit einem Geleitwort von Ilse Middendorf. Germering: Psychopädica.
- De Roche, F. (2002). *Atemübungen in der Hausapotheke.* Allschwil: E.A.B. Verlag (Books on Demand).
- Faller, N. (2009). *Atem und Bewegung. Theorie und 111 praktische Übungen* (2., erweiterte und aktualisierte Auflage). Wien: Springer.
- Grasberger, D. (2013). *Richtig Atmen: Spannungen lösen, Energie tanken.* München: BLV.
- Höfler, H. (2015). *Atem-Entspannung: Soforthilfe bei inneren und äußeren Spannungen. Über 70 einfache Übungen.* Stuttgart: TRIAS.
- Larsen, C. & Miescher, B. (2010). *Beweglicher Brustkorb.* Stuttgart: TRIAS.
- Nowotny, H. (2015). *Heilsames Atmen: Das Wunder der Atmung spürbar erleben.* Darmstadt: Schirner.
- Schirner, M. (2011). *Atem-Techniken – Zahlreiche einfache Atem-Übungen zur Selbstheilung, Verjüngung und Harmonisierung.* Darmstadt: Schirner.
- Schmidt, K.-O. (2010). *Kraft durch Atmen: Einführung in die Praxis des bewussten Atmens.* Hammelburg: Drei Eichen.

Zum Programm: Eine verbesserte Atemmuskulatur trägt dazu bei, einen erhöhten Muskeltonus sowie Verspannungen im Nacken-, Schulter-, Brust- und Lendenbereich zu lösen. *Schnuppern und Riechen* schärft als Ausgangsübung des Programms Ihre Sinne für den Atem. Mit dieser Übung wird die Atemtiefe gefördert, da durch kurze und stoßartige Atemzüge die maximale Inspiration – Einatmung – erreicht werden kann.

Als zweite Übung folgt die *Wechselatmung*. Sie ist dem Pranayama entlehnt und wird dort Nadi Shodhana genannt. Die Wechselatmung sensibilisiert auf körperlicher Ebene für den Atemfluss im Nasenbereich. Es ist deutlich zu spüren, an welcher Stelle die Luft einströmt und einen kühlenden Effekt hat. Außerdem nehmen Sie unweigerlich wahr, wie frei die Nase ist und welche Unterschiede zwischen links und rechts bestehen. Die traditionell aus dem Yoga überlieferten Wirkungen beziehen sich auf die subtileren Bereiche des menschlichen Energiehaushalts: Auf der psychischen Ebene soll diese Übung zu mehr Ausgeglichenheit und Konzentration verhelfen.

Bei der Übung *Atemdehnung* experimentieren Sie mit Ihrer Atemlänge und unterstützen diese mit der *Ein-Aus-Atmung* durch zielgerichtete Armbewegungen.

Mit der Übung *Vollständige Atmung* erfahren Sie intensiv den Ablauf einer tiefen Atmung über die Bauch-, Brust- und Schlüsselbeinatmung. Abschließend erfolgt über das *Nachspüren* nochmals die Erfahrung der vitalisierenden Kraft Ihres Atems für den ganzen Körper.

Während das Brustkorb-Programm den Fokus auf die Atmung legt, ist das Programm für den oberen Rücken auf die Beweglichkeit des Brustkorbs gerichtet, ausgehend von der Brustwirbelsäule. Beide Programme ergänzen sich in ihren jeweiligen Wirkungen.

Das Programm auf einen Blick

Die Tabelle zeigt Ihnen im Überblick alle sechs Übungen des Programms für den Brustkorb, deren Ziele und die Empfehlungen für deren Dauer.

Ziele	Übungen	Dauer
Atemtiefe	Schnuppern und Riechen	bis 2 Min.
Atem spüren	Wechselatmung	bis 2 Min.
Atemlenkung	Atemdehnung	bis 2 Min.
Atembandbreite	Ein-Aus-Atmung	bis 2 Min.
Atemtiefe	Vollständige Atmung	bis 3 Min.
Focusing	Nachspüren	bis 2 Min.

Bevor Sie mit den Übungen beginnen, sollten Sie die folgenden Hinweise für Ihr Training beachten:

- Wenn nicht anders angegeben, atmen Sie stets durch die Nase.

- Die Übungen können Sie im Stehen oder Sitzen durchführen, wie es Ihnen gefällt.

- Sie sollten während der Übungen problemlos atmen können. Wenn nicht anders vorgegeben, ist eine aufrechte, zugleich aber auch lockere und entspannte Körperhaltung beizubehalten. Auch sollten Sie dem Brustkorb Freiraum geben, indem das Brustbein immer wieder aufgerichtet und etwas nach vorne geschoben wird. Zusätzlich können Schultern und Arme für eine kurze Zeit nach hinten gezogen werden, um den Brustkorb immer wieder zu öffnen.

- Wenn Ihnen einzelne Übungen unangenehm sind, z.B. bei einem Schnupfen, dann lassen Sie sie einfach weg.

- Wenn das Gefühl aufkommt, die Lunge sei ‚eingeklemmt', ist die entsprechende Übung weniger intensiv durchzuführen, oder vorzeitig zu beenden.

- Bei den Atemübungen sollten keine Schwindelgefühle auftreten. Achten Sie deshalb beim Üben immer auf Ihre ganz persönliche Grenze und machen Sie nur das, was Ihnen gut tut.

Schnuppern und Riechen

Erfahren Sie, wie die Lunge gefüllt werden kann, um tiefe Atemzüge durchzuführen, und wie sich Ihr Brustkorb dabei ausdehnt.

- Kommen Sie zur Ruhe und atmen Sie fließend ein und aus, also nicht schnell oder gepresst.

- Atmen Sie tief aus. Dann beginnen Sie, mit beiden Nasenlöchern zu schnuppern, indem Sie die Luft stoßweise einatmen, bis die Lunge voll ist. Schließlich atmen Sie langsam die angesammelte Luft durch die Nase wieder aus.

- Führen Sie noch weitere zwei Schnupper-Atemzüge durch.

- Atmen Sie jetzt wieder fließend ein und aus. Stellen Sie sich dabei Düfte vor: Wie riecht es im Wald? Wie riecht das Meer? Wie riecht die Straße im Sommer nach einem Gewitterregen?

- Stellen Sie sich nun intensiv einen ganz persönlichen Duft vor, den Sie mögen. Ziehen Sie die Luft langsam und riechend durch die Nase ein. Dann langsam und fließend wieder durch die Nase ausatmen.

- Atmen Sie abschließend nochmals langsam ein und aus.

Wechselatmung

Verbessern Sie mit einer bewährten Yoga-Atemübung Ihre Konzentration.

- Schließen Sie die Augen und konzentrieren Sie die Aufmerksamkeit auf Ihre Nase. Mit welchem Nasenloch atmen Sie im Moment etwas schwerer?

- Legen Sie Ihre Zunge an den Gaumen und verschließen Sie mit dem rechten Daumen das rechte Nasenloch. Dabei zeigen Ihre Finger nach oben. Atmen Sie durch das linke Nasenloch fließend ein. Dann atmen Sie tief aus, bis die Lungen fast leer sind.

- Führen Sie zwei weitere Atemzüge durch.

- Nun verschließen Sie mit dem linken Daumen das linke Nasenloch und führen wie zuvor drei Atemzüge durch.

- Nehmen Sie die Hand nach unten und öffnen Sie wieder die Augen. Spüren Sie nach. Konnten Sie Atemunterschiede zwischen den Nasenlöchern feststellen? Das ist natürlich, denn im Tagesverlauf hat immer ein Nasenloch den größeren Atemanteil. Prüfen Sie selbst im Tagesverlauf zu verschiedenen Zeiten, mit welchem Nasenloch Sie gerade leichter atmen. Und denken Sie daran, grundsätzlich durch die Nase zu atmen.

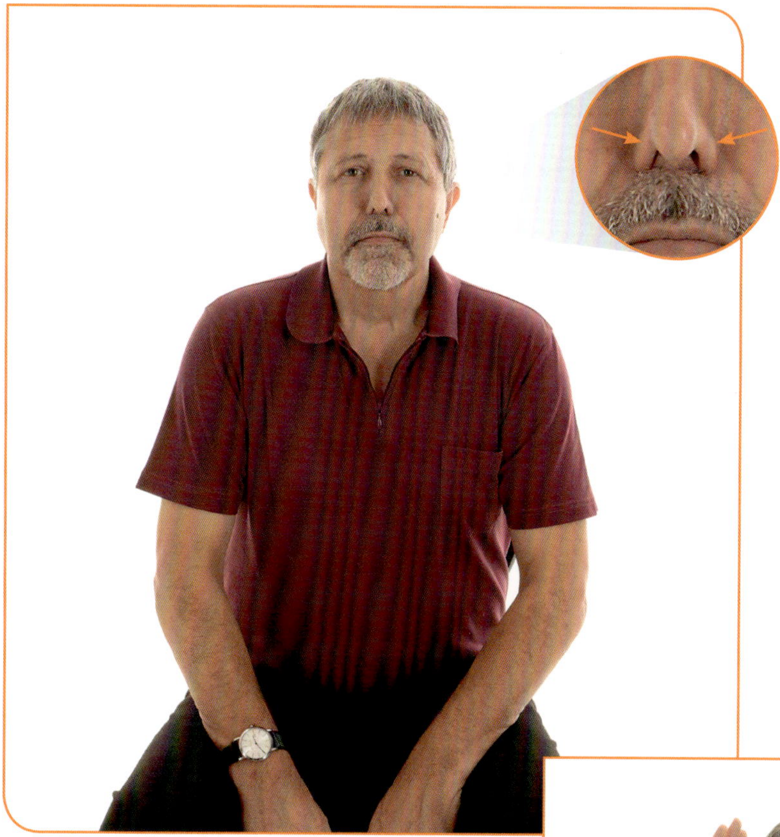

Die Luft vibrierend und stoßweise durch beide Nasenlöcher einatmen, bis die Lunge voll ist. Dann langsam die angesammelte Luft durch die Nase wieder ausatmen.

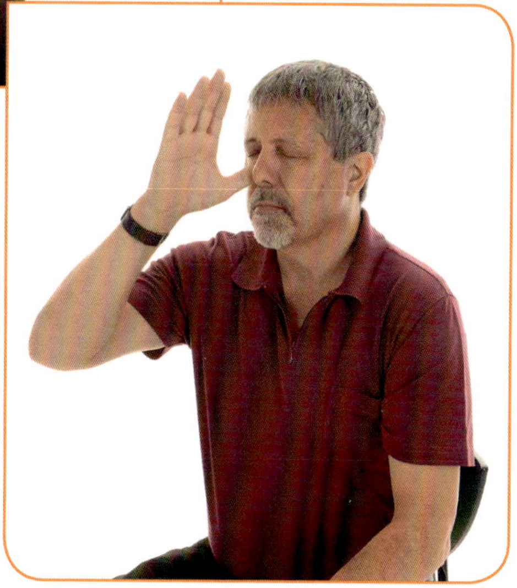

Mit einem Daumen ein Nasenloch verschließen und fließend mit dem anderen Nasenloch ein- und ausatmen, ohne die Lungen ganz zu füllen.

Atemdehnung

Werden Sie sich der Atemlänge bewusst und weiten Sie Ihren Brustkorb. Dann üben Sie langsames und vollständiges Ausatmen.

- Schließen Sie zur Konzentration Ihre Augen. Achten Sie auf Ihren Atem, wie er gleichmäßig ein- und ausfließt.

- Verändern Sie nun Ihre Atemlängen bei der Ein- und Ausatmung: Atmen Sie zuerst schnell ein, dann atmen Sie langsam und langanhaltend aus.

- Jetzt atmen Sie lang ein und kurz aus.

- Nun atmen Sie langsam ein und aus.

- Vertiefen Sie Ihren Atem, indem Sie beim Einatmen langsam bis vier zählen und auch ausatmend bis vier.

- Atmen Sie wieder langsam bis vier ein, ausatmend zählen Sie aber bis fünf, damit sich Ihre Lungen noch mehr leeren.

- Atmen Sie abschließend wieder normal ein und aus.

Ein-Aus-Atmung

Erfahren Sie, wie Sie Ihre Atembandbreite mit Körperunterstützung verbessern, vertieft atmen und dabei Muskelverspannungen lösen können.

- Einatmend führen Sie die Arme nach oben. Dann gleichmäßig und vertieft ausatmend die Arme langsam nach unten führen. Fahren Sie mit der Bewegung fort. Stellen Sie fest, dass Atmen leichter fällt und der Atem sich vertieft, wenn sich Ihr Oberkörper aufrichtet und Ihr Brustkorb weitet.

- Jetzt verschränken Sie die Hände am Hinterkopf und strecken Sie die Ellbogen weit zu den Seiten. Ziehen Sie zusätzlich den Bauchnabel in Richtung Wirbelsäule, um eine Bauchspannung aufzubauen.

- Mit der Einatmung strecken Sie nun die Brustwirbelsäule, indem Sie den Schultergürtel leicht nach hinten neigen. Halten Sie diese Position für weitere Atemzüge.

- Achten Sie darauf, den Kopf nur so weit in den Nacken zu nehmen, dass Sie ruhig weiteratmen können. Diese Position sollte in jedem Fall angenehm sein.

- Kommen Sie mit der letzten Ausatmung wieder langsam in die aufrechte Haltung zurück. Nehmen Sie die Arme nach unten und schütteln diese locker aus.

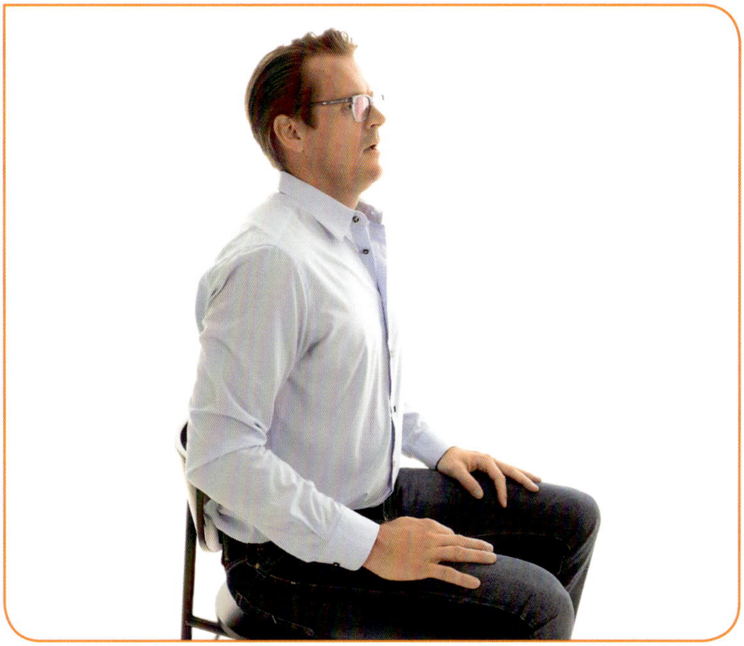

Schnell einatmen, dann langsam und lang ausatmen.

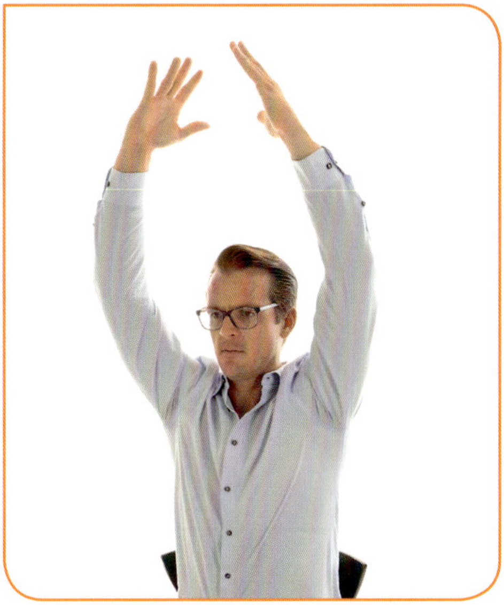

Einatmend die Arme nach oben führen, dann gleichmäßig und vertieft ausatmend die Arme langsam nach unten bringen.

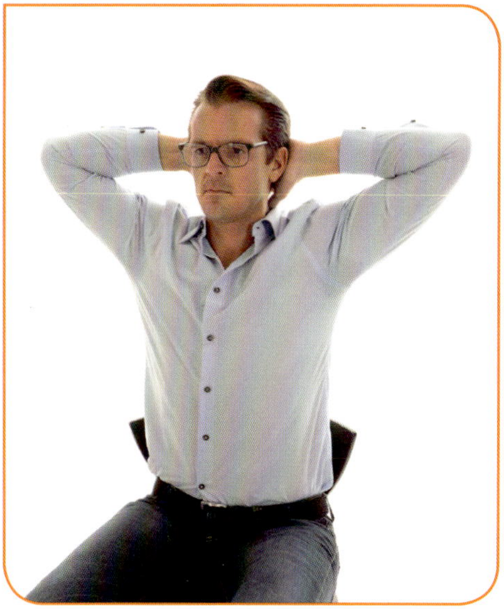

Die Hände am Hinterkopf verschränken und die Ellbogen weit zu den Seiten strecken. Diese Position einige Atemzüge halten.

Vollständige Atmung

Erfahren Sie Ihre volle Atembandbreite.

- Konzentrieren Sie sich auf Ihren Bauchraum und legen Sie beide Hände flächig auf den Bauch. Nun ziehen Sie die Luft durch die Nase tief in den Bauchraum ein, sodass sich Ihr Bauch deutlich nach außen wölbt. Beim Ausatmen lassen Sie die Luft durch den Mund hörbar nach außen entweichen.

- Versuchen Sie mit jedem Ausatmen etwas mehr, den Bauch mit der Bauchmuskulatur vorsichtig einzuziehen, um die verbleibende Restluft auszuatmen. Zugleich massieren Sie damit Ihre Bauchorgane.

- Legen Sie nun die Hände auf beide Seiten des Brustbeins auf die unteren Rippen. Die Fingerspitzen zeigen zueinander. Konzentrieren Sie sich auf den Einatem und spüren Sie, wie sich die Rippenbögen nach außen bewegen.

- Nehmen Sie die Arme herunter und lassen Sie sie entspannt hängen.

- Legen Sie nun die Hände auf den oberen Teil des Brustkorbs. Atmen Sie langsam ein und aus und spüren Sie, wie sich der Brustkorb hebt und senkt.

- Lassen Sie die Arme wieder entspannt hängen.

- Atmen Sie abschließend mit Ihrer vollen Atembandbreite: Einatmend füllen Sie zunächst den Bauch mit Atemluft, dann die Brust. Dann ziehen Sie bis in die Lungenspitzen die Luft ein. Dann atmen Sie langsam und langanhaltend aus.

- Führen Sie einige tiefe Atemzüge durch. Halten Sie vor dem Ausatmen kurz inne, um nachzuspüren, wie voll Ihre Lungen sind.

Nachspüren

Stellen Sie fest, wie gut dieses Atemtraining tut.

- Schließen Sie Ihre Augen. Atmen Sie langsam tief ein und aus.

- Spüren Sie bei jedem Einatem, wie die Luft wie ein kühlender Strom Ihren Weg in die Nase und durch die Luftröhre nach unten findet. Spüren Sie bei jedem Ausatem, wie die Luft entweicht und am Ende der Bauch spürbar eingezogen ist.

- Spüren Sie bei jedem Einatem, wie Ihr Körper Energie tankt und sich zuerst der Bauch, dann die Brust, dann der obere Brustkorb füllen. Spüren Sie bei jedem Ausatem die Erleichterung, wenn die verbrauchte Luft aus Ihrem Körper entweichen kann.

- Denken Sie daran, dass bewusstes Atmen Ihnen in jeder Situation jeden Tag zu neuer Energie verhilft.

- Öffnen Sie die Augen und kommen Sie zurück in das Hier und Jetzt, in dem Sie sich bewegen und viele Muskeln anspannen, beispielsweise, indem Sie sich recken und strecken.

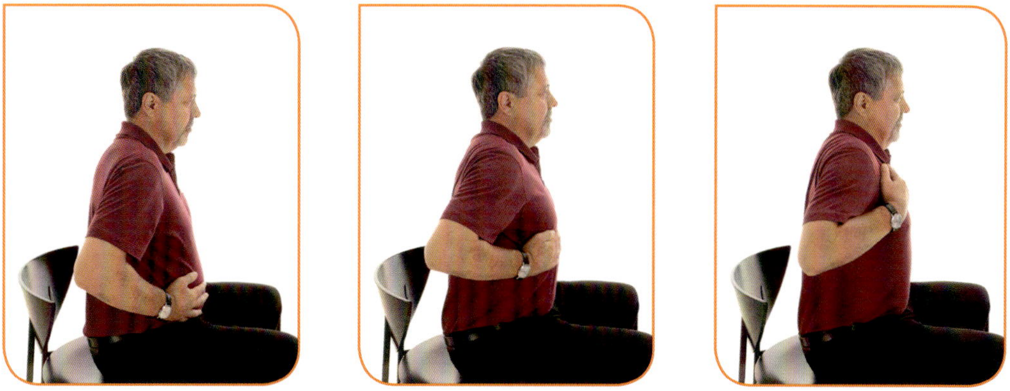

Die Atembandbreite ausschöpfen und zunächst den Bauch mit Atemluft füllen, danach die Brust und schließlich den Bereich des Schlüsselbeins. Die Ausatmung erfolgt langsam und langanhaltend.

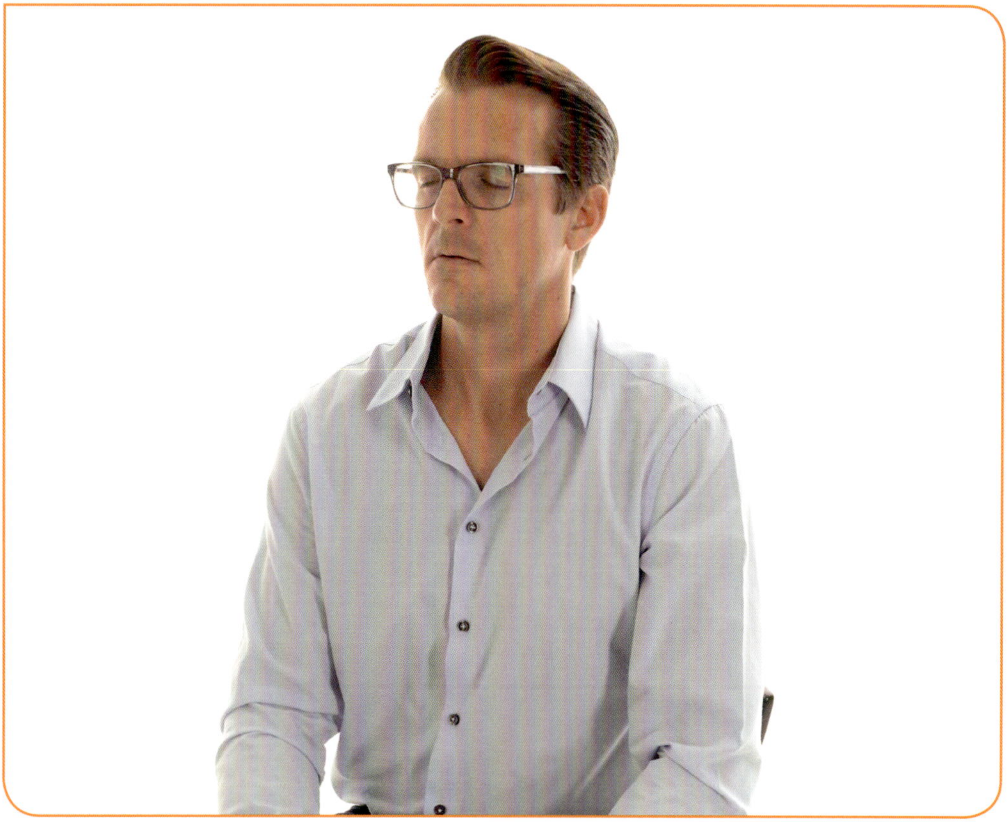

Bei jedem Einatem spüren, wie die Luft die Lungen füllt. Dann langsam und bewusst ausatmen.

Achtsamkeitstraining für die Arme

In Kombination mit den Händen tragen die Arme dazu bei, Alltagsbewegungen feinkoordinativ durchzuführen und damit alltägliche Verrichtungen erfolgreich zu bewältigen.

Der Arm im Alltag: Durch das Zusammenspiel der Schulter-, Ellenbogen- und Handgelenke sind vielfältige Armbewegungen möglich. So kann der Arm gebeugt und gestreckt werden, von der Seite zum Körper heran- oder weggezogen und nach oben und unten bewegt werden. Sogar Drehungen sind möglich. Deshalb sind viele alltägliche Situationen nur mit funktionsfähigen Armen bewältigbar. Sie dienen vor allem als Greifwerkzeuge. Selbst Körperstellen auf der Rückseite des Körpers können mit den Armen erreicht werden. Dies ist eine Voraussetzung dafür, angemessen Körperpflege betreiben zu können.

Ein Arm-Achtsamkeitstraining richtet sich besonders an Menschen, deren Arme (sowie Schultern und Hände) beruflich bedingt einseitigen Belastungen ausgesetzt sind. Hierzu zählen z.B. Büroangestellte, die täglich und andauernd mit der PC-Maus hantieren müssen, und viele handwerkliche Berufe. Gelenke, Sehnen und Muskeln können sich in den nächtlichen Erholungsphasen nicht ausreichend erholen, sodass die tagtäglichen Belastungen mit der Zeit zu Schmerzen und Funktionseinschränkungen führen.

Einseitige Belastungen in der Freizeit sind ebenfalls nicht zu unterschätzen, beispielsweise im Sport beim Squash und Tischtennis oder in akuten und eher sporadisch-ungewohnten Belastungssituationen, z.B. Heimwerkertätigkeiten wie stundenlanges Wände streichen. Auch hier kann das Arm-Programm wohltuend wirken. Nicht zuletzt sind die Übungen zum Erhalt der Armbeweglichkeit bei älteren Menschen sinnvoll.

Anatomie & Physiologie: Der Arm lässt sich grob in den Oberarm, den Unterarm und die Hand gliedern. Letztere wird in einem eigens entwickelten Programm thematisiert. Konzentrieren wir uns auf die knöchernen Strukturen: Hier bildet der Oberarmknochen (Humerus) den längsten und größten Knochen des Armes. Sein oberes Ende geht eine gelenkige Verbindung mit dem Schulterblatt ein. Besondere Aufmerksamkeit sollten wir auf unser Schultergelenk richten. Es ist eines der beweglichsten Kugelgelenke des menschlichen Körpers und sorgt dafür, dass wir im Alltag mit unseren Armen nicht nur vielfältige Bewegungsrichtungen, sondern auch große Bewegungsamplituden ausführen können. Dabei ist der größte Oberarmmuskel, der Deltamuskel, an allen sechs Bewegungsrichtungen des Schultergelenks beteiligt.

Der Arm – ganzheitlich betrachtet: Eine wichtige Funktion der Arme ist neben dem Greifen und Heben auch das Ausbalancieren des menschlichen Gangs durch Pendelbewegungen beim Gehen. Eigentlich sind die Arme mit ihren drei Gelenken und der damit einhergehenden Bewegungsfreiheit bei allen Bewegungen wichtig, die aufrecht durchgeführt werden und die Gleichgewichtsfähigkeit ansprechen.

Über- und Unterforderung: Unsere Arme gebrauchen wir bei alltäglichen Verrichtungen, ohne darüber nachzudenken. Erst bei Beschwerden werden wir uns der Bedeutung der Arme für viele Bewegungen ‚schmerzlich' bewusst. Die Beschwerdebilder bei Schmerzen im Bereich der Arme sind vielfältig und können orthopädischen, neurologischen, aber auch kardiologischen Ursprungs sein. So können bei degenerativen Veränderungen der Halswirbelsäule Schmerzen bis in die Arme ausstrahlen. Meist führen jedoch Dauerkontraktionen der Muskulatur bzw. chronische Verspannungen infolge von Überbelastungen, Fehlhaltungen und falschen Angewohnheiten, wie körperfernes Heben und Tragen, zu Beschwerden in den Armen. Dem kann vorgebeugt werden, indem eine einseitige und monotone Beanspruchung der Muskulatur so gering wie möglich gehalten wird. Führen Sie also regelmäßig Ausgleichsbewegungen durch, wie beispielsweise mit dem hier vorgestellten Arm-Achtsamkeitstraining.

Eine Überforderung kann allerdings auch dadurch entstehen, dass Muskeln dauerhaft ohne viel Kraftaufwand durch häufige und schnell ausgeführte stereotype Bewegungen belastet werden. Dies wird durch das RSI-Syndrom beschrieben, das die Abkürzung für ‚Repetitive Strain Injury' ist. In Deutschland leidet rund ein Viertel aller Computerbenutzer an RSI. Zigtausendfache Wiederholungen mit den Armen und Händen führen hier zu Sensibilitätsverlust, dauerhaften Schmerzen in Bewegung und Ruhe, Muskelschmerzen, Sehnen- und Sehnenscheidenentzündung und vielem mehr. Nun betrifft RSI nicht jeden gleichermaßen, sondern steht in Abhängigkeit zu individuellen physiologischen Eigenschaften, etwa genetisch bedingte Radien der Handgelenke. Es entwickelt sich aber meist durch eine reduzierte Körperwahrnehmung in den belasteten Körperregionen. Hier setzt unser Training an. Es kann präventiv helfen, dass auf solche Überlastungen durch Reduktion der entsprechenden Tätigkeiten und Einführung entspannender Auszeiten achtsam und frühzeitig reagiert wird, bevor Gewebsveränderungen und Vernarbungen durch Micro-Verletzungen z.B. in Muskulatur und Sehnen vorliegen.

Wer akut an RSI laboriert und das Training ergänzen möchte, sollte vor allen Dingen Dehnübungen für die Arme und Hände durchführen. Das ist allerdings ein lange währender Prozess, der die Motivation zu täglichem Training voraussetzt.

Psychosomatik: Wer unter Stress und inneren Spannungen leidet, hat oftmals eine verspannte Schulter- und Nackenmuskulatur. Dies kann zu Verhärtungen und Minderdurchblutung der Muskulatur führen, die Schmerzen und Bewegungseinschränkungen im Arm auslösen können.

Die Arme können auch Gefühlslagen ausdrücken. Ein Beispiel: Sie halten einen Vortrag und lassen sich einleitend darüber aus, wie sehr sich freuen, hier und heute vortragen zu dürfen. Dies ist sicherlich dann unglaubwürdig, wenn Sie zugleich mit verschränkten Armen vor Ihrem Publikum stehen und dabei der gesamte Körper sichtbar angespannt ist. Verschränkte Arme dienen instinktiv meist dem Schutz vor bedrohlichen Situationen.

Dass Armhaltungen gestisch ausdrucksstark sind, zeigen weitere Beispiele: Wenn Sie etwa Arme und Hände in die Hüfte stemmen, um sich zu wehren. Wenn Sie die eigenen Oberarme umklammern, um sich zu spüren oder einen festen Halt zu geben. Wenn Sie sich mit Ihren Händen lässig, abschätzig und sich vielleicht überlegen fühlend am eigenen Gürtel festhalten. Beobachten Sie sich in verschiedenen Alltagssituationen und deuten Sie Ihre eigene Körpersprache.

Weiterführende Schriften: Wenn Sie sich gezielt zum Thema Arme weiterbilden wollen, sind folgende *grundlegende Schriften* empfehlenswert:

- Godt, P., Malin, J.-P. & Wittenborg, A. (1985). *Das Schulter-Arm-Syndrom. Diagnose und Therapie von Nacken-Schulter-Arm-Schmerzen.* Stuttgart: Thieme.
- Imhoff, A.B. (2012). *Schulter/Ellenbogen/Stoßwelle/Hüfte.* Darmstadt: Steinkopff.
- Martini, A., Wirth, C. & Zichner, L. (2003). *Ellenbogen, Unterarm und Hand.* Stuttgart: Thieme.
- Pederzini, L., Eygendaal, D. & Denti, M. (2016). *Elbow and Sport.* Heidelberg: Springer.

Empfehlenswerte *Praxisbände*:

- Bertram, O. (2013). *Das Men´s Health Starke Arme & Schultern Buch. Definierter Bizeps, knackiger Trizeps, breite Schultern – packen Sie´s an.* München: Südwest.
- Boeckh-Behrens, W.-U. & Buskies, W. (2005). *Supertrainer Schultern, Arme, Brust: Die effektivsten Übungen.* Reinbek: Rowohlt.
- Czichoschewski, H. (2001). *Body-Styling Brust und Arme.* München: BLV.
- Froböse, I. (2015). *Das Muskel-Workout für straffe Arme und starke Schultern. 10 hocheffiziente Übungen ohne Geräte.* München: Gräfe & Unzer.
- Heldt, U. (2005). *Rücken-Schultern-Arme. Das komplette Workout.* Aachen: Meyer & Meyer.
- Regelin, P. (2007). *Hanteltraining nur für Frauen. Den Körper formen und die Muskeln stärken.* München: BLV.
- Speirs, S. (2013). *In 7 Wochen zu 100 Liegestützen. Optimales Training für Brust, Arme, Schultern, Bauch, Rücken und Beine.* München: Riva.
- Tschirner, T. (2005). *Bauch, Arme, Brust. Bodystyling für den Oberkörper.* München: Gräfe & Unzer.

Zum Programm: Mit Hilfe der ersten Übung *Unterarm dehnen* arbeiten wir an der wichtigen Verbindung der Hand mit dem Unterarm. Wir dehnen diejenigen Muskeln des Unterarms, die für eine kräftige Hand sorgen und die Bewegungen der einzelnen Finger unterstützen. Denn in den Fingern selbst gibt es keine Muskeln.

Mit der Übung *Arme aktivieren* initiieren wir die Streckung des gesamten Körpers und wachsen bildlich gesehen über uns hinaus. Dies ist auch eine gute Übung dafür, Atemfülle im Brustkorb zu erspüren.

Arme koordinieren spricht nicht nur die Rotationsbeweglichkeit der Arme an, sondern trägt auch zur muskulären Kräftigung der Armmuskulatur bis hin zur Schulter- und Nackenmuskulatur bei. Ein weiterer Aspekt ist der, dass über koordinative Anforderungen auch Gehirnareale angeregt werden.

Nun folgt wiederum eine Dehnungsübung: *Arme beweglich halten* fokussiert die Dehnungsfähigkeit des Oberarms und im Übergang die des Schultergürtels. Wir bleiben beim Dehnen, kombinieren aber mit dem *Arme dehnen* die Dehnungsfähigkeit zugleich mit einer Kräftigung der rückwärtigen Oberarmmuskulatur, die sich über die von der Bewegung ausgelösten Muskelkette bis in die tieferliegende Schultermuskulatur erstreckt. Dies ist eine hervorragende Übung, um gegen muskuläre Dysbalancen im oberen Rücken vorzugehen und die sich ausbreitende Entspannung von den Oberarmen aus in den Rücken hinein zu spüren. Mit einer Anspannungs-Entspannungsübung wird dann das *Nachspüren* eingeleitet.

Noch ein Hinweis: Da Beschwerden in den Armen häufig von anderen Körperteilen ausgehen oder mit ihnen zusammenhängen, können Armübungen je nach Problematik gut mit den Hand-, Schulter- und Nackenübungen kombiniert werden.

Das Programm auf einen Blick

Die Tabelle zeigt Ihnen im Überblick alle sechs Übungen des Programms für die Arme, deren Ziele und die Empfehlungen für deren Dauer.

Ziele	Übungen	Dauer
Dehnung Entspannung	Unterarm dehnen	bis 1½ Min.
Aktivierung	Arme aktivieren	bis 2 Min.
Koordination	Arme koordinieren	bis 1½ Min.
Beweglichkeit	Arme beweglich halten	bis 3 Min.
Dehnung Kräftigung	Arme dehnen	bis 1½ Min.
Focusing	Nachspüren	bis 2 Min.

Bevor Sie mit den Übungen beginnen, sollten Sie die folgende Hinweise für Ihr Training beachten:

- Wenn Sie Probleme mit Ihren Handgelenken haben, seien Sie bei den Dehnübungen besonders achtsam.
- Die Übungen können auch im Sitzen durchgeführt werden. Wir empfehlen Ihnen, die Übungen zu Beginn im Stehen durchzuführen, da Sie sich dann freier bewegen können.

Unterarm dehnen

Entdecken Sie die Wohlspannung für Ihren Unterarm.

- Stellen Sie sich aufrecht hin.

- Strecken Sie den rechten Arm ungefähr auf Schulterhöhe nach vorne aus. Ihre Handfläche zeigt zum Boden.

- Umfassen Sie nun mit der flachen, linken Hand die Finger und die Handfläche Ihrer rechten Hand und ziehen Sie die rechte Hand langsam, sanft und bewusst nach hinten oben, sodass die Fingerspitzen nach oben zeigen.

- Sobald Sie ein leichtes Ziehen an der Unterseite des Handgelenks spüren, stoppen Sie und halten die Position solange, bis die Spannung nachlässt.

- Dann bewegen Sie die Hand wieder langsam in die Ausgangsposition zurück.

- Führen Sie die Übung nun mit dem linken Arm durch.

- Nun noch einmal die Übung mit jedem Arm durchführen.

Arme aktivieren

Werden Sie groß und wachsen Sie über sich hinaus.

- Stehen Sie mit leicht geöffneten Füßen und hüftbreit im lockeren aufrechten Stand. Die Zehen zeigen nach vorne. Die Knie können leicht gebeugt sein. Ihr Oberkörper ist aufgerichtet und die Schultern entspannt.

- Einatmend führen Sie die Arme langsam seitlich nach oben über den Kopf und ziehen die Hände nach oben. Der Kopf ist gerade: Richten Sie den Blick nach vorne.

- Bleiben Sie in dieser Position und atmen Sie fließend weiter. Verschränken Sie die Finger mit ausgestreckten Zeigefingern. Achten Sie aber darauf, dass die Schultern unten bleiben und nicht zu den Ohren angezogen werden.

- Spüren Sie, wie sich der ganze Körper von den Fußsohlen bis in die Fingerspitzen mit jeder Einatmung mehr in die Höhe streckt.

- Mit den Füßen sollten Sie weiterhin standfest mit dem Boden verhaftet bleiben.

- Halten Sie die Stellung noch ein paar Atemzüge und nehmen Sie wahr, wie Ihr Atem ruhig und gleichmäßig ein- und ausströmt.

- Ausatmend führen Sie die Arme langsam wieder seitlich nach unten und bleiben in entspannter Haltung stehen. Lassen Sie dabei Arme und Schultern locker hängen. Atmen Sie ruhig und gleichmäßig.

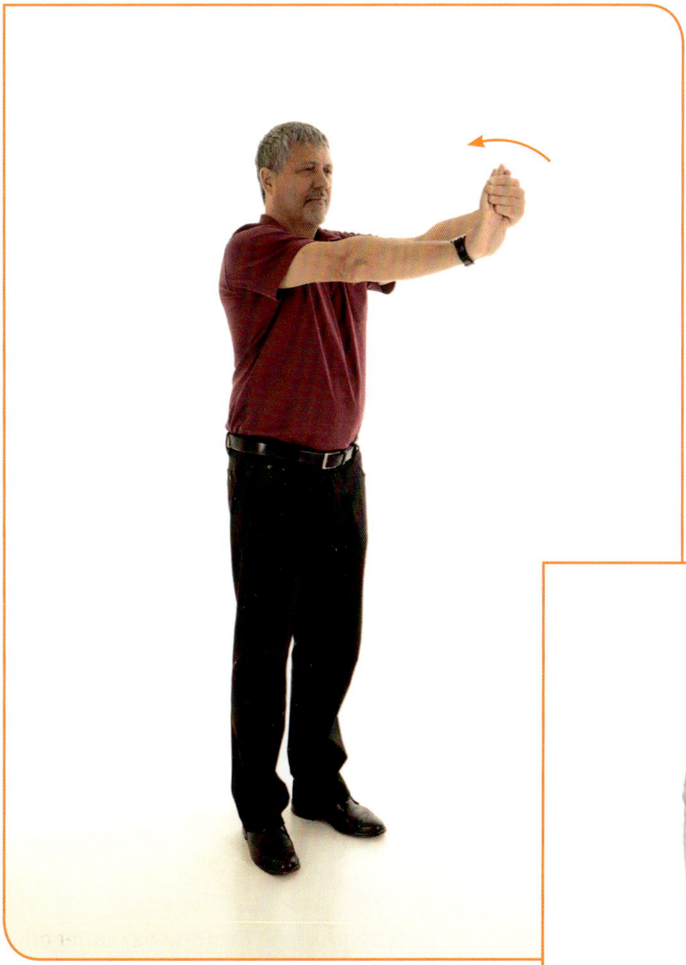

Die Hand am ausgestreckten Arm mit der anderen Hand sanft nach hinten oben ziehen. Die Stellung kurz halten, bis die Spannung nachlässt.

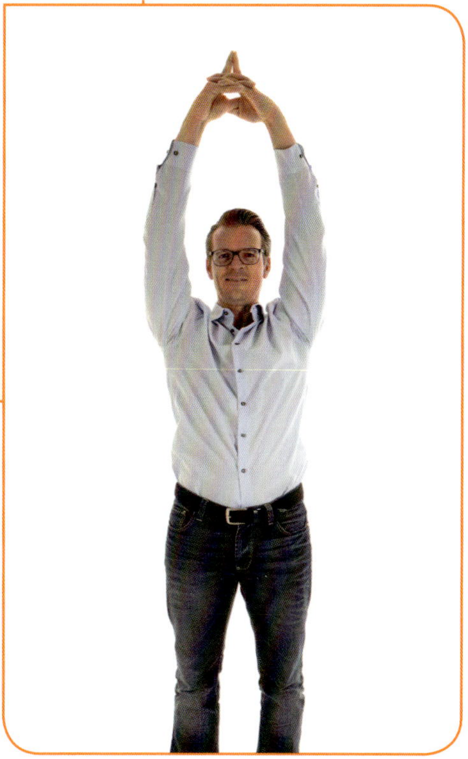

Einatmend die Arme langsam seitlich nach oben führen, dann mit verschränkten Fingern nach oben strecken.

Arme koordinieren

Tun Sie etwas für Ihre Nacken-, Schulter- und Armmuskulatur und aktivieren Sie durch Augen-Hand-Koordination Ihr Gehirn.

- Stellen Sie sich aufrecht hin. Strecken Sie die Arme seitlich auf Schulterhöhe aus und ballen Sie die Hände locker zu Fäusten. Die Daumen zeigen nach oben.

- Beginnen Sie die Übung, indem Sie den Kopf zur linken Hand drehen. Gleichzeitig drehen Sie die rechte Faust so, dass der Daumen nach unten zeigt.

- Jetzt den Kopf langsam nach rechts drehen und gleichzeitig die Richtung der Daumen ändern: Der rechte Daumen zeigt nun nach oben, der linke nach unten.

- Führen Sie den Richtungswechsel fort und drehen Sie dabei jeweils die Daumen nach oben und unten. Einatmend in die eine Richtung, ausatmend in die andere Richtung.

- Achten Sie auch darauf, die Arme auf Schulterhöhe zu halten, damit der Daumen genau in Ihrem Blickfeld liegt und Sie bei der Bewegungsausführung den Nacken lang lassen.

- Jetzt lassen Sie die Arme sinken und spüren der Anstrengung nach.

Arme beweglich halten

Dehnen Sie Schultergürtel und Arme und halten Sie Ihre Arme beweglich.

- Stehen Sie aufrecht. Heben Sie einatmend beide Arme seitlich nach oben über den Kopf. Ausatmend senken Sie sie wieder. Wiederholen Sie die Armbewegung mehrmals mit fließenden Atemzügen.

- Spüren Sie, wie sich Ihr Brustkorb mehr und mehr weitet und Sie sich im Rücken aufrichten.

- Heben Sie nun einatmend den rechten Arm über den Kopf und lassen Sie Ihre Handfläche ausatmend in Richtung Ihres rechten Schulterblattes absinken. Der rechte Ellenbogen bleibt dabei oben.

- Beugen Sie Ihren linken Ellenbogen und streichen Sie von unten mit dem Handrücken Ihren Rücken entlang zur anderen Hand. Versuchen Sie, die Fingerspitzen anzunähern und vielleicht zu greifen. Dabei bleibt der Kopf aufrecht, der Nacken lang, Gesicht und Kiefer sind locker. Vermeiden Sie ein Hohlkreuz als Ausgleichsbewegung.

- Die Dehnung in Schulter, Oberarm und Brust sollte deutlich zu spüren sein, aber nicht schmerzhaft werden. Nehmen Sie in dieser Position weitere gleichmäßige und volle Atemzüge.

- Lösen Sie die Haltung ausatmend langsam auf und lockern Sie die Schultern.

- Heben Sie nun den linken Arm einatmend nach oben über den Kopf und führen Sie die Haltung auf der anderen Seite gleich lang durch.

- Lösen Sie nun wieder die Haltung ausatmend und langsam auf und lockern Sie Schultern und Arme.

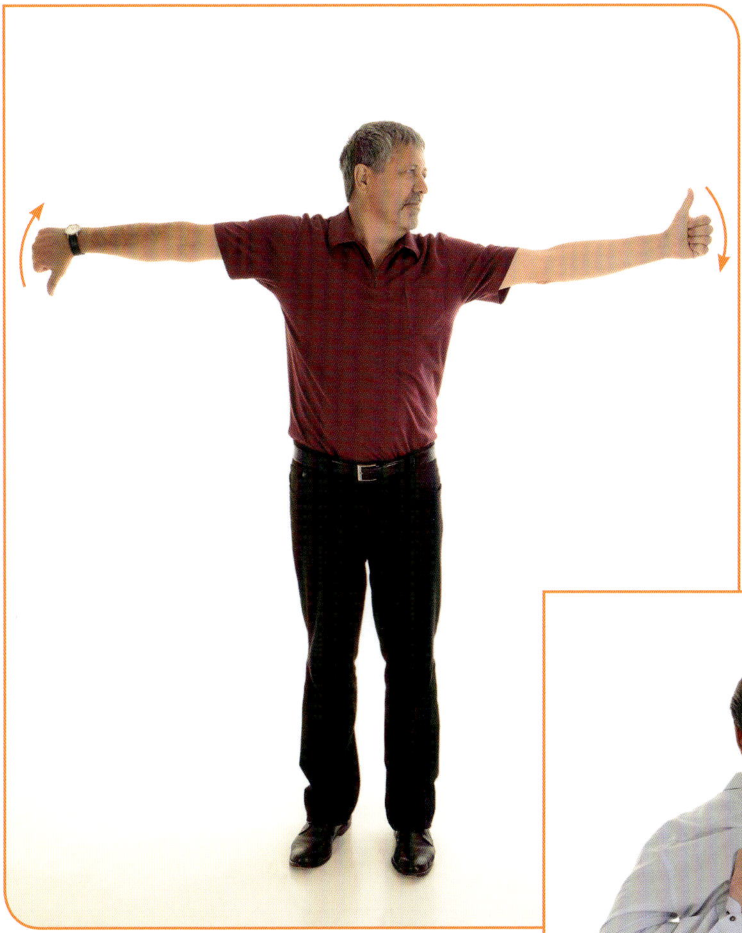

Die Arme in einer Linie halten, den Kopf zum aufgerichteten Daumen drehen, dann den Kopf in die andere Richtung drehen, gleichzeitig den aufgerichteten Daumen senken und den anderen Daumen heben.

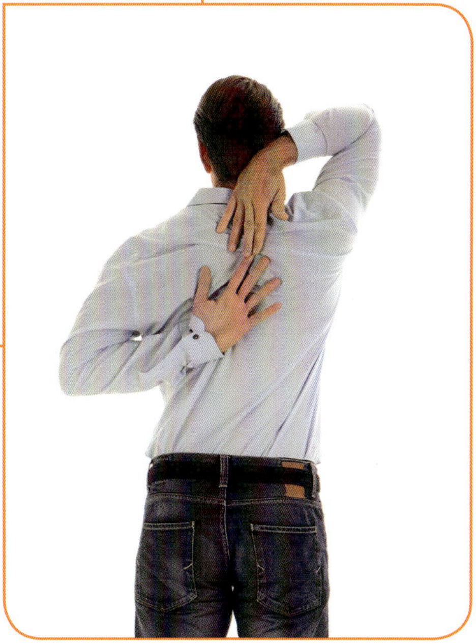

Einen Arm über den Kopf heben und zum Schulterblatt absenken. Der Ellbogen bleibt oben. Dann den anderen Ellbogen hinter dem Rücken beugen und mit dem Handrücken den Rücken entlang zur anderen Hand streichen.

Arme dehnen

Testen Sie Ihre Dehnfähigkeit von den Armen bis in die Schultern hinein.

- Stellen Sie sich aufrecht hin. Die Knie sind leicht gebeugt, die Fußspitzen zeigen etwas nach außen.
- Bringen Sie Ihre Arme gestreckt nach hinten bis auf eine Höhe zwischen Gesäß und Schultern. Dann drehen Sie die Handinnenflächen nach außen, bis Sie eine angenehme Dehnung in den Unter- und Oberarmen spüren. Den Oberkörper aufrecht halten.
- Halten Sie die Position für einige Atemzüge.
- Nehmen Sie dann die Arme wieder nach unten und lockern Sie sich.
- Wiederholen Sie diese Übung noch einmal.
- Abschließend lockern Sie nochmals Ihre Hände, Arme und Schultern.

Nachspüren

Erfahren Sie die sich ausbreitende Wärme über Hände und Arme hinaus in den Schultergürtel.

- Stellen Sie sich aufrecht hin.
- Winkeln Sie beide Arme nach vorne an und spannen Sie einatmend Ihre Hände zu Fäusten. Beugen Sie die Fäuste weiter in Richtung Ihrer Schultern und spannen Sie beidseitig den Armbeuger-Muskel, also Ihren Bizeps an, ohne dass sich dies unangenehm anfühlt.
- Halten Sie die Arme angespannt und spüren Sie, wie fest diese sind. Spüren Sie der Spannung bis in die Schulterblätter nach. Die Schultern bleiben tief.
- Ausatmend lösen Sie langsam die Anspannung, bis alle Hand- und Armmuskeln entspannt und weich sind. Lassen Sie die Arme sinken.
- Atmen Sie ruhig weiter und lenken Sie die Aufmerksamkeit auf die entspannten Arme, die im Stehen locker zur Seite hängen. Versuchen Sie mit jedem Atemzug, noch etwas mehr loszulassen. Ihre Muskulatur wird ganz weich.
- Abschließend spüren Sie in beiden Armen nach. Genießen Sie, wie sich die Entspannung ausgebreitet hat und wie locker Ihre Arme und Ihr ganzer Schultergürtel jetzt sind.
- Nun ist es wieder Zeit, im Hier und Jetzt anzukommen: Recken und strecken Sie sich dazu.

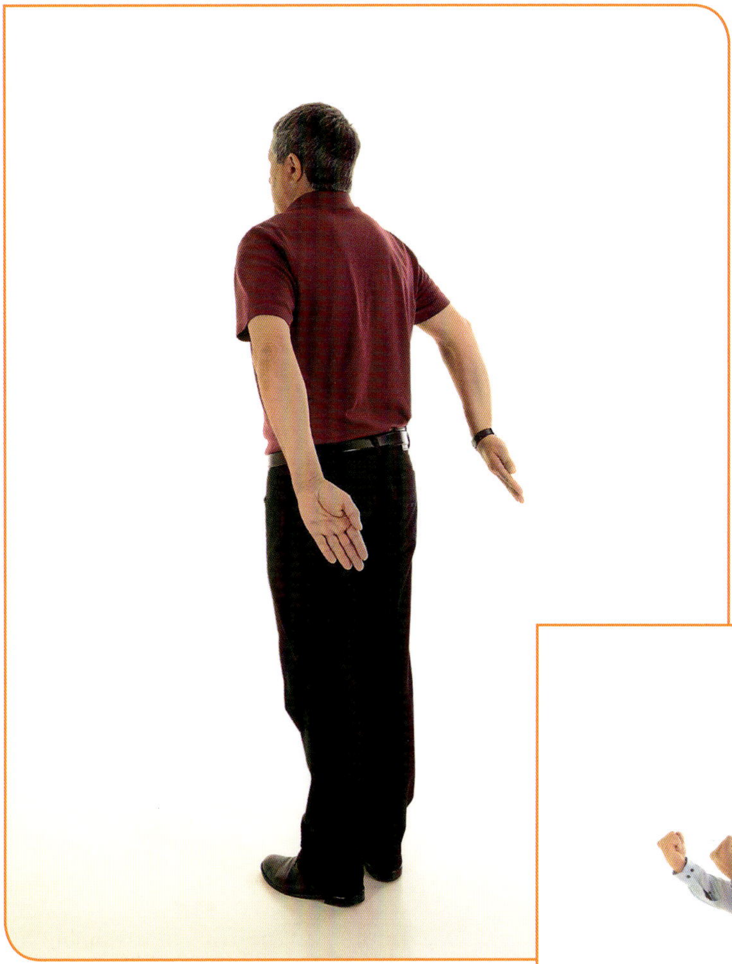

Arme gestreckt nach hinten bringen, Handinnenflächen nach außen drehen und die Dehnung in den Armen spüren.

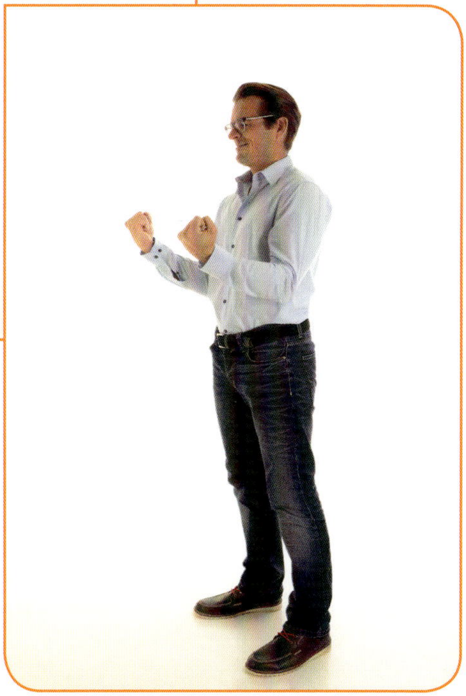

Von der Hand aus die gesamte Armmuskulatur aktivieren, bis der Arm ganz fest ist. Dann entspannen und der Wärme nachspüren.

Achtsamkeitstraining für die Hände

Ohne Hände sind wir hilflos, dennoch werden sie im Alltag vernachlässigt. Wenige Übungen helfen, achtsam mit Ihnen umzugehen und sie funktionstüchtig zu halten.

Die Hand im Alltag: Unsere Hände sind ein Leben lang unentbehrlich. Es gibt nur wenige Alltagsverrichtungen oder Berufe, bei denen die Hände nicht benötigt werden.
Hinzu kommt, dass sich das Tätigkeitsprofil unserer Gesellschaft auf spezielle Hand- und Fingerfertigkeiten stützt. Auch viele kulturelle Leistungen sind ohne Hände kaum möglich, man denke an Musiker oder an Menschen, die handwerklich arbeiten.

Anatomie & Physiologie: Das Zusammenspiel von 33 Handmuskeln und 27 Handknochen ermöglicht den Händen eine Feinmotorik, die eine Vielfalt an Funktionen eröffnet. Dabei verbinden sich acht Handwurzelknochen mit den beiden Unterarmknochen zum Handgelenk.
Die Unterarmmuskeln und die Muskeln in der Handfläche unterstützen die Bewegungen der Finger, da sich in den Fingern selbst, mit Ausnahme des Daumens, keine Muskeln befinden. Die Kraftübertragung erfolgt über mehr als 20 Sehnen, die durch die Handwurzel verlaufen. Diese sind am Handrücken und am Handgelenk, sofern die Finger bewegt werden, deutlich sichtbar. Die Bewegungsfreiheit der Finger ermöglichen Kugelgelenke an Mittelhandknochen und Fingern.
Dem Daumen kommt eine Sonderstellung zu. An vielfältigen, mit der Hand durchgeführten Bewegungen ist er etwa zur Hälfte der Fälle beteiligt. Entsprechend sind auch die Hirnareale, die ihn steuern, ausgeprägter als die der anderen Finger. Im Gegensatz zu den anderen Fingern mit ihren drei Fingergliedknochen besteht der Daumen anatomisch nur aus zwei Knochen. Die erhöhte Bewegungsfreiheit erhält er mittels des Daumensattelgelenks. Die Oppositionsstellung des Daumens ist ein evolutionärer Entwicklungssprung gegenüber anderen Säugetieren, da Greiffunktionen entscheidend verbessert werden. Deshalb ist die Muskulatur des Daumens mit insgesamt neun Einzelmuskeln, die verschiedene Funktionen besitzen, differenziert ausgeprägt.

Die Hand – ganzheitlich betrachtet: Unsere Hände sind nicht nur die sensibelsten und differenziertesten Glieder des menschlichen Körpers, auch ist keines unserer Körperteile so eng mit Gehirnaktivitäten verknüpft.
Die Hände machen mit etwa zwei Prozent nur einen sehr geringen Anteil der gesamten Körpermasse aus. Erstaunlich ist deshalb, dass nahezu die Hälfte der Großhirnrinde allein für deren Sensorik zuständig ist und hier die Hände im Vergleich zu ihrer Größe sehr viel ‚Platz' beanspruchen.
In der Traditionellen Chinesischen Medizin (TCM) wird von jeher angenommen, dass sich in den Händen der gesamte

Körper widerspiegelt, wobei die rechte Hand die rechte Körperhälfte und die linke Hand die linke Körperhälfte abbilden soll.
Tatsächlich beginnen und enden viele Energieleitbahnen, sog. Meridiane, in den Fingern, so dass die Arbeit mit Hand und Fingern energetisch stimulierend wirkt.
Vielfältige Kopplungen der Hand mit dem Gehirn bieten die Möglichkeit, durch Fingertraining gezielt Gehirnfunktionen zu beeinflussen und verschiedene kognitive Fähigkeiten, wie etwa Merkfähigkeit und Konzentration, besser zu entwickeln.
Empirisch belastbare Studien belegen beispielsweise, dass Fingerfertigkeitsübungen mit Kindern deren mathematisches Denkvermögen steigern. Ebenso hängt die Feinmotorik der Finger eng mit dem Sprachvermögen zusammen, da die entsprechenden Hirnareale miteinander verknüpft sind.
Daher stammt vielleicht der intuitive Spruch des Philosophen Giordano Bruno im 15. Jahrhundert, dass „die Götter [...] dem Menschen Verstand und Hände gegeben und ihn nach ihrem Bilde geschaffen" haben.

Über- und Unterforderung: Die einseitige Benutzung der Hände führt schnell zu Überlastungssyndromen wie beispielsweise Sehnen- oder Kapselreizungen. Viele Tätigkeiten im Haushalt oder bei der Gartenarbeit tragen dazu bei. Arbeiten mit der PC-Maus, das Spielen eines Musikinstruments oder Handarbeiten wie Stricken sind ebenfalls anzuführen. Bei Erwachsenen können die Hände auch durch unterschiedliche Sportarten wie Tennis, Rudern oder Klettern überlastet werden. Abnutzungserscheinungen sind deshalb bei der Hand nichts Unbekanntes. Sowohl das Handgelenk als auch das Daumengrundgelenk sind für Arthrosen, der Abnutzung von Knorpel in Gelenken, anfällig. Entzündliche Erkrankungen wie etwa die rheumatoide Arthritis kommen hinzu. Und auch der altersbedingte Verschleiß ist maßgeblich.
Ein gezieltes Training dient dazu, die Achtsamkeit auf diese kleinen Körperteile zu lenken, deren Bedeutung meist erst dann in den Vordergrund rückt, wenn die Hände schmerzen oder etwas mit ihnen nicht in Ordnung ist. Täglich durchgeführte, einfache Fingerübungen helfen, besser und dauerhaft den Alltag bewältigen zu können.

Psychosomatik: Psychische Belastungen können Einfluss auf den Hormonhaushalt nehmen und – beispielsweise in Stress- und Paniksituationen – die verstärkte Ausschüttung von Stresshormonen veranlassen, welche die Gefäßweitstellung und die damit einhergehende Durchblutung beeinflusst. Die Hände betreffend werden diese dann schweißkalt, die Finger eisig.
Auch das ‚Fingernägel kauen' ist psychischer Natur, nämlich der Versuch, die innere Angespanntheit oder den inneren Konflikt mit dem Kauen zu lösen.
Die psychosomatische Krankheit Magersucht (anorexia nervosa) äußert sich nicht nur durch einen massiven Gewichtsverlust, sondern auch dahingehend, dass der Hormonhaushalt aus dem Gleichgewicht gerät. Aus diesem Grund haben die Patienten oftmals Durchblutungsstörungen, welche die Hände und Füße betreffen. Beim Krankheitsbild Depression tritt diese Symptomatik ebenfalls auf.
Die Handgestik spiegelt auch innere Befindlichkeiten wider. Verhaltensweisen, wie beispielsweise das ‚Fingerklopfen' und ‚die Hände in den Hosentaschen verstecken', deuten auf Ungeduld und Unsicherheit hin. Werden die ‚Fäuste geballt', kann dies ein Zeichen von Wut sein.

Weiterführende Schriften: Wenn Sie sich gezielt zum Thema Hände weiterbilden wollen, sind folgende *grundlegende Schriften* empfehlenswert:

- Hirt, B., Seyhan, H., Wagner, M. & Zumhasch, R. (2014). *Anatomie und Biomechanik der Hand.* Stuttgart: Thieme.
- Martini, A., Wirth, C. & Zichner L. (2003). *Ellenbogen, Unterarm und Hand.* Stuttgart: Thieme.
- Wilson, F. R. (2002). *Die Hand – Geniestreich der Evolution. Ihr Einfluß auf Gehirn, Sprache und Kultur des Menschen.* Reinbek: Rowohlt.

Empfehlenswerte *Praxisbände*:

- Busch, N. (2016). *Handgymnastik für Senioren. Karten-Set mit ergotherapeutischen Übungen für die Altenpflege.* Mülheim an der Ruhr: Verlag an der Ruhr.
- Christiansen, A. (2014). *Mudras – Yoga für die Hände. Heilende Übungen für Körper und Seele.* München: Irisiana.
- Da Silva, K. (2008). *Gesundheit in unseren Händen. Mudras – die Kommunikation mit unserer Lebenskraft.* München: Knaur.
- Gera, B. (2016). *Finger-Qigong. Einfache und schnelle Hilfe durch Übungen für die Hände.* München: Irisiana.
- Henze, B. (2016). *Aktivieren mit Handgymnastik. Übungen mit Alltagsgegenständen.* Hannover: Schlütersche Verlagsgesellschaft.
- Hetz, C. (2014). *Fitness für die Hände. Durch Übungen mit Therapeutischer Knetmasse.* Wolnzach: Kastner.
- Hirschi, G. (2008). *Mudras. Die wundervolle Kraft des Finger-Yoga.* München: Kailash.
- Klemann, C. (2000). *Handreflexzonenmassage. Die sanfte Behandlung erfolgreich selbst anwenden.* Marbach am Neckar: Südwest.
- Kunz, B. & Kunz, K. (2006). *Handreflexzonenmassage. Wohltat für Körper und Geist.* München: Dorling Kindersley.
- Larsen, C. & Miescher, B. (2010). *Präzise Hände.* Stuttgart: TRIAS.

Zum Programm: Die Übungen des Programms fördern das konzentrative Augenmerk auf die Hände, schulen den sorgsamen Umgang mit ihnen und vermitteln wichtige Übungen für funktionsfähige Hände, die jederzeit unauffällig in den Alltag eingebracht werden können. Nebenbei wirken sich entspannte Hände auch psychisch entspannend aus. Und nicht zuletzt werden über Fingerübungen zudem die Unterarme gestärkt.

Wir beginnen mit dem *Faust ballen*, das in Anlehnung an eine Übung aus der progressiven Muskelrelaxation nach Jacobson die Konzentration sofort auf Hand und Unterarm lenkt. Auf die Hand-Anspannung hin folgt eine gut fühlbare entspannte Hand. Kennzeichnend dafür sind wärmere Hände als Folge einer intensiveren Durchblutung.

Nach diesem Warm-up folgt die Übung *Gelenke ölen*, die Sie den Funktionsradius Ihrer Fingergelenke erfahren lässt.

Mit *Hände massieren* wird durch abwechselndes gezieltes Drücken und Massieren berücksichtigt, dass in den Händen zahlreiche Energiebahnen verlaufen und es dort mehr Nervenendungen gibt als in anderen Regionen, um die Hände mit Organen im ganzen Körper zu vernetzen. Damit kann je nachdem aktivierend, beruhigend oder ausgleichend auf Körperteile eingewirkt werden – körperliches und seelisches Wohlbefinden werden positiv beeinflusst, Stress kann reguliert werden.

Weiterhin werden mit dem *Finger kräftigen* die alltäglich wichtigen Greifbewegungen unserer Hände gestärkt und schließlich durch die Übung *Hände spreizen* wiederum wohltuend gedehnt. Denn auch durch Dehnungen werden Reflexzonen aktiviert und Impulse an die einzelnen Körperregionen und Organe weitergeleitet.

Beim *Nachspüren* werden die Hände erst gelockert, um sie dann per Hand-Scan nochmals intensiv wahrzunehmen.

Das Programm auf einen Blick

Die Tabelle zeigt Ihnen im Überblick alle sechs Übungen des Programms für die Hände, deren Ziele und die Empfehlungen für deren Dauer.

Ziele	Übungen	Dauer
Durchblutung Entspannung	Faust ballen	bis 2½ Min.
Mobilisation Entspannung	Gelenke ölen	bis 3 Min.
Mobilisation Entspannung	Hände massieren	bis 1½ Min.
Kräftigung	Finger kräftigen	bis 1½ Min.
Dehnung	Hände spreizen	bis 1 Min.
Focusing	Nachspüren	bis 1½ Min.

Bevor Sie mit den Übungen beginnen, sollten Sie die folgenden Hinweise für Ihr Training beachten:

- Da es sich bei den Händen um kleine Körperteile handelt, braucht es erhöhte Aufmerksamkeit, um Veränderungen wahrzunehmen: Führen Sie die Übungen deshalb bewusst langsam und konzentriert durch und spüren Sie jeweils intensiv in Ihre Hände hinein.

- Die Übungen sind mit der rechten Hand angeleitet. Wenn Sie Linkshänder sind, können Sie mit der linken Hand beginnen.

- Sämtliche Übungen für die Hände können bequem im Sitzen durchgeführt werden. Es spricht nichts dagegen, sie auch alle im Stehen oder Liegen durchzuführen, wenn es die Situation erfordert oder ermöglicht.

- Achten Sie beim Üben immer auf Ihre ganz persönliche Grenze und machen Sie nur das, was Ihnen gut tut.

- Sollten Sie Probleme mit Ihren Handgelenken haben, seien Sie bei den Dehnübungen besonders achtsam.

- Für kleine Körperteile wie die Hände ist es besonders wichtig, das Programm regelmäßig durchzuführen, um die Wahrnehmungsfähigkeit zu trainieren.

Faust ballen

Kräftigen Sie die Beugemuskulatur Ihrer Hand mithilfe der progressiven Muskelrelaxation und spüren Sie die intensive Entspannung nach der Anspannung.

- Bilden Sie in der Luft mit dem rechten Ober- und Unterarm einen 90°-Winkel.
- Einatmend spreizen Sie die Finger der rechten Hand. Ausatmend schließen Sie diese anschließend langsam und kräftig zur Faust. Führen Sie das Spreizen und Schließen mehrmals durch. Stellen Sie sich vor, Sie würden eine Zitrone zerdrücken.
- Jetzt schließen Sie die Faust und halten die Spannung für zwei Atemzüge.
- Lösen Sie nun die Spannung, indem Sie die Hand langsam wieder öffnen und Ihren Arm sinken lassen.
- Spüren Sie bei geöffneter Hand der Entspannung für mehrere Atemzüge nach. Nehmen Sie Veränderungen in Ihrer Hand wahr, z.B. ein Wärmeempfinden oder ein Kribbeln?
- Führen Sie diese Übung jetzt mit der linken Hand durch: Einatmend spreizen, ausatmend schließen – und das mehrmals.
- Jetzt die linke Faust für zwei Atemzüge schließen.
- Dann öffnen Sie auch diese Faust wieder, lassen den Arm sinken und spüren Ihrer entspannten Hand mehrere tiefe Atemzüge nach.

Gelenke ölen

Lernen Sie den Funktionsradius Ihrer Finger kennen und sorgen Sie für eine gute Gelenkschmierung, die Ihnen bei monotonen Bewegungen hilft.

- Fangen Sie mit den Fingern Ihrer rechten Hand an. Ihre Hand ist geöffnet, die Finger sind gestreckt.
- Nehmen Sie nun Ihren gestreckten Zeigefinger wahr und führen Sie mit diesem drei Beuge- und Streckbewegungen aus.
- Jetzt führen Sie die Beuge- und Streckbewegung einzeln mit Ihren weiteren drei Fingern je 3-mal durch. Zuletzt kommt der Daumen dran. Die Bewegungen langsam und fließend ausführen.
- Sie werden feststellen, dass sich die anderen Finger meist etwas mitbewegen. Das ist völlig normal.
- Führen Sie nun die Übung mit den Fingern Ihrer linken Hand durch.
- Abschließend kreisen Sie mit beiden Händen um Ihr Handgelenk.
- Lassen Sie die Hände sinken und spüren Sie nach: Sind Ihre Finger gelenkig? Welche sind mehr, welche weniger gelenkig? Fühlen sich Ihre Hände nun geschmeidiger an? Können Sie ohne Einschränkungen Ihre Hände kreisen lassen?

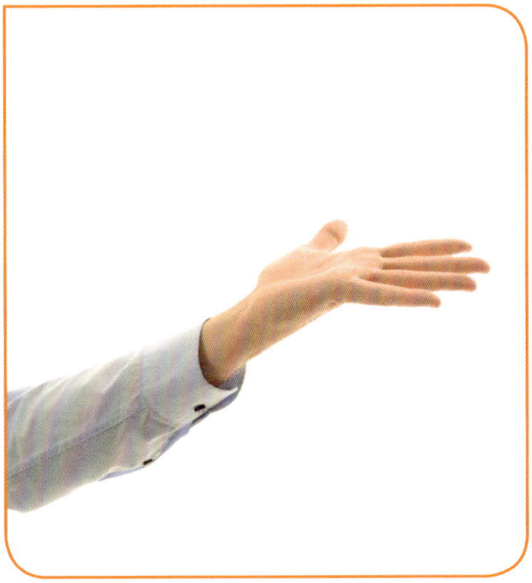

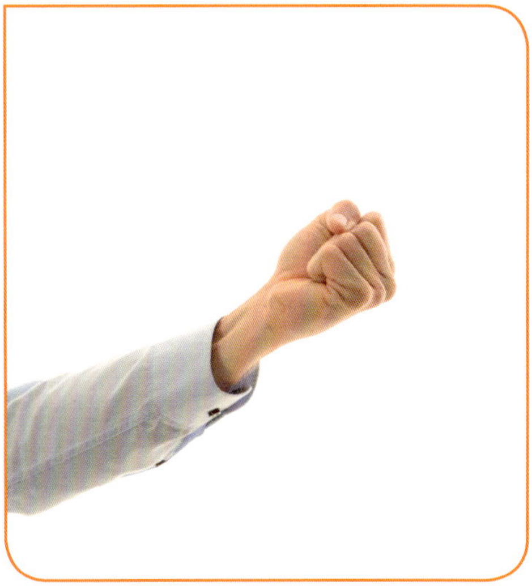

Einatmend die Finger spreizen, ausatmend die Finger zur Faust ballen. Dies mehrmals durchführen. Dann die Faust zwei Atemzüge lang schließen.

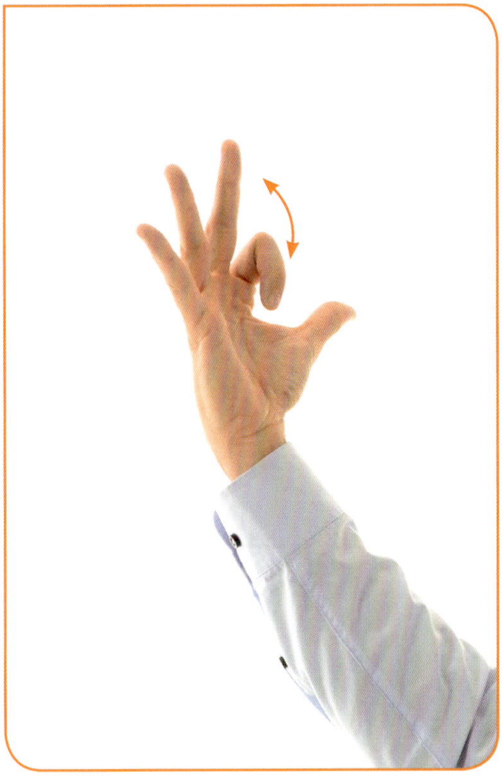

Zuerst jeden einzelnen Finger strecken und beugen. Anschließend die Hand um das Handgelenk kreisen.

Hände massieren

Sorgen Sie mit einem Wellnessprogramm für Ihre Hände für beruhigte Nerven und Sinne.

- Nehmen Sie die linke Hand mit der Handfläche nach unten und pressen Sie mit Daumen und Zeigefinger der rechten Hand jeden Finger vom Grundgelenk bis zu den Fingerspitzen mehrere Male kurz zusammen. Besonders wohltuende Punkte können Sie wie bei einer Akupressur etwas länger drücken.

- Drehen Sie anschließend die linke Hand so, dass die Handinnenfläche nach oben zeigt. Lassen Sie die Finger ganz entspannt.

- Stützen Sie nun mit den Fingern der rechten Hand die Rückseite der linken Hand. Jetzt führen Sie mit dem Daumen der rechten Hand kräftige, kreisende Bewegungen über die gesamte Handinnenfläche aus – wie bei einer Massage. Erspüren Sie die entspannende Wirkung.

- Jetzt lassen Sie auch Ihre rechte Hand in den Genuss des Pressens und der Massage kommen.

Finger kräftigen

Stärken Sie die Muskulatur in Ihrem Unterarm, die Ihnen hilft, die Greiffähigkeit Ihrer Finger zu verbessern.

- Drücken Sie einen Finger nach dem anderen fest auf den Daumen – vom Zeigefinger bis zum kleinen Finger. Pressen Sie jede Fingerspitze für einen Atemzug zusammen.

- Spüren Sie nach: Welcher Finger ist am stärksten, welcher am schwächsten?

- Nun führen Sie die Kräftigungsübungen mit der anderen Hand durch.

- Auch bei der anderen Hand spüren Sie nach, welcher Finger am stärksten und welcher am schwächsten ist.

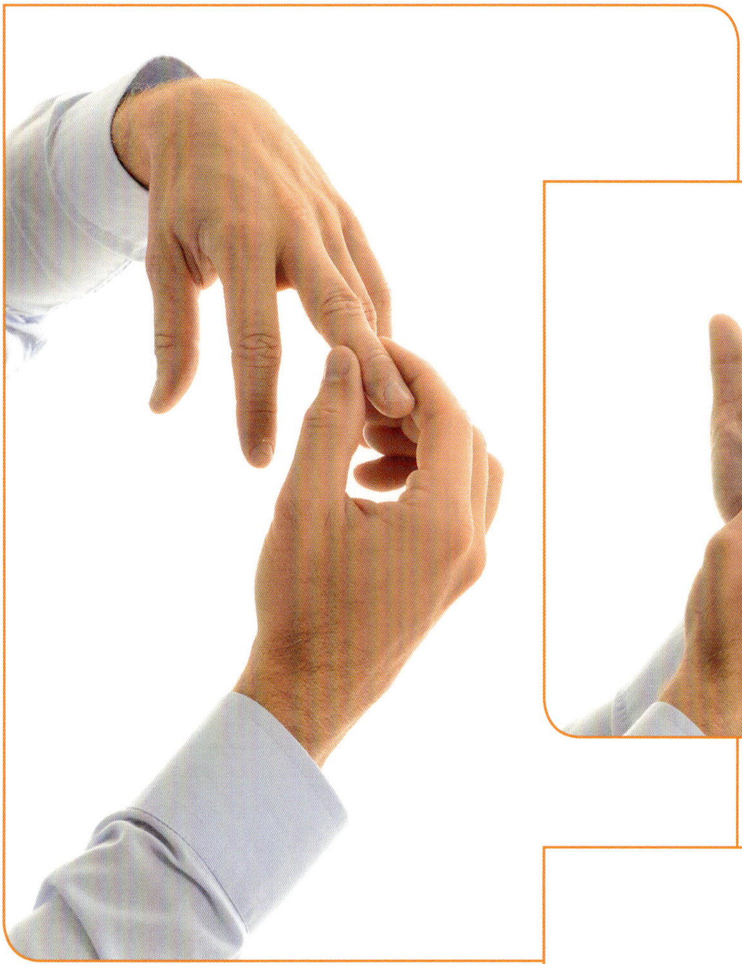

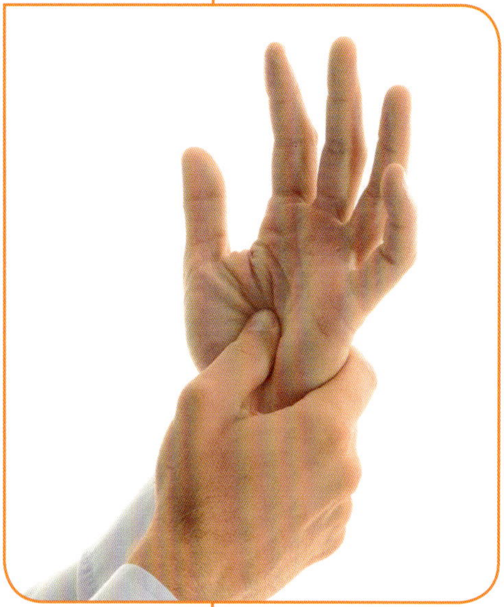

Mit Daumen und Zeigefinger der einen Hand die Finger der anderen pressen. Dann die Handinnenflächen mit dem Daumen massieren.

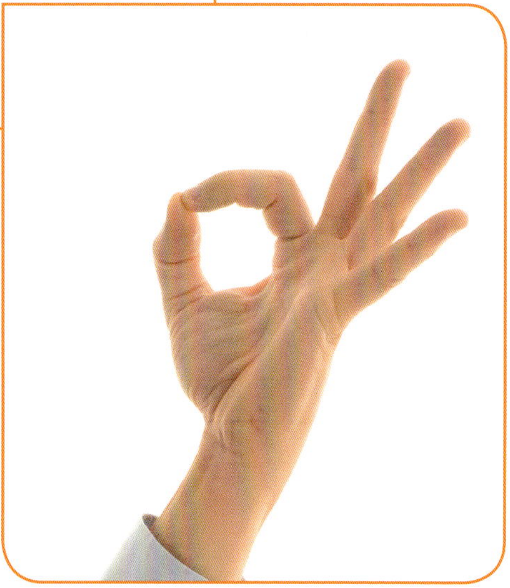

Jeden Finger fest mit dem Daumen zusammenpressen.

Hände spreizen

Kräftigen Sie Ihre Hand durch Muskelanspannung und üben Sie zugleich, auch bei hoher Anspannung weiche und fließende Bewegungen auszuführen.

- Winkeln Sie einen Arm locker vor Ihrem Körper an. Dann ballen Sie eine Hand langsam fest zur Faust.

- Stellen Sie sich vor, Ihre Hand wäre eine Blütenknospe. Simulieren Sie das Öffnen dieser Knospe, indem Sie die Finger ganz langsam gegen einen imaginären Widerstand immer weiter öffnen. Zum Schluss sind Ihre Finger weit gespreizt. Sie dürfen sich über den Handrücken hinweg sogar etwas nach hinten biegen.

- Wiederholen Sie das Schließen und Öffnen der Hand mehrmals.

- Kommen Sie zu Ihrer anderen Hand und wiederholen Sie das Schließen und Öffnen auch mit dieser Hand mehrmals ganz langsam.

Nachspüren

Nehmen Sie Ihre Hände intensiv wahr.

- Führen Sie ein paar Handspiele durch. Schreiben Sie mit den Fingern etwas in die Luft oder versuchen Sie, virtuell und mit allen Fingern, Klavier zu spielen. Lassen Sie dabei Ihrer Fantasie freien Lauf.

- Nehmen Sie die Arme nach unten und schließen Sie die Augen. Richten Sie jetzt Ihre Aufmerksamkeit auf die Handgelenke, die Handmitte und die Fingergelenke. Können Sie jeden einzelnen Finger bewusst wahrnehmen? Sind Ihre Handflächen warm geworden? Spüren Sie, wie wohltuend dieses Training für Ihre Hände ist?

- Seien Sie nicht enttäuscht, wenn Sie nach dem ersten Training noch keine gravierenden Veränderungen feststellen. Gerade bei kleinen Körperteilen wie der Hand ist die Wirkung erst nach mehrmaligem Training deutlich spürbar.

- Nun ist es wieder Zeit, im Hier und Jetzt anzukommen: Öffnen Sie Ihre Augen. Dann recken und strecken Sie sich.

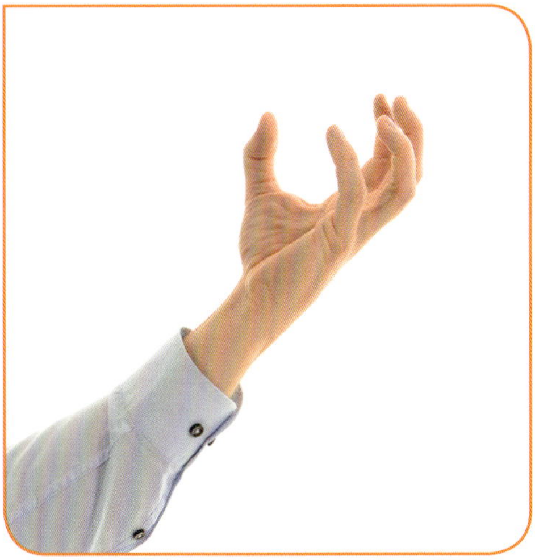

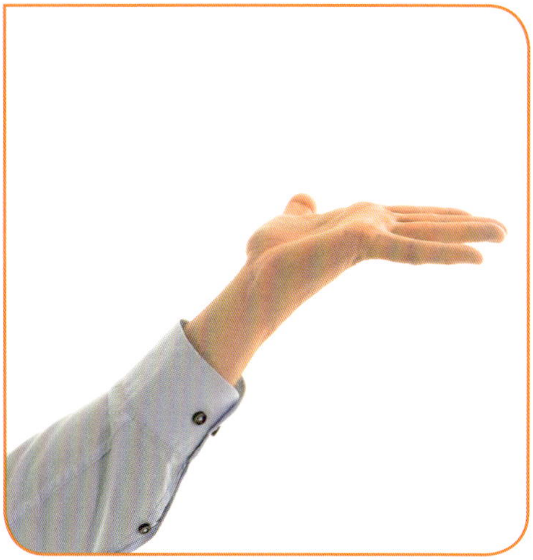

Die Hand zur Faust ballen, dann gegen einen imaginären Widerstand öffnen.

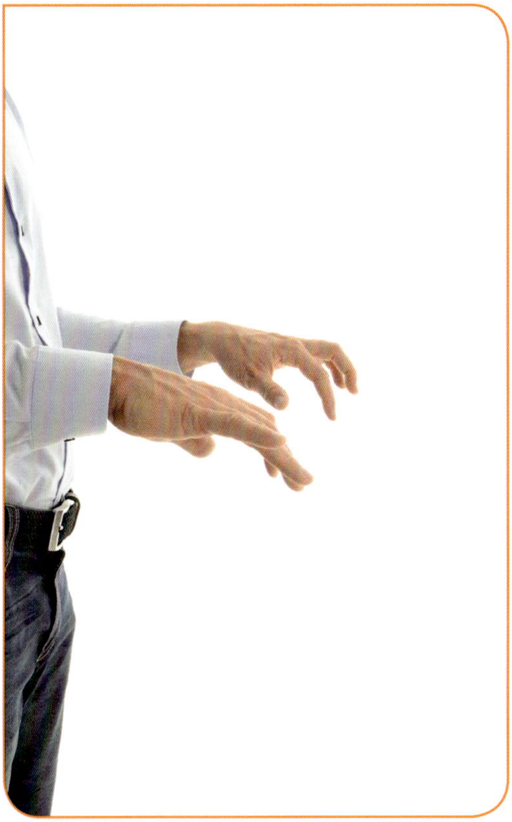

Zuerst Handspiele durchführen, dann die Hände im Detail wahrnehmen.

Achtsamkeitstraining für die Schultern

Fühlen sich Ihre Schultern häufig steif an? Dann hilft ein gezieltes Aktivieren der Schultermuskulatur durch Mobilisation, Kräftigung, Dehnung und Beweglichkeit.

Die Schulter im Alltag: Die Schultern werden tagtäglich bei einer Vielzahl von Tätigkeiten beansprucht. Sie werden sich ihrer bewusst, wenn deren Beweglichkeit im Alltag bei Überkopfbewegungen gefordert ist, wie etwa beim Kämmen der Haare oder wenn Sie etwas aus dem obersten Fach des Schranks oder Regals holen. Sie spüren Ihre Schultern ebenso beim Putzen, Kochen und Wäsche aufhängen. Auch durch Sportarten mit häufigen und intensiven Überkopfbewegungen, wie Tennis, Badminton, Handball oder Basketball, wird die Schulterpartie mehr und mehr spürbar.

Anatomie & Physiologie: Anatomisch gesehen ist die Schulter fest und locker zugleich. Der Schultergürtel besteht wesentlich aus dem Schulterblatt mit der Schultergelenkpfanne und dem Oberarm mit dem Schultergelenkkopf. Er verbindet die oberen Extremitäten mit dem Rumpf.

Die beiden Schultergelenke stellen die beweglichsten Kugelgelenke des menschlichen Körpers dar. Im Alltag ist diese Beweglichkeit wichtig, da wir auf einen großen Bewegungsspielraum der Arme angewiesen sind, mehr noch als bei den Beinen. Das Schultergelenk ist deshalb leider weniger stabil und somit anfälliger für Verrenkungen (Luxationen). Auch ist es bei Sportverletzungen nach dem Knie das am zweithäufigsten betroffene Gelenk. Daher ist es durch eine Vielzahl von Sehnen und Bandstrukturen verspannt und muss durch eine ausreichend gekräftigte Muskulatur stablisiert werden.

Zu den wichtigsten Muskelgruppen gehört die sogenannte Rotatorenmanschette, die aus vier Muskeln und ihren Sehnen besteht. Sie verbindet Schultergelenk, Schulterblatt und Oberarmknochen. Ihr kommt bei sämtlichen Bewegungsrichtungen des Arms eine große Bedeutung zu. Nicht selten geht bei Schulterverletzungen ein Sehnenriss in der Rotatorenmanschette einher. Im Alter können außerdem Verschleißerscheinungen und degenerative Veränderungen gehäuft zu solch einem Riss führen.

Die Schulter – ganzheitlich betrachtet: Schulterprobleme strahlen öfter auf andere Körperstellen aus, wie den Rücken oder den Nacken. Sie können daher nicht isoliert, sondern müssen im körperlichen Zusammenhang betrachtet werden. Zwei prominente Beispiele hierfür:

Die Stellung der Schultern und Schulterblätter beeinflusst unsere ganze Körperhaltung. Unser Schulter-Übungsprogramm ist deshalb auch darauf ausgerichtet, eine aufrechte Haltung zu fördern, die insbesondere bei tagtäglich langen Sitztätigkeiten von Bedeutung ist. Bei einer schlechten Körperhaltung sind die Schultern nach vorne gekippt. Dies engt die Atmung ein, was Auswirkungen auf die Fähigkeit hat, sich konzentrieren zu können. Es kann auch zu Verschleißfolgen führen, wie etwa dem

Impingement-Syndrom, das auf eine Einengung in einem Gelenk zurückgeführt werden kann. In der Schulter ist es die Verengung zwischen der Kugel des Oberarmkopfes und dem knöchernen Schulterdach z.B. durch eine muskuläre Dysfunktion der Rotatorenmanschette.
Des Weiteren ist der Schultergürtel die Basis der oberen Extremitäten und direkt mit dem Brustkorb verbunden. Beschwerden und Verspannungen im Bereich der Brustwirbelsäule hängen deshalb häufig mit Problemen im Schulterbereich zusammen. So führt eine verkürzte Brustmuskulatur zwangsläufig dazu, dass die Schultern nach vorne gezogen werden und ein Rundrücken begünstigt wird. Resultierende muskuläre Dysbalancen können ausgeglichen werden, indem die oft abgeschwächte Schultermuskulatur gekräftigt und gleichzeitig die Brustmuskulatur gedehnt und entspannt wird.

Über- und Unterforderung: Ein erheblicher Anteil aller akuten Verletzungen des menschlichen Körpers betrifft die Schulter, wovon wiederum die Hälfte durch Überlastungen entstehen. Besonders häufig betroffen ist das männliche Geschlecht vom Jugendalter bis zum mittleren Erwachsenenalter, etwa 45 Jahre. Es überrascht nicht, dass es oftmals sportliche Verletzungen sind, wobei nicht nur Sportarten mit Über-Kopf-Bewegungen, sondern auch Sportarten wie Schwimmen zu Schulterleiden führen können.
Was ist, wenn Sie bereits erste Anzeichen einer eingeschränkten Schulterbeweglichkeit spüren, beispielsweise beim Ankleiden oder der Körperpflege? Oder gehören Sie zu denjenigen, die am Bildschirm arbeiten, ständig nach der PC-Maus greifen und unablässig tippen und klicken müssen. Diese und andere Hand- und Fingertätigkeiten sind nicht nur für Finger-, Hand- und Ellbogengelenke enorm belastend, sondern auch für den Schulterbereich.
Nicht nur durch einseitige Belastung und dauernde Überlastung, sondern auch durch Unterforderung oder Fehlhaltung kann die Schulter schmerzen. Das führt mit der Zeit zu einem Reizzustand, bei dem sich über kurz oder lang schmerzhafte Entzündungen und Schwellungen in der Schulter einstellen. Verklebungen und Risse, Schultersteife und eine sogenannte Kalkschulter sind mögliche, weit verbreitete Folgen.
Präventiv die Schulterbeweglichkeit trainieren und deren muskuläre Stabilisation erhalten, ist also frühzeitig empfehlenswert.

Psychosomatik: Die Schulter spielt bei fast jeder täglichen Arbeit eine Rolle. Deshalb ist logisch, dass Sie auch Stimmungen widerspiegelt bis hin zu Grundhaltungen, wie man durchs Leben geht. Wem im Leben viel abverlangt wird, kann durchaus mit einem Schulterstreik reagieren. Schönbeck (2012, S. 83) zufolge könnte dies als körperlicher Ausdruck einer seelischen, aber nicht kommunizierten Verweigerungstendenz gegenüber Problematiken wie Beziehungskrisen, beruflichen und häuslichen Belastungssituationen und anderes mehr gesehen werden. Man fühlt sich als Opfer sozialer Umgebungen, die unermüdlichen Einsatz fordern, permanent überfordern und zu Haltungen führen, die Schönbeck als „Opfermentalität" zusammenfasst. Vielleicht gehören Sie zu den vielen, die ständig mit hochgezogenen Schultern durch den Tag gehen und deren Schultermuskulatur dementsprechend verspannt ist? Dann sind Sie zu sehr Stress und Hektik ausgesetzt, oder Sie nehmen sich vieles zu sehr zu Herzen und ziehen unwillkürlich den Kopf ein. Sie spüren geradezu die Last, die Ihnen sprichwörtlich auferlegt wird.

Weiterführende Schriften: Wenn Sie sich gezielt zur Schulter weiterbilden wollen, sind folgende *grundlegende Schriften* empfehlenswert:

- Bartsch, S. & Echtermeyer, V. (2004). *Praxisbuch Schulter. Verletzungen und Erkrankungen systematisch diagnostizieren, therapieren, begutachten.* Stuttgart: Thieme.
- Grim, C. & Engelhardt, M. (2015). *Die Sportlerschulter. Diagnostik, Behandlungsmanagement, Rehabilitation.* Stuttgart: Schattauer.
- Schönbeck, J. (2012). *Physiotherapie Schulter: Konservative und postoperative Rehabilitation.* München: Urban & Fischer.

Empfehlenswerte *Praxisbände*:

- Bisges, G. (2011). *Entspannung für Schultern und Nacken. 10 Feldenkrais-Lektionen.* München: Kösel.
- Boeckh-Behrens, W.-U. & Buskies, W. (2005). *Supertrainer Schultern, Arme, Brust: Die effektivsten Übungen.* Reinbek: Rowohlt.
- Engelke, K. & Hlatky, M. (2016). *Nacken- & Schulterschmerzen. Was wirklich hilft.* Wien: Verlagshaus der Ärzte.
- Froböse, I. (2015). *Das Muskel-Workout für straffe Arme und starke Schultern. 10 hocheffiziente Übungen ohne Geräte.* München: Gräfe & Unzer.
- Larsen, C. & Miescher, B. (2010). *Starke Schultern.* Stuttgart: TRIAS.
- Müllner, T. & Altmann, S. (2013). *Meine Schulter. Endlich wieder schmerzfrei.* Wien: Maudrich.
- Quaiser, T. (2013). *Der Schulterschmerz und seine viszeralen Verknüpfungen.* Saarbrücken: Akademiker.
- Tatay, S. (2016). *Thera-Band Schulter und Nacken. Schnelle Hilfe bei akuten Schmerzen.* München: BLV.
- Thomschke, R. (2017). *Schulter-Nacken-Training. Endlich schmerzfrei und entspannt! Das Training zur Selbsthilfe.* Berlin: Steffen.

Zum Programm: Mit unserem Schulterprogramm mobilisieren, dehnen und kräftigen Sie vernachlässigte Muskeln und machen die Schulter gelenkiger. Da Schulterverspannungen oft psychisch bedingt sind, arbeiten Sie dem Stress entgegen und spüren mit den Übungen geistige Entspannungseffekte.

Mit der an die Methode der progressiven Muskelrelaxation angelehnten Übung *Entspannen durch Anspannen* werden die Schultern zugleich mobilisiert und entspannt. Denn es kommt auf Schultern an, die nicht nach oben ziehen und die Schultermuskulatur verkrampfen, sondern locker hängen.

Daraufhin werden die Schultergelenke mit *Schultern kreisen* weiterhin mobilisiert, aber auch zusätzlich gelockert. Hier beginnen wir bereits, den Schultergürtel aufzurichten und so zu einer aufrechten Stellung beizutragen. Die Übung *Schultern aufrichten* verstärkt dies.

Die nächste Übung kombiniert wiederum zwei wichtige Trainingselemente, nämlich *Im Wechsel kräftigen und dehnen.*

Zuletzt steht bei *Schultergürtel aktivieren* die Beweglichkeit, die in den vorherigen Übungen nebenbei mittrainiert wird, im Vordergrund. Verdeutlicht wird der Kontrast zwischen einem beispielsweise am Schreibtisch nach vorne gebeugtem Oberkörper gegenüber einer aufrechten rückenschonenden und den Brustkorb nicht einengenden Haltung. Damit lässt sich auch befreiter atmen. Den Abschluss bildet dann das *Nachspüren.*

Das Schulterprogramm kann sehr gut mit Übungen aus dem Brustprogramm ergänzt werden, das sich auf Atemvorgänge konzentriert und die rechte Körperhaltung zu stabilisieren versucht. Wenn Sie die Übungen aus dem Schulterprogramm noch mehr erweitern wollen, empfehlen wir Ihnen zusätzlich die Kombination mit Übungen des Nackenprogramms.

Das Programm auf einen Blick

Die Tabelle zeigt Ihnen im Überblick alle sechs Übungen des Programms für die Schultern, deren Ziele und die Empfehlungen für deren Dauer.

Ziele	Übungen	Dauer
Mobilisation	Entspannen durch Anspannen	bis 2 Min.
Mobilisation	Schultern kreisen	bis 2 Min.
Mobilisation	Schultern aufrichten	bis 2 Min.
Kräftigung Dehnung	Im Wechsel kräftigen und dehnen	bis 2½ Min.
Beweglichkeit	Schultergürtel aktivieren	bis 1 Min.
Focusing	Nachspüren	bis 1½ Min.

Bevor Sie mit den Übungen beginnen, sollten Sie die folgenden Hinweise für Ihr Training beachten:

- Üben Sie bevorzugt im Stehen mit möglichst aufrechter Körperhaltung, denn dies intensiviert Ihr Schultertraining.
- Wenn Sie im Sitzen trainieren wollen, empfehlen wir Ihnen, dies aufrecht auf dem vorderen Drittel einer Stuhlfläche zu tun. Ziehen Sie das Brustbein in Richtung Decke und halten Sie den Kopf in Verlängerung der Wirbelsäule, sodass der Nacken lang ist.
- Lassen Sie die Schultern während der Übungen möglichst entspannt hängen, ziehen Sie sie also nicht hoch und schieben Sie sie nicht zu weit nach vorne oder nach hinten.
- Sollten Sie bei einzelnen Übungen das Gefühl haben, dass sich Ihre Verspannungen im Schulterbereich verstärken, beenden Sie die Durchführung vorzeitig.
- Mit zunehmendem Training können Sie auch mehr Wiederholungen einzelner Übungen durchführen, als wir anleiten.

Entspannen durch Anspannen

Nehmen Sie durch den Wechsel von Anspannung und anschließendem Lösen der Spannung ein besonders intensives Entspannungsgefühl konzentriert wahr.

- Lassen Sie zunächst die Arme locker hängen. Ihr Blick ist nach vorne gerichtet. Atmen Sie fließend und gleichmäßig.
- Einatmend ziehen Sie langsam beide Schultern nach oben in Richtung Ohren.
- Halten Sie die Luft kurz an und spüren Sie Verspannungen nach.
- Ausatmend lassen Sie die Schultern langsam sinken.
- Wiederholen Sie den Bewegungsablauf im Rhythmus Ihrer Atmung mehrmals hintereinander.
- Lassen Sie Ihre Schultern abschließend locker hängen. Dann spüren Sie in Ihre Schultern und in Ihren Nacken hinein und fühlen die sich dort ausbreitende Wärme.

Schultern kreisen

Mobilisieren Sie Ihr Schultergelenk, lockern Sie die Schultermuskulatur und öffnen Sie Ihren Brustkorb.

- Nehmen Sie eine aufrechte Körperhaltung ein und lassen Sie Schultern und Arme entspannt hängen.
- Nun beginnen Sie, mit kleinen Kreisbewegungen die Schultern rückwärts zu kreisen.
- Jetzt werden Ihre Kreise immer größer. Versuchen Sie, Ihren gesamten Bewegungsspielraum mit möglichst großen Kreisen auszunutzen. Ihr Blick ist dabei nach vorne gerichtet. Kreisen Sie zuletzt die Schultern ganz bewusst und ganz langsam. Achten Sie darauf, dass das Kreisen aus den Schultern kommt und nicht aus den Armen.
- Nun wechseln Sie die Bewegungsrichtung und kreisen nach vorne. Fangen Sie wieder mit kleinen Kreisen an, dann werden die Kreise immer größer. Kreisen Sie weiterhin langsam.
- Jetzt noch einmal weit rückwärts kreisen. Dies können Sie tagtäglich immer mal wieder tun, um dem alltäglichen Nach-vorne-Hängen Ihrer Schultern entgegenzuwirken.
- Spüren Sie schließlich in aufrechter Körperhaltung der Belastung Ihrer Schulter- und Halsmuskulatur nach.

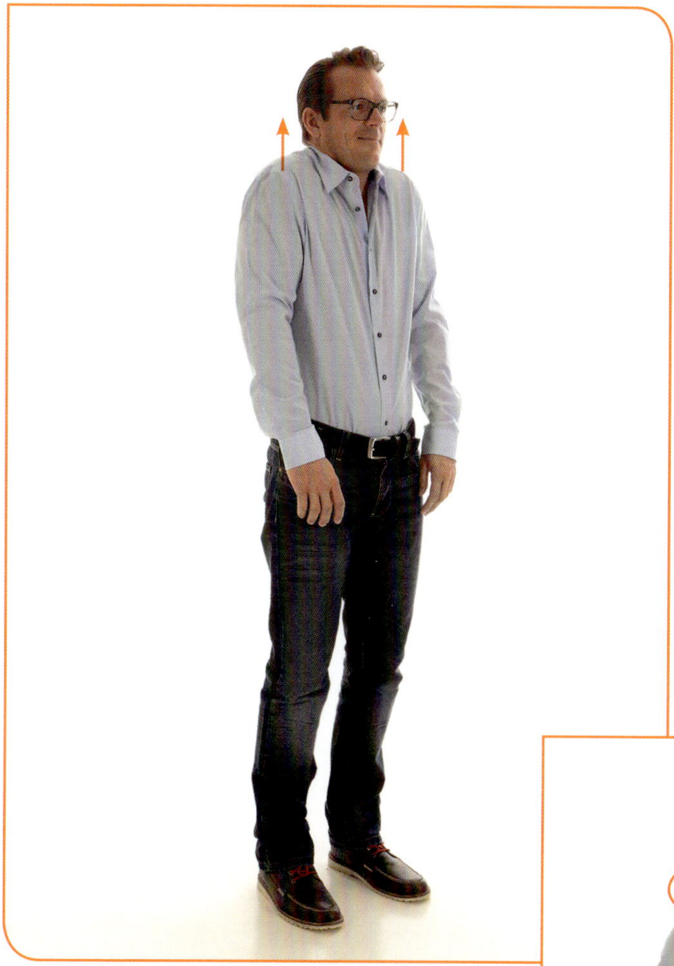

Einatmend beide Schultern in Richtung Ohren nach oben ziehen. Schultern oben lassen und die Luft anhalten. Dann ausatmend die Schultern sinken lassen.

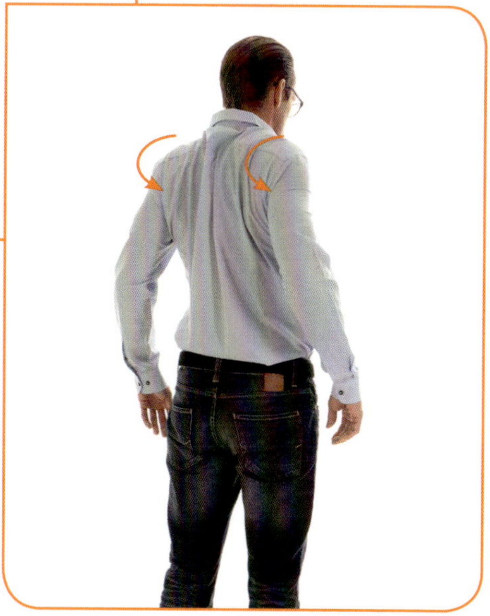

Mit den Schultern immer größer werdend rückwärts kreisen, dann vorwärts und zum Schluss wieder rückwärts.

Schultern aufrichten

Trainieren Sie die Aufrichtung Ihres Schultergürtels und schulen Sie die Wahrnehmung für eine selbstbewusste Haltung.

- Haken Sie die Finger auf Brusthöhe ineinander, die Ellbogengelenke zeigen dabei nach außen.

- Bauen Sie nun Spannung auf, indem Sie die Ellbogen fest nach außen ziehen und gleichzeitig die Schulterblätter leicht zusammendrücken.

- Spüren Sie dabei den Zug nach außen an den miteinander verhakten Fingern.

- Halten Sie die Anspannung für zwei Atemzüge.

- Dann lösen Sie langsam die Spannung, nehmen die Arme nach unten und entspannen sich.

- Führen Sie die Übung noch einmal durch. Zwei Atemzüge anspannen, dann entspannen und fließend weiteratmen.

- Lockern Sie Oberkörper und Schultern.

Im Wechsel kräftigen und dehnen

Aktivieren Sie Ihre Schulterblattmuskulatur und spüren Sie nach der Kräftigung die Dehnung Ihrer Schultern als Wohltat.

- Winkeln Sie die Arme auf Schulterhöhe so an, dass die Finger nach oben weisen. Ober- und Unterarme bilden ein breites ‚U'. Die Daumen zeigen nach hinten, die Handflächen zeigen zueinander.

- Einatmend ziehen Sie nun die Arme nach hinten. Dabei nähern sich die Schulterblätter an. Halten Sie diese Position für zwei Atemzüge und lassen Sie die Schultern tief.

- Ausatmend verschränken Sie nun Ihre Finger vor der Brust und schieben beide Arme auf Schulterhöhe vor die Brust weit nach vorne, bis die Arme gestreckt sind. Atmen Sie in dieser Position ruhig und fließend weiter.

- Spüren Sie, wie sich die Schulterblätter voneinander entfernt haben. Entspannen Sie Ihren Nacken und lassen Sie den Kopf hängen. Ihr oberer Rücken ist jetzt ganz rund. Genießen Sie die wohltuende Dehnung. Verweilen Sie noch einen Atemzug in dieser Position.

- Nehmen Sie die Arme nach unten und lockern Sie Schultern und Arme.

- Wiederholen Sie den Bewegungsablauf noch einmal: Gehen Sie im ‚U' nach hinten und bleiben Sie dort zwei Atemzüge.

- Gehen Sie wieder nach vorne und dehnen Sie, solange es Ihnen guttut.

- Dann nehmen Sie die Arme wieder nach unten, lockern nochmals Schultern und Arme und spüren der vorherigen Anspannung und Entspannung Ihrer Schulter- und Armmuskulatur nach.

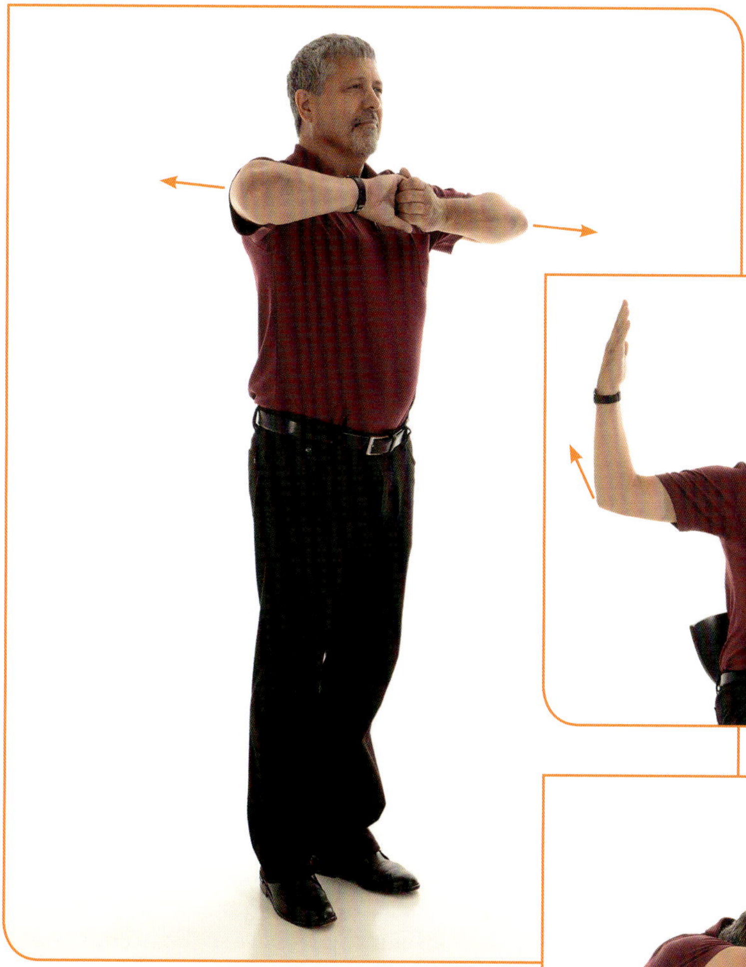

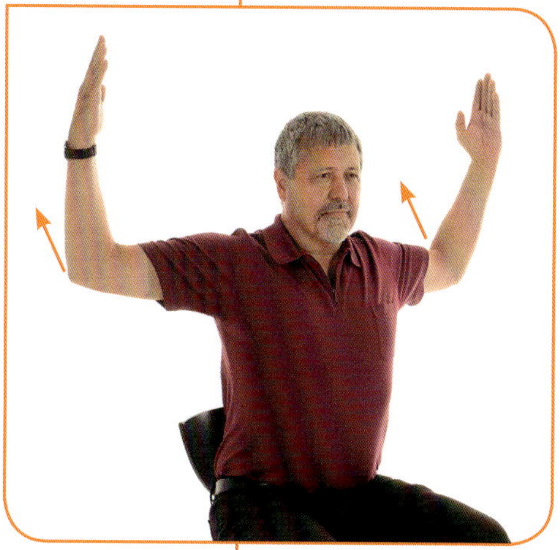

Ellbogen fest nach außen ziehen und gleichzeitig die Schulterblätter leicht zusammendrücken. Zwei Atemzüge die Spannung halten. Dann langsam die Spannung lösen und mehrere Atemzüge pausieren.

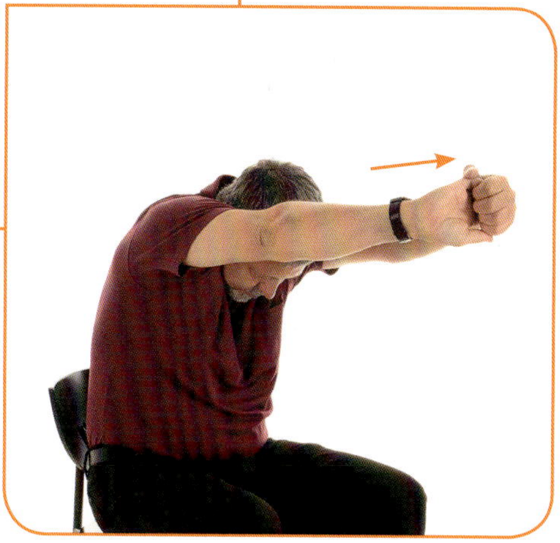

Mit den Ober- und Unterarmen ein ‚U' bilden und die Arme nach hinten führen. Die Spannung zwei Atemzüge halten. Dann die Finger verhaken, die Arme weit nach vorne schieben und die Dehnposition wieder mehrere Atemzüge halten.

Schultergürtel aktivieren

Verbessern Sie die Beweglichkeit Ihres Schultergürtels und mobilisieren Sie die Brustwirbelsäule. Richten Sie sich äußerlich wie innerlich auf.

- Ballen Sie in aufrechter Haltung die Hände locker zu Fäusten und spreizen Sie die Daumen ab, die nach vorne zeigen. Ihr Blick ist nach vorne gerichtet.

- Einatmend drehen Sie Daumen, Arme und Schultern nach hinten und richten sich auf.

- Ausatmend senken Sie Schultern und Kopf nach vorne ab und drehen dabei die Daumen wieder nach vorne, so dass sie einen leichten Rundrücken bilden. Schulter- und Brustmuskulatur sind jetzt entspannt.

- Führen Sie nun das Aufrichten und Absenken Ihres Oberkörpers mehrmals im Rhythmus Ihrer Atmung durch. Wenn Sie sich einatmend aufrichten und die Daumen nach hinten drehen, ziehen sich die Schulterblätter zusammen und der Brustkorb öffnet sich.

- Wiederholen Sie die Bewegungsfolge noch mehrere Male.

Nachspüren

Richten Sie die Aufmerksamkeit auf die Schulterregion und nehmen diese ganz bewusst wahr. Stellen Sie fest, wie gut dieses Training Ihren Schultern tut.

- Schließen Sie Ihre Augen. Atmen Sie ruhig und gleichmäßig. Spüren Sie in Ihre Schultern hinein.

- Wie fühlen sich Ihre Schultern an? Wo liegen Ihre Schultern? Fallen sie nach vorne?

- Lassen Sie bewusst los und prüfen Sie, ob Ihre Schultern locker hängen. Spüren Sie, wie die Schultern durch die Schwerkraft in ihre Position gerückt werden, ohne dass Sie dabei nachhelfen müssen.

- Nun ist es wieder Zeit, im Hier und Jetzt anzukommen: Öffnen Sie die Augen. Recken und strecken Sie sich dazu.

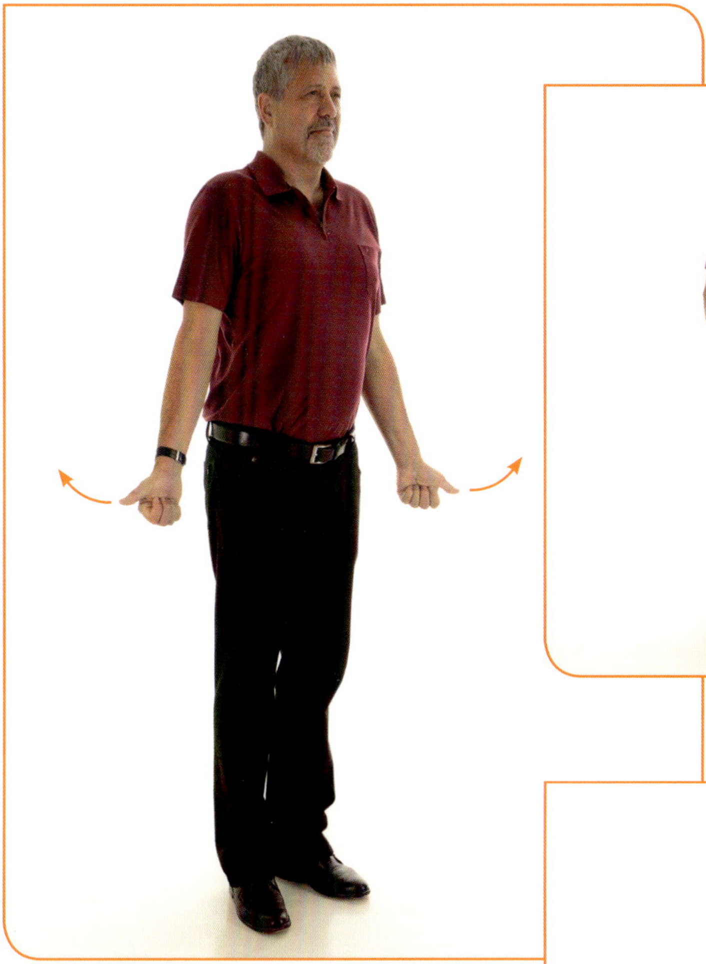

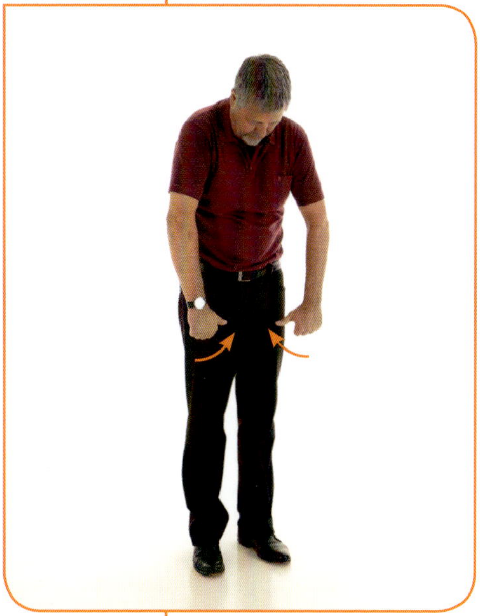

Einatmend mit Schultern, Armen und Daumen nach hinten drehen und den Brustkorb öffnen. Ausatmend nach vorne drehen und einen kleinen Rundrücken bilden.

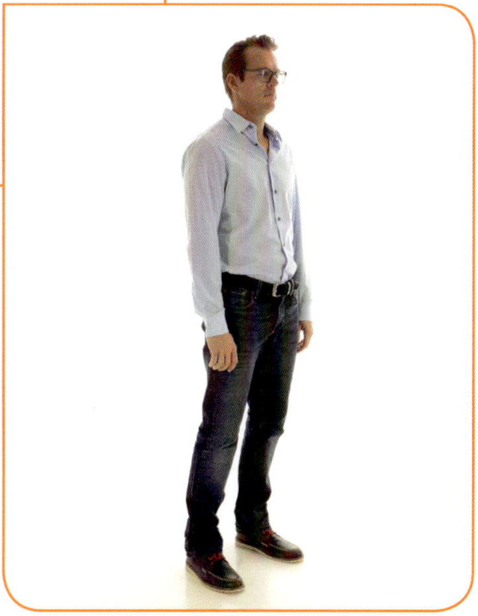

Mit aufrechtem Brustkorb in die Schultern hineinspüren

Achtsamkeitstraining für den Nacken

Das Nacken-Programm entspannt, sorgt für einen freien Kopf und wirkt durch Übungen, die mobilisieren und für die Halsmuskulatur sensibilisieren.

Der Nacken im Alltag: Im Alltag können wir es kaum vermeiden, dass der Nacken überbeansprucht wird. Sei es im Büro, wenn wir vor dem Bildschirm sitzen und den Kopf nach vorne beugen, bei der Hausarbeit, wenn wir über Kopf arbeiten und ihn dabei in den Nacken legen oder umgekehrt, wenn wir beim Kochen oder Abwaschen an einer zu niedrigen Arbeitsplatte hantieren. Selbst beim Lesen bringen wir unbewusst den Kopf näher zu den Seiten und halten den Nacken nicht aufrecht. Sich dessen bewusst werden ist der erste Schritt zu einer Nackenentlastung im persönlichen Alltag.
So viele Ursachen es für Nackenschmerzen gibt, es geht immer darum, Schmerzen zu verringern und Funktionsstörungen entgegenzuwirken, die zu einer Chronifizierung und damit langfristig zu Schäden führen.

Anatomie & Physiologie: Grundsätzlich wird die hintere Region des Halses als ‚Nacken', die vordere als ‚Hals im engeren Sinne' bezeichnet. Die Halswirbelsäule besteht aus sieben Wirbeln. Sie stellt den beweglichsten, gleichzeitig aber auch fragilsten Teil der Wirbelsäule dar. Bildlich gesehen ruht der Kopf auf der Halswirbelsäule wie eine Kugel auf einem beweglichen Stab. Dabei sorgen die ersten zwei Halswirbel als Gelenkverbindung zwischen Wirbelsäule und Kopf dafür, dass unsere Kopfbewegungen dreidimensional ausgeführt werden können.
Zusammen mit den vorderen und seitlichen Halsmuskeln bilden die Nackenmuskeln eine Funktionseinheit. Sie treten bei allen Bewegungen der Halswirbelsäule und des Kopfes gemeinsam in Aktion, damit die extrem bewegliche Halswirbelsäule auch während der Bewegungen immer stabil bleibt.
Zusätzlich begrenzen mehrere Bänder übermäßige und unkontrollierte Streck-, Dreh- und Kippbewegungen des Kopfgelenks.
Da der Kopf bis zu zehn Prozent unseres Körpergewichts ausmacht, hat es eine leichte Kopfneigung bereits in sich: Sie erhöht das Gewicht, das die hintere Nackenmuskulatur gegen die Schwerkraft halten muss, um ein Vielfaches.

Der Nacken – ganzheitlich betrachtet: Der Nacken ist mit seinem sehr beweglichen Wirbelsäulenabschnitt anfällig für Fehlhaltungen, die zu Verspannungen und Verhärtungen der muskulären Strukturen führen können, insbesondere in den stärksten Halsmuskeln, nämlich den beiden Kopfdrehern (musculi sternocleidomastoidei).
Fehlhaltungen können beispielsweise aus der Kettung von Fußproblemen, Beinlängendifferenzen und Beckenschiefstand entstehen, sich bis zur Halswirbelsäule auswirken und dort Verspannungen verursachen.
Von der Halswirbelsäule ausgehend, können Beschwerden aber auch im ganzen

Körper auftreten. Hier ist insbesondere das Halswirbelsäulensyndrom oder kurz HWS-Syndrom zu nennen. Typisch hierfür sind Nackenschmerzen, die in die Arme ausstrahlen; Verspannungen und Verhärtungen in der angrenzenden Muskulatur; in den Kopf ausstrahlende Schmerzen, die zu starken Kopfschmerzen führen; Schwindel bis hin zu Sehstörungen und Tinnitus oder auch neurologische Symptome wie Taubheitsgefühl, Kribbeln und Lähmungserscheinungen.
Bei den akuten HWS-Syndromen sind meist Verletzungen durch plötzliche Überbeanspruchung ursächlich, beispielsweise das sogenannte Halswirbelsäulen-Schleudertrauma bei Verkehrsunfällen.
Wichtig sind bei unserer Thematik jedoch chronische HWS-Syndrome, die meist auf degenerativen Veränderungen der tragenden Strukturen im Bereich der Halswirbelsäule basieren, denen durch ein gezieltes Nackentraining präventiv begegnet werden kann.
Nicht zuletzt ist die funktionelle Einheit von Kopf, Nacken und Schultern zu beachten. So können Schulterschmerzen infolge eines Halswirbelsäulenproblems auftreten oder Nackenverspannungen durch eine Kieferfehlstellung.

Über- und Unterforderung: Die hohe Beweglichkeit der Halswirbelsäule macht sie zugleich anfällig für Überanstrengungen.
Unter Nackenproblemen leiden vor allem Berufsgruppen, die schwere oder einseitige Bewegungen ausführen, wie es beispielsweise bei Pflegepersonal der Fall ist. Dies führt dazu, dass erste Ver schleißerscheinungen bei vielen bereits vor dem 30. Lebensjahr auftreten.
Doch nicht nur diese Gruppe ist gefährdet: Gehören Sie zu den Menschen, die gerne mehrere Dinge gleichzeitig tun, etwa den Telefonhörer zwischen Ohr und Schulter einklemmen, um die Hände frei zu haben? Oder die tagtäglich zu viel Zeit damit verbringen, in schlechter Haltung mit rundem Rücken oder leicht nach vorne hängendem Kopf Tätigkeiten zu verrichten? Sind Ihre Nackenverspannungen zu einem Dauerzustand geworden und wachen Sie morgens mit einem steifen, schmerzenden Nacken auf? Haben Sie womöglich eine daraus resultierende Schonhaltung eingenommen und fällt es Ihnen schwer, etwa im Auto beim Rückwärtseinparken den Kopf zu drehen?

Psychosomatik: Verspannungen der Nackenmuskulatur sind aufgrund der Tatsache, dass sich psychische Über- und Unterbelastungen wie etwa Burnout und Boreout, Emotionen wie Ängste und Ärger oder Zustände wie Müdigkeit mehr im Nacken konzentrieren, nicht die Ausnahme, sondern die Regel. Der Volksmund wusste dies schon immer mit Sprüchen zu beschreiben wie ‚den Kopf hängen lassen', ‚hartnäckig sein', (zu) ‚große Lasten schultern' oder ‚sich zuviel aufhalsen'. Die Nackenmuskulatur gilt deshalb als Stressmuskulatur. Psychologische Untersuchungen bestätigen, dass ein Grossteil der Rücken- und Nackenpatienten über eine permanente körperliche und/oder geistig-seelische Überforderung klagt.
Die muskulären Strukturen in der Nackenregion reagieren auf seelische und geistige Anspannung mit einer Verspannung, die eine Verschiebung des ersten Halswirbels bedingen kann. Werden die Nerven durch eine Gelenkverschiebung gereizt, können Migräne, Kopf- oder Kieferschmerzen und sogar Schwindel die Folge sein. Auch kann sich diese Fehlstellung auf die gesamte Wirbelsäule auswirken und beispielsweise zu einem Beckenschiefstand und der damit einhergehenden Beinlängendifferenz führen.

Weiterführende Schriften: Wenn Sie sich gezielt zum Nacken weiterbilden wollen, sind folgende *grundlegende Schriften* empfehlenswert:

- Badke, A., Belzl, H., Büntzel, J., Ernst, A. & Himmer K.-J. (2004). *Schwerpunkt Halswirbelsäule.* Heidelberg: Springer.
- König, S. A. & Spetzger, U. (2014). *Degenerative Erkrankungen der Halswirbelsäule.* Heidelberg: Springer.
- Kuklinski, B. & Schemionek, A. (2010). *Schwachstelle Genick. Wie große und kleine Unfälle in Beruf und Freizeit Ihre Halswirbelsäule zum unaufhaltsamen Krankheitsgenerator machen.* Braunschweig: Aurum.

Empfehlenswerte *Praxisbände*:

- Batrow, K. (2015). *Schwachstelle Nacken. Gezielt und effektiv: Übungen gegen Verspannungen und Schmerzen.* Stuttgart: TRIAS.
- Dreher-Edelmann, G. (2014). *Gymnastik für die Hals- und Brustwirbelsäule* (5. Aufl.). München: Urban & Fischer.
- Franklin, E. (2005). *Entspannte Schultern, gelöster Nacken. Endlich wieder schmerzfrei. Ein Übungsprogramm* (5. Aufl.). München: Kösel.
- Höfler, H. (2015). *Nacken & Schultern entspannen. Sanfte Übungen für lockere Stressmuskeln.* Stuttgart: TRIAS.
- Kempf, H.-D., Gassen, M. & Ziegler, C. (2011). *Die neue Rückenschule: der Nacken.* Reinbek: Rowohlt.
- Larsen, C. & Miescher, B. (2009). *Aufrechter Nacken.* Stuttgart: TRIAS
- Müller, K., Kreutzfeld, A., Becker, S. & Schwesig, R. (2005). *Nackenaktiv-Programm.* Aachen: Meyer & Meyer.
- Thomschke, R. (2017). *Schulter-Nacken-Training. Endlich schmerzfrei und entspannt! Das Training zur Selbsthilfe.* Friedland: Steffen.
- Vögele, J. (2016). *Befrei dich von Nackenschmerzen.* Stuttgart: Franz Steiner.

Zum Programm: In unseren Untersuchungen haben wir festgestellt, dass bereits jüngere Kinder mit verspannter Nacken-Muskulatur und hochgezogenen Schultern durch den Tag gehen (vgl. Müller, 2016), was früher oder später über sich chronifizierende Nackenverspannungen zum Nackenschmerz führt. Mit gezielten Übungen, die zudem regelmäßig ausgeführt werden, beugen Sie Nackenbeschwerden vor. Insbesondere beim Nackentraining steht der achtsame Umgang mit diesem Körperteil in enger Verbindung mit dem achtsamen und sanften Umgang mit sich selbst.

Mit den ersten drei Übungen rücken wir der angespannten Nackenmuskulatur zu Leibe. Sie fußen auf der Idee der ‚Progressiven Muskel-Relaxation' – kurz: PMR. Deren Gründer, der US-amerikanische Arzt und Psychophysiologe Jacobson, konnte nachweisen, dass Entspannung durch vorherige Anspannung erzielt werden kann. Dabei betrachten wir die Nackenmuskulatur von drei Seiten. Die Übung *Widerstand leisten* trainiert die hintere Nackenmuskulatur, *Nach vorne blicken* die vordere Nackenmuskulatur und *Druck standhalten* die seitliche Nackenmuskulatur. Alle drei Übungen haben das gleiche Ziel: Durch die Abfolge von Anspannung, Entspannung und Dehnung, der sogenannten postisometrischen Relaxation, erzielen Sie besonders intensive Resultate bei der Senkung Ihres Muskeltonus. Mit zunehmendem Üben entwickeln Sie ein Gespür für den aktuellen Spannungszustand Ihrer Nackenmuskulatur und können diese bewusst steuern. Nebenbei werden Hals- und Nackenmuskulatur aktiviert und gekräftigt.

Zwei weitere Übungen, nämlich *Blick schweifen* und *Kopf kreisen* dienen dann dem vorsichtigen Ausloten Ihres Bewegungsspielraums, bevor im *Nachspüren* nochmals intensiv die Nackenregion wahrgenommen wird.

Das Programm auf einen Blick

Die Tabelle zeigt Ihnen im Überblick alle sechs Übungen des Programms für den Nacken, deren Ziele und die Empfehlungen für deren Dauer.

Ziele	Übungen	Dauer
Kräftigung Anspannung Entspannung Dehnung	Widerstand leisten	bis 2 Min.
	Nach vorne blicken	bis 2 Min.
	Druck standhalten	bis 2 Min.
Mobilisation	Blick schweifen	bis 1½ Min.
Mobilisation	Kopf kreisen	bis 1½ Min.
Focusing	Nachspüren	bis 1½ Min.

Bevor Sie mit den Übungen beginnen, sollten Sie die folgenden Hinweise für Ihr Training beachten:

- Ihre Halswirbelsäule ist fragil. Sie ist sehr beweglich und deshalb sowohl in körperlicher als auch in psychischer Hinsicht anfällig. Folglich sollten Sie sämtliche Kopfbewegungen langsam und kontrolliert durchführen und keineswegs an Ihr Limit gehen. Erzwingen Sie nichts.

- Bei Problemen mit der Halswirbelsäule sollten Sie die Übungen mit Ihrem Arzt oder Physiotherapeuten abklären.

- Die Übungen sind stehend oder sitzend möglich. Wenn Sie einen Stuhl zur Hilfe nehmen, sitzen Sie aufrecht auf dem vorderen Drittel der Stuhlfläche und legen die Hände locker auf den Oberschenkeln ab.

- Für alle Übungen gilt folgende Ausgangsstellung: Mit Blickrichtung nach vorne sitzen oder stehen, das Brustbein in Richtung Decke ziehen und den Kopf in Verlängerung der Wirbelsäule halten, sodass der Nacken lang ist, ohne sich mit dem ganzen Körper zu überstrecken.

- Neben einer aufrechten und zugleich lockeren Körperhaltung darauf achten, dass Schultern und Nacken beim Üben entspannt bleiben. Dies intensiviert das Wahrnehmungs- und Achtsamkeitstraining.

- Mit zunehmendem Training können Sie auch mehr Wiederholungen einzelner Übungen durchführen, als wir anleiten.

Widerstand leisten

Kräftigen Sie Ihre hintere Nackenmuskulatur mit dem von Ihnen selbst gesteuerten Widerstand. Entspannen Sie anschließend die zuvor aktivierte Nackenmuskulatur und erspüren Sie die Dehnung bewusst.

- Machen Sie den Nacken lang, Ihr Blick richtet sich nach vorne. Verschränken Sie beide Hände am Hinterkopf.

- Nun mit dem Kopf langsam Druck aufbauen und ihn sanft nach hinten drücken. Ihr Kopf bewegt sich allerdings kein bisschen, denn Ihre Hände leisten Widerstand. Atmen Sie gleichmäßig.

- Halten Sie noch einen Atemzug lang die Spannung. Der Oberkörper bleibt aufrecht.

- Dann reduzieren Sie langsam die Spannung und nehmen die Arme locker nach unten.

- Mit dem nächsten Ausatmen lassen Sie Ihren Kopf langsam nach vorne sinken und kommen mit dem Kinn zur Brust. Lassen Sie den unteren Rücken und den mittleren Rücken möglichst gerade, dann spüren Sie intensiv die Dehnung Ihrer Nackenmuskulatur.

- Atmen Sie mehrmals ein und aus. Stellen Sie sich vor, wie die Atemenergie beim Einatmen in Ihren Nacken fließt.

- Abschließend richten Sie Ihren Kopf wieder auf.

Nach vorne blicken

Kräftigen Sie Ihre vordere Nackenmuskulatur. Bleiben Sie mit dem Oberkörper aufrecht und konzentrieren Sie sich ausschließlich auf die Nackenmuskulatur.

- Machen Sie wieder den Nacken lang. Ihr Blick bleibt dabei nach vorne gerichtet. Dann verschränken Sie beide Hände und legen die Stirn in die Handflächen. Die Ellbogen zeigen nach außen.

- Nun mit dem Kopf langsam Druck aufbauen und ihn sanft nach vorne drücken, ohne dass er sich bewegt, denn Ihre Hände leisten Widerstand. Dabei ruhig weiteratmen und die Schultern unten lassen. Halten Sie noch einen Atemzug lang die Spannung.

- Dann reduzieren Sie langsam die Spannung und nehmen die Arme locker nach unten. Atmen Sie tief ein und aus.

- Mit dem nächsten Einatmen wiederholen Sie die Übung noch einmal. Achten Sie darauf, dass Ihr Oberkörper aufrecht bleibt.

- Noch einen Atemzug lang die Spannung halten.

- Mit dem nächsten Ausatmen den Druck langsam lösen, ohne den Kopf zu bewegen. Dann wieder die Arme nach unten nehmen und tief ein- und ausatmen.

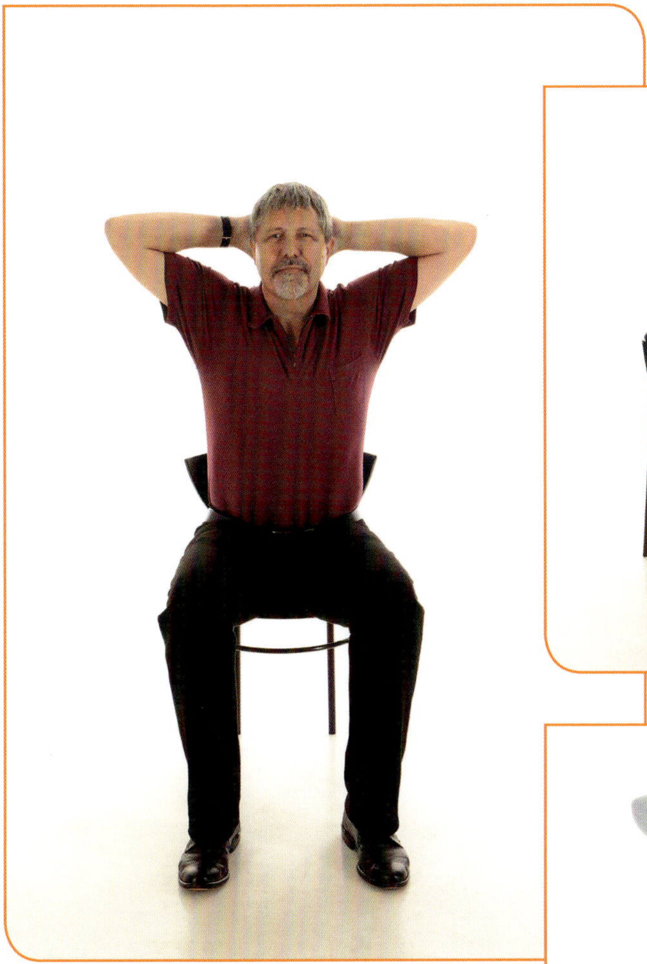

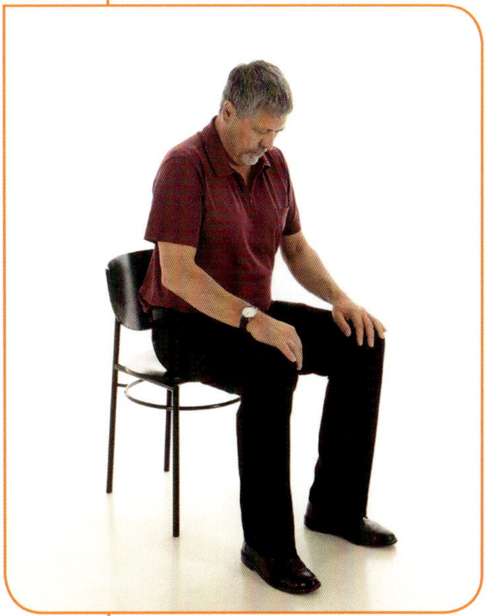

Mit Kopf und Händen gleichzeitig Druck erzeugen, sodass der Kopf bewegungslos bleibt. Dann den Kopf langsam nach vorne sinken lassen und mit mehreren Atemzügen die Energie spüren, die in den Nacken strömt.

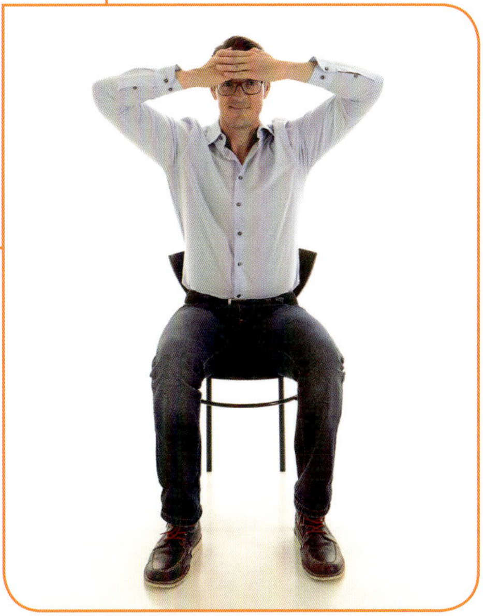

Auch hier mit dem Kopf und den Händen gleichzeitig Druck erzeugen, sodass der Kopf bewegungslos bleibt.

Druck standhalten

Kräftigen Sie Ihre seitliche Nackenmuskulatur und senken Sie Ihren Muskeltonus durch Anspannen und Dehnen.

- Halten Sie den Kopf in Verlängerung der Wirbelsäule und legen Sie die rechte Hand seitlich oberhalb des Ohrs an den Kopf.

- Nun langsam sanften Druck aufbauen und den Kopf gegen den Handwiderstand drücken, ohne dass sich dieser bewegt. Gleichmäßig atmen.

- Halten Sie die Spannung zwei Atemzüge lang und lassen Sie dabei Ihre linke Schulter locker hängen.

- Mit dem nächsten Ausatmen lösen Sie die Spannung, lassen den Kopf langsam zur linken Seite hin sinken und nehmen Hand und Arm nach unten. Nehmen Sie drei tiefe Atemzüge und spüren Sie in die Dehnung der linken Halsseite hinein.

- Dann nehmen Sie den Kopf wieder nach oben und legen nun die linke Hand seitlich an den Kopf. Bauen Sie auch hier langsam sanften Druck auf, ohne dass sich Kopf und Hand bewegen. Zwei Atemzüge lang die Spannung halten und die rechte Schulter locker hängen lassen.

- Mit dem nächsten Ausatmen die Spannung wieder lösen, den Kopf langsam zur rechten Seite hin sinken lassen und Hand und Arm nach unten nehmen. Spüren Sie nun in die Dehnung der rechten Halsseite hinein. Dabei atmen Sie fließend ein und aus.

- Dann nehmen Sie den Kopf wieder nach oben und spüren der Übung nach.

Blick schweifen

Trainieren Sie die Wahrnehmung des Nackenbereichs. Achten Sie auf Verspannungen und Geräusche in der Halswirbelsäule.

- Machen Sie Ihren Nacken lang und lassen Sie Ihre Schultern locker hängen.

- Ihr Blick ist nach vorne gerichtet und Sie atmen ein. Ausatmend drehen Sie den Kopf ganz langsam nach rechts. Verharren Sie kurz in dieser Position, dann drehen Sie einatmend den Kopf wieder zur Mitte.

- Ausatmend den Kopf zur anderen Seite nach links drehen. Kurz verharren. Einatmend zur Mitte zurück.

- Dann die Übung zu beiden Seiten hin mehrmals wiederholen.

- Beim Drehen des Kopfes daran denken, dass sich die Schultern nicht mitdrehen. Der Abstand zwischen Kinn und Oberkörper bleibt gleich.

- Kommen Sie abschließend mit Ihrem Kopf wieder zurück zur Mitte und spüren Sie der Kopfbewegung nach.

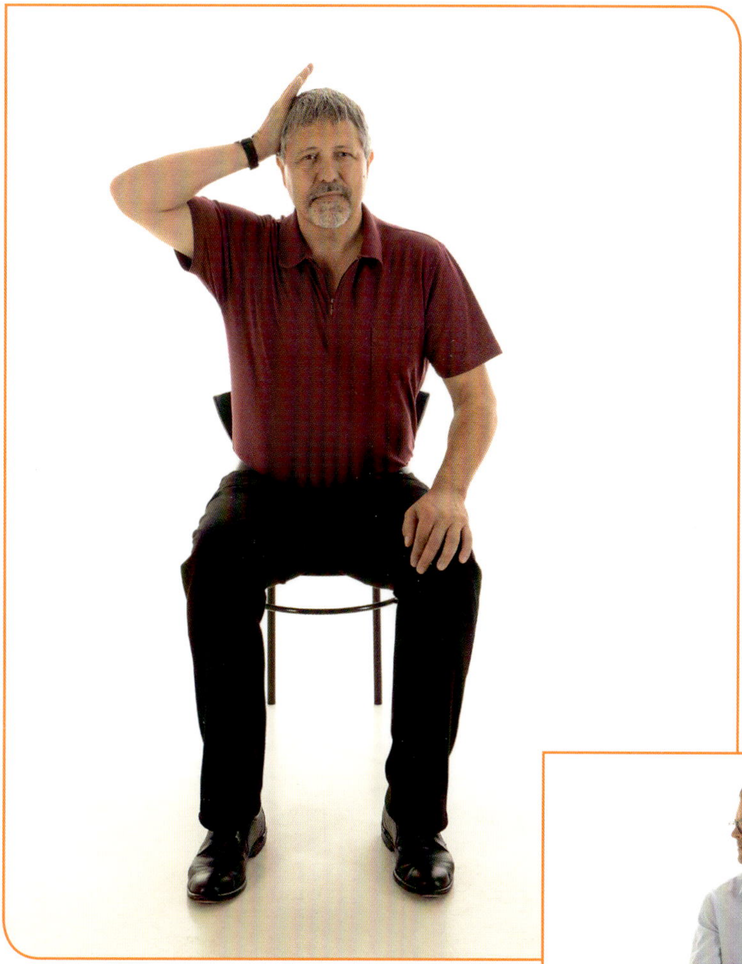

Mit dem Kopf und den Händen gleichzeitig seitlich Druck erzeugen. Dann den Kopf langsam seitlich sinken lassen und der Dehnung nachspüren.

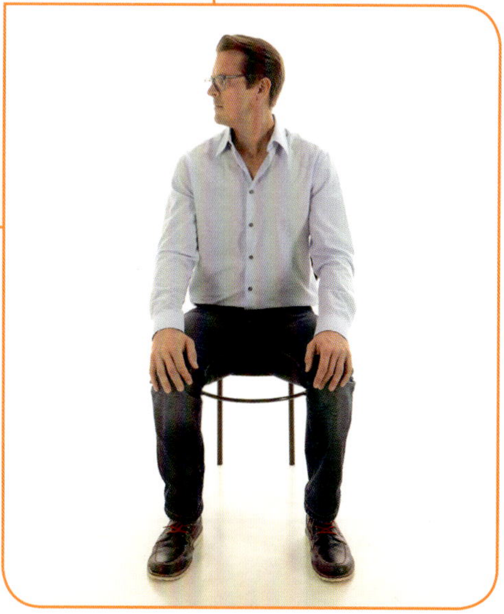

Ausatmend den Kopf langsam zur Seite drehen, kurz verharren, dann einatmend wieder zur Mitte kommen.

Kopf kreisen

Mobilisieren Sie Ihre Halswirbelsäule und erspüren Sie den dreidimensionalen Bewegungsspielraum. Verbinden Sie die Übung bewusst mit Ihrer Atmung.

- Neigen Sie jetzt den Kopf so zur Seite, dass sich das rechte Ohr der rechten Schulter annähert.

- Tief ausatmend nun das Kinn in Richtung Brustkorb absenken und den Kopf in einer langsamen und kreisenden Bewegung zur linken Seite führen. Dort angekommen atmen Sie tief ein. Jetzt ist das linke Ohr zur linken Schulter geneigt.

- Tief ausatmend kreisen Sie den Kopf nun wieder zur rechten Seite. Dabei Ihren maximalen Bewegungsradius nicht ganz ausreizen. Dort angekommen atmen Sie wieder tief ein.

- Wiederholen Sie die Übung noch einige Male. Achten Sie darauf, dass Ihre Drehbewegungen fließend sind und das Kinn sanft über die Brust rollt.

- Bringen Sie den Kopf wieder nach oben in eine aufrechte Haltung.

Nachspüren

Stellen Sie fest, wie gut dieses Training für Ihren Nacken ist.

- Schließen Sie Ihre Augen. Spüren Sie nochmals in Ihre Hals- und Nackenmuskulatur hinein. Sind sie entspannt oder immer noch etwas verspannt? Wie fühlen sich die vorderen Halsmuskeln an? Wie die Nackenmuskulatur? Wie die seitlichen Halsmuskeln rechts und links?

- Nun ist es wieder Zeit, im Hier und Jetzt anzukommen: Öffnen Sie die Augen. Recken und strecken Sie sich dazu.

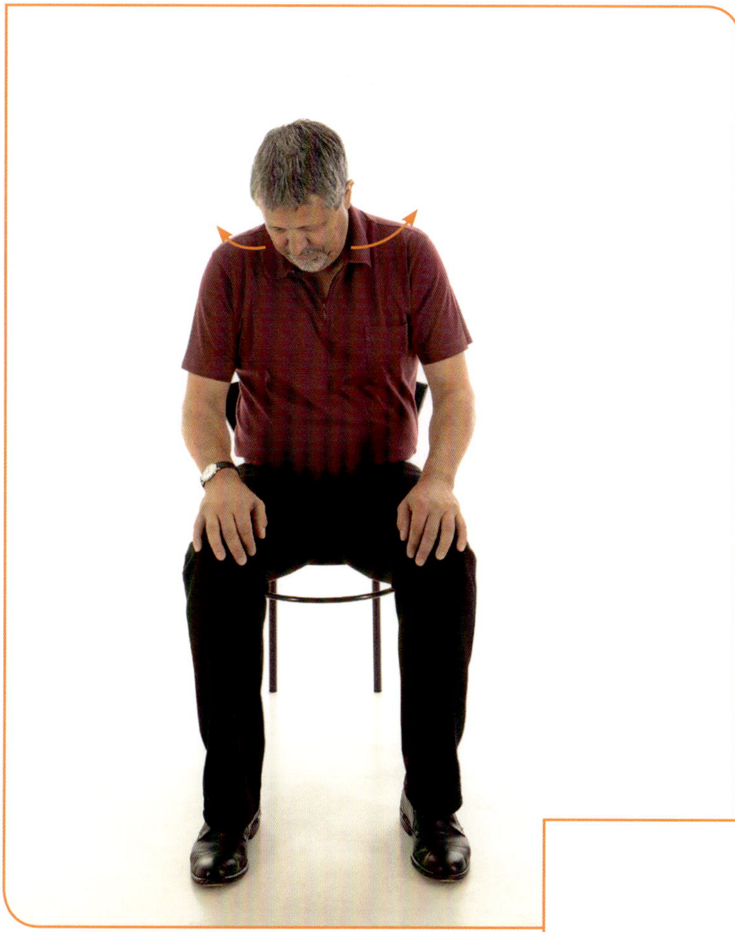

Beim Ausatmen den Kopf von rechts nach links und von links nach rechts kreisen lassen. Langsam, bewusst und kontrolliert rollen und dabei den Bewegungsradius nicht ausreizen. Auf den Seiten angekommen, wird eingeatmet.

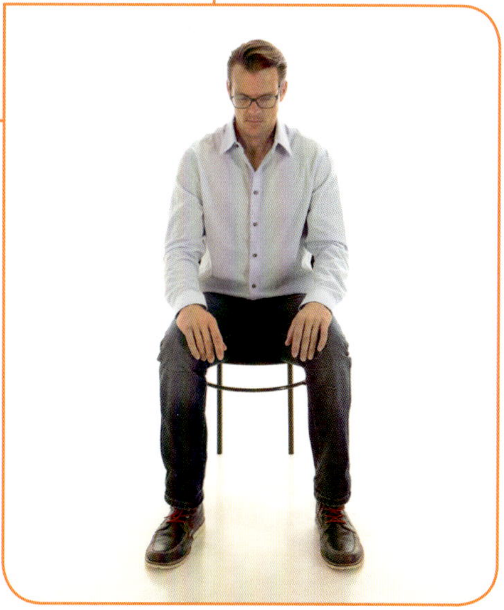

Der Entspannung in der Halsmuskulatur nachspüren.

Achtsamkeitstraining für den Kiefer

Die Kiefer-Übungen helfen Ihnen, Verspannungen zu erkennen und zu lösen, ihre psychophysische Wirkung strahlt in den ganzen Körper aus.

Der Kiefer im Alltag: Kauen, Beißen oder Schlucken sind selbstverständliche Tätigkeiten bei der Nahrungsaufnahme, über die wir nicht weiter nachdenken. Was aber, wenn dabei der Kiefer schmerzt und sich die Muskeln verspannt anfühlen? Das ist meist stressbedingt. Neben dem alltäglichen Arbeits- und Freizeitstress sind es auch seelische Belastungen, beispielsweise hervorgerufen durch familiäre Probleme, die zu einem schmerzenden und verspannten Kiefer führen können.

Dazu gesellt sich oft langes Sitzen am Schreibtisch: Hier kann es sein, dass wir bei konzentriertem Denken unwillkürlich Haltung und Mimik verändern, Nacken- und Schulterverspannungen kommen hinzu und unser ganzer Körper steht sprichwörtlich unter Spannung, was sich wiederum auf die Kieferregion auswirken kann.

Anatomie & Physiologie: Streng betrachtet erfüllt das Kiefergelenk die Funktion zweier Gelenke: Wenn wir den Mund öffnen, wirkt es wie ein Schaniergelenk, bei Gleitbewegungen wie beispielsweise beim Kauen wie ein Schiebegelenk. Dabei besitzt der Kiefergelenkkopf nur einen kleinen Spielraum von 0,7-0,8 mm, eine Minderung der Gelenkbeweglichkeit hat deshalb merkliche Auswirkungen. Testen Sie selbst: Legen Sie Zeige- und Mittelfinger aneinander und positionieren Sie beide Finger zwischen den Ober- und Unterkieferschneidezähnen. Schaffen Sie dies, sind Sie im Normbereich der Kieferöffnung von 40-50mm, der für Erwachsene gilt. Vielleicht schaffen Sie es sogar, die mittleren drei Finger – übereinander gelegt – in den Mund zu bringen.

Wichtig sind weiterhin die Schläfenmuskeln, die an der Schläfe entspringen und beim Zurückziehen des Unterkiefers aktiviert werden. Ebenso die Massetermuskeln, die für Seitwärts- und Längsbewegungen des Unterkiefers und für das Zermahlen der Nahrung gebraucht werden. Und schließlich die Flügelmuskeln, die das Öffnen und Schließen des Kiefers unterstützen und beim Vorschieben des Unterkiefers beteiligt sind.

Die Kaumuskeln sind ein wichtiger Teil der Gesichtsmuskulatur. Die insgesamt 26 Gesichtsmuskeln setzten sich zusammen aus Kaumuskeln, Zungen- beziehungsweise Zungenbeinmuskeln, Gaumenmuskeln und mimischen Muskeln. Im Zusammenspiel sind Sie der Spiegel unserer Seele. Sie geben unserem Gesicht eine Struktur und lassen uns beispielsweise Emotionen zeigen. Oft bemerken wir gar nicht, wie angespannt unser Gesicht im Alltag ist, ausgehend von einer verhärteten Kiefermuskulatur.

Nicht zuletzt sind Kiefermuskeln nicht nur für das Kauen von Nahrung zuständig, sondern uns auch beim Sprechen dienlich.

Der Kiefer – ganzheitlich betrachtet: Der Kiefer kann ursächlich zu einer Reihe von Krankheiten und Beschwerden führen, die in den Körper hineinstrahlen, etwa Verspannungen beim Aufwachen, Ohrsyptome wie Tinnitus, Ohrenschmerzen, Schwindel, Kopfsymptome wie Gesichtsschmerzen, Berührungsempfindlichkeit von Haaren und Kopfhaut, Augensymptome wie Schmerzen hinter den Augen, Doppeltsehen, Sehstörungen oder Symptome des Nackens und Rückens wie Nackensteifigkeit, Verspannungen der Muskeln der Halswirbelsäule, Schulter- und Rückenschmerzen (vgl. Christiansen, 2016, S. 22ff.). Über Muskelketten können Beschwerden bis in die Beckenregion hinein auftreten. So können sich beispielsweise Fehlstellungen des Beckens auf das Kiefergelenk zurückführen lassen. Denn anatomisch liegt das Kiefergelenk in der Nähe der Kopfgelenke und vor dem äußeren Gehörgang. Es ist über die Wirbelsäule mit dem Körper verbunden.

Über- und Unterforderung: Der Ausdruck ‚Zähne zusammenbeißen' fordert dazu auf, etwas Unangenehmes durchzustehen. Das ist manchmal wichtig, aber nicht immer. Stressbesetzten Situationen mit Entspannung und Gelassenheit zu begegnen, ist des Öfteren die sinnvollere Variante.
Testen Sie selbst, ob sich Ihr Kiefer in Balance befindet. Öffnen Sie langsam Ihren Mund bis zur maximalen Kieferöffnung: Erfolgt die Mundöffnung gerade, oder stellen Sie Abweichungen nach rechts und/oder links fest? Wenn Sie den Mund öffnen: Sind Knackgeräusche im Bereich der Kiefergelenke zu hören oder zu fühlen? Öffnen Sie den Mund und beißen Sie dann die Zähne zusammen: Treffen Ihre oberen und unteren Zähne alle gleichzeitig aufeinander? Drücken Sie bei geschlossenem Mund mit beiden Fingerkuppen rechts und links gleichzeitig im Bereich der Wange leicht oberhalb des Unterkieferknochens wie bei einer Akupressur auf Ihre Muskeln: Haben Sie Beschwerden oder ist ein Muskel verhärtet? Machen Sie dasselbe bei Ihren Schläfen! Stellen sich bei diesen Tests Probleme ein, sind unsere Kieferübungen angezeigt.

Psychosomatik: Um psychische Belastungen abzubauen, sucht sich unser Körper ein Ventil, und dieses kann der Kiefer sein. Eine bemerkenswerte Interpretation gibt Christiansen (2016, S. 164). Der Kiefer als Kau- und Sprachorgan sei dazu geschaffen, „emotionalen Stress durch Artikulation zu entladen". Das Zusammenpressen der Zähne kann „als nicht geführte Entladung eines emotionalen Staus" verstanden werden. Wer Alltagsproblemen mit einem Zusammenpressen der Zähne begegnet – sinnbildlich ausgedrückt durch: Hierzu sage ich nichts! –, wird möglicherweise diesen Stress zähneknirschend abbauen.
Unser Unterbewusstsein verarbeitet im Schlaf wichtige Themen und Emotionen. Sich zu allem und jedem zusammenzureißen, kann nächtliches Zähneknirschen provozieren. Das unbewusste, feste Aufeinanderreiben der Zähne wird Bruxismus genannt. Wird hierdurch die Kiefermuskulatur überbeansprucht, verhärtet diese, und es werden durch das krankhafte Pressen und Mahlen die Zähne geschädigt. Zusätzlich zum Abrieb der Zähne können morgendliche Kopfschmerzen, Schulter- oder Nackenverspannungen resultieren, was meist nicht bewusst ist.
Die Folge sind Fehlregulationen der Muskel- und Kiefergelenksfunktionen, die als Cranio-Mandibuläre Dysfunktion (CMD) bezeichnet werden – cranio der Kopf und mandibula der Unterkiefer. Sie können Schwindel oder Sehstörungen auslösen. Immerhin mahlt jeder Fünfte nachts mit den Zähnen und ein Zehntel der deutschen Bevölkerung leidet an CMD, die Mehrzahl ist weiblich und zwischen 20 und 40 Jahre alt.

Weiterführende Schriften: Wenn Sie sich gezielt zum Kiefer weiterbilden wollen, sind folgende *grundlegende Schriften* empfehlenswert:

- Christiansen, C. (2016). *Das Kiefergelenkbuch. Ein Patientenratgeber und Leitfaden für Mediziner und Zahnmediziner.* Ingolstadt: CMD-Compact KG.
- Prodinger-Glöckl, D. (2013). *CMD in der Osteopathie: Interdisziplinäre Zusammenarbeit mit der Kieferorthopädie.* Kandern: Haug.
- Prucha, C. (2006). *Retrospektive Studie zu craniomandibulären Dysfunktionen unter Berücksichtigung von schmerzbezogenen und psychosozialen Aspekten.* Dissertation, erhältlich unter http://www.diss.fu-berlin.de/diss/receive/FUDISS_thesis_000000002215
- Ridder, P. (2013). *Craniomandibuläre Dysfunktion: Interdisziplinäre Diagnose- und Behandlungsstrategien.* München: Urban und Fischer/Elsevier.
- Schünke, M., Schulte, E. & Schumacher, U. (2015) *Kopf, Hals und Neuroanatomie (Prometheus: LernAtlas der Anatomie)* Stuttgart: Thieme.

Empfehlenswerte *Praxisbände*:

- Bartrow, K. (2012). *Übeltäter Kiefergelenk.* Stuttgart: TRIAS.
- Bisge, G. (2007). *Mund und Kiefer ganz entspannt. Sanfte Hilfen bei Zähneknirschen und anderen Verspannungen: 2 Feldenkrais- Lektionen.* CD (5. Aufl.). München: Kösel.
- Lichtenau, B. (2012). *Feldenkrais für Gesicht und Kiefer.* CD. Stuttgart: TRIAS.
- Höfler, H. (2010). *Entspannungstraining für Kiefer, Nacken und Schulter.* Stuttgart: TRIAS.
- Larsen, C. & Miescher, B. (2010). *Entspannter Kiefer.* Stuttgart: TRIAS.
- Schöttl, R. (2016). *CMD: Kein Schicksal! Die CMD in den Griff bekommen* (4. erweiterte Aufl.). Unterleinleiter: MediPlus.

Zum Programm: Die Kaumuskeln sind die stärksten im Körper und müssen einem enormen Druck bei der Nahrungszerkleinerung standhalten. Deshalb kommt es weniger auf die Kräftigung dieser Muskeln an. Vielmehr gilt es, diese geschmeidig zu halten, damit sie eine möglichst große Beweglichkeit des Kiefers ermöglichen.

Da bei Verspannungen im Bereich der Kaumuskeln das Öffnen des Mundes oft unangenehm oder gar schmerzhaft ist, werden Sie in den beiden ersten Übungen Ihre *Schläfen aktivieren* und die *Kiefermuskeln kneten.* Wichtige Kiefermuskeln werden durch sanfte Massage und Akupressur weich gemacht und erspürend wahrgenommen.

Nachdem Ihr Kiefer aufgewärmt ist, folgen zwei Übungen, die die den Unterkiefer bewegenden Muskeln trainieren, damit der Kiefer während des normalen Essvorgangs nicht an seine Öffnungsgrenze stößt. Zuerst wird das *Zusammenspiel der Kiefermuskeln* geübt. Hier können Sie die Beweglichkeit Ihres Kiefergelenks testen, das eine Mundöffnung von 4-5 Zentimetern erlaubt. Das Gähnen am Ende dieser Übung leitet zur nächsten Übung über, dem *Kiefergelenk aktivieren.* Diese zielt darauf ab, die Seitwärtsbewegungen Ihres Kiefers zu trainieren, die beispielsweise beim Kauen wichtig sind.

Grundsätzlich bezieht unser Kiefertraining neben funktionellen Aspekten auch die Psyche mit ein. Denn ein verspannter Kiefer ist auch Ausdruck von Emotionen – oder anders: Lächeln ist nur möglich, wenn die Kiefermuskeln in Bewegung kommen. Die Übung *Gefühle zeigen* hilft dabei, wieder ein Gefühl für eine natürliche und entspannte Kieferhaltung zu entwickeln und entspannt nebenbei die gesamte Gesichtsmuskulatur.

Abschließend führen Sie mit *Nachspüren* einen Kiefercheck durch, der durch eine intensive Wahrnehmung erfolgt.

Das Programm auf einen Blick

Die Tabelle zeigt Ihnen im Überblick alle sechs Übungen des Programms für den Kiefer, deren Ziele und die Empfehlungen für deren Dauer.

Ziele	Übungen	Dauer
Massage Entspannung	Schläfen aktivieren	bis 1 Min.
Akupressur Massage	Kiefermuskeln kneten	bis 2 Min.
Koordination	Zusammenspiel der Kiefermuskeln	bis 2 Min.
Koordination	Kiefergelenk aktivieren	bis 2 Min.
Mobilisation	Gefühle zeigen	bis 1 Min.
Focusing	Nachspüren	bis 2 Min.

Bevor Sie mit den Übungen beginnen, sollten Sie die folgenden Hinweise für Ihr Training beachten:

- Waschen Sie sich aus hygienischen Gründen vor dem Üben die Hände.

- Wir empfehlen Ihnen, die Übungen im Sitzen auszuführen, weil Sie sich so besser auf den Kieferbereich konzentrieren können und die Entspannungseffekte intensiviert werden.

- Atmen Sie grundsätzlich mit der Nase ein und aus.

- Je öfter Sie das Programm durchführen, desto sicherer werden Sie im Training und ertasten beispielsweise sicherer Ihre Kiefermuskeln für eine gezielte Massage.

- Der Kieferbereich ist sehr sensibel, überschreiten Sie nicht Ihre persönliche Grenze. Arbeiten Sie deshalb bewusst und spüren Sie auch nach Zwischenschritten nach.

- Mit zunehmendem Training können Sie auch mehr Wiederholungen einzelner Übungen durchführen oder sie auch länger durchführen, als wir anleiten.

Schläfen aktivieren

Regulieren Sie Spannungszustände Ihrer Schläfenmuskulatur durch Massage.

- Pressen Sie mehrmals leicht Ihren Kiefer zusammen. Erspüren Sie dabei mit den Fingerspitzen die sich mitbewegenden Schläfenmuskeln.
- Entspannen Sie den Kiefer und massieren Sie mit Ihren Fingerspitzen die Schläfen. Machen Sie dies langsam und kreisförmig. Massieren Sie flächig.
- Atmen Sie ruhig und gleichmäßig.
- Nehmen Sie Hände und Arme nach unten und lassen Sie Ihre Schultern entspannt hängen.
- Spüren Sie nun der wohltuenden Entspannung im Bereich Ihrer Schläfen nach. Sie können dazu die Augen schließen.

Kiefermuskeln kneten

Die gezielte Akupressur und die darauf folgende Massage helfen, Ihre Kiefermuskeln zu entkrampfen.

- Legen Sie die Fingerspitzen unterhalb des Jochbeins mittig auf Ihre Wangen. Pressen Sie mehrmals leicht Ihren Kiefer zusammen und erspüren Sie den sich hervorwölbenden Kaumuskel. Es ist der Massetermuskel, der als einer der vier Kaumuskeln das Jochbein mit dem Unterkieferknochen verbindet.
- Entspannen Sie den Kiefer. Nun beginnen Sie die Akupressur, indem Sie mit den Fingerspitzen beider Hände für einen langen Atemzug auf die Kaumuskeln vorsichtig und nicht zu stark drücken.
- Dann lassen Sie los und entspannen für zwei lange Atemzüge.
- Nun wieder einen Atemzug lang pressen, dann den Druck lösen und für zwei Atemzüge entspannen. Dabei gleichmäßig atmen.
- Wiederholen Sie dies noch einmal.
- Lassen Sie Ihren Kiefer weiterhin entspannt. Dann massieren Sie mit Ihren Fingerspitzen die Kiefermuskeln langsam, kreisförmig und flächig.
- Nehmen Sie Hände und Arme nach unten und lassen Sie Ihre Schultern entspannt hängen.
- Spüren Sie nach, wie weich sich Ihre Kaumuskeln nach Akupressur und Massage anfühlen.

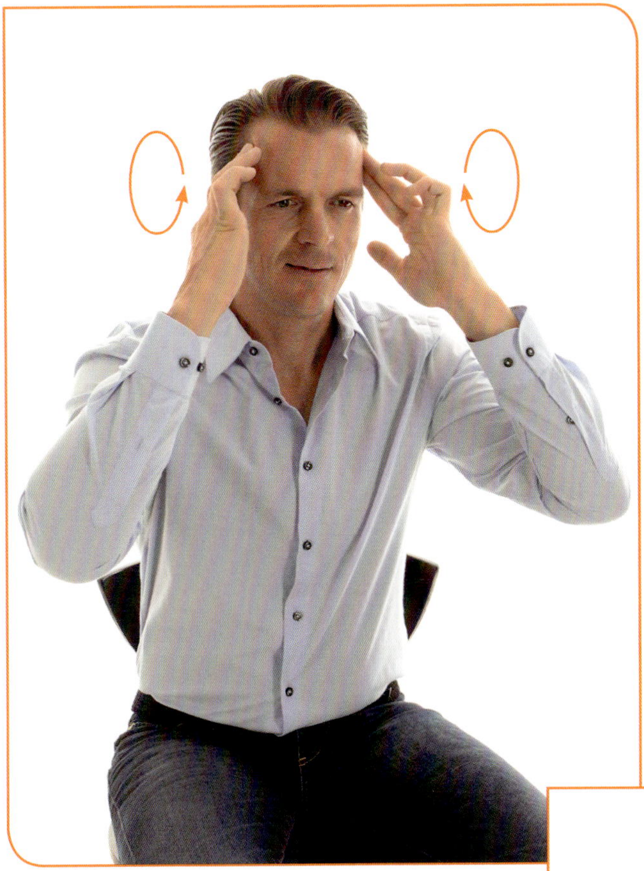

Mit den Fingerspitzen kreisförmig die Schläfen massieren.

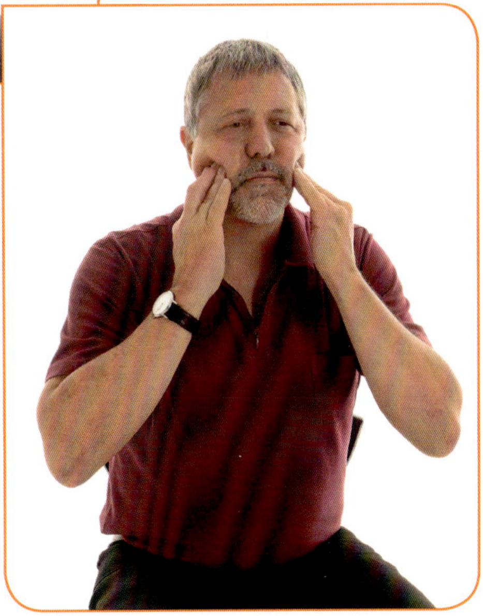

Zuerst die Kiefermuskeln pressen, dann massieren.

Zusammenspiel der Kiefermuskeln

Mit dieser Koordinationsübung bekommen Sie ein Gefühl dafür, den Mund kontrolliert und gleichmäßig zu öffnen und zu schließen.

- Beginnen Sie einatmend, Ihren Mund etwas zu öffnen, so, als würden Sie eine Himbeere in den Mund nehmen, ausatmend schließen Sie ihn dann wieder. Machen Sie dies mehrmals.

- Jetzt öffnen Sie einatmend Ihren Mund etwas weiter und schließen ihn ausatmend. Öffnen und schließen Sie langsam. Atmen Sie durch die Nase ein und aus.

- Einatmend öffnen Sie den Mund nun so weit, wie Sie dies bequem können. Ausatmend schließen Sie Ihren Mund wieder.

- Noch mehrmals öffnen und schließen. Versuchen Sie, dies so fließend und entspannt wie möglich mit Hilfe Ihres Atemflusses zu tun, nicht verkrampft und ruckartig.

- Üben Sie weiter. Ein leichtes Kieferknacken kann der Fall sein und soll nicht stören. Wenn Sie keine Probleme mit dem Kiefer haben, finden Zeige- und Mittelfinger übereinandergesetzt zwischen den Zähnen Platz.

- Zum Schluss dieser Übung versuchen Sie, herzhaft zu gähnen.

Kiefergelenk aktivieren

Schmieren Sie Ihr Kiefergelenk und aktivieren Sie zugleich Ihre Muskeln, sodass Sie Ihren Unterkiefer mit der Zeit fließend und entspannt bewegen können.

- Lassen Sie Ihren Mund leicht geöffnet und legen Sie den Zeigefinger auf Ihr Kinn. Bewegen Sie nun Ihren Unterkiefer in fließenden und rhythmischen Bewegungen von rechts nach links und von links nach rechts. Wenn Sie nach unten schauen, sehen Sie, wie sich Finger und Hand bewegen.

- Nehmen Sie den Zeigefinger vom Kinn und bewegen Sie den Unterkiefer nicht mehr.

- Öffnen Sie jetzt Ihren Mund. Einatmend verschieben Sie Ihren Unterkiefer nach rechts. Ausatmend nach links.

- Machen Sie dies noch mehrmals so. Das Hin- und Herschieben Ihres Unterkiefers sollte angenehm sein.

- Welche Seite fällt Ihnen leichter? Wo ist das Verschieben angenehmer? Wo sind Verspannungen spürbar?

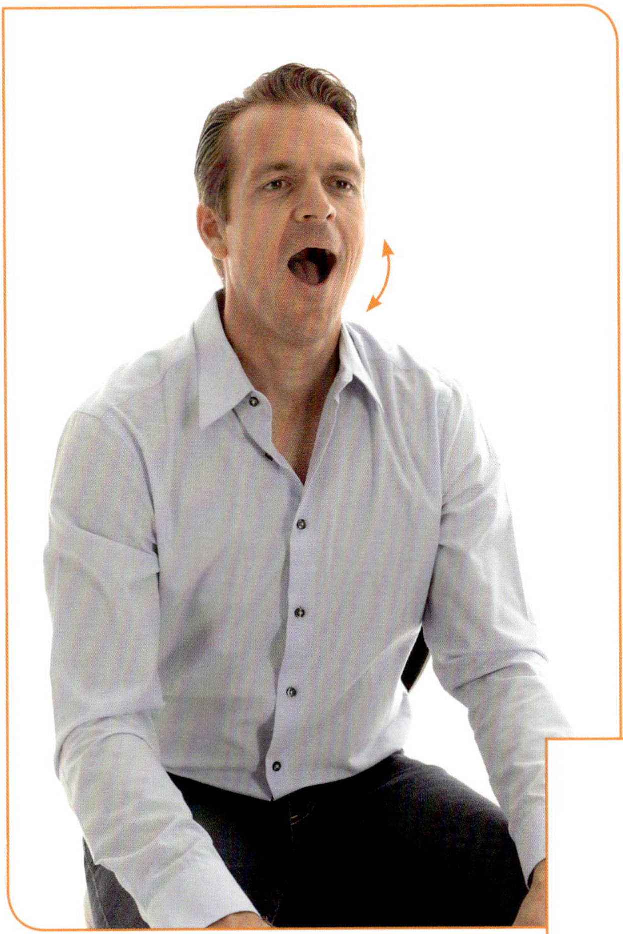

Mehrmals den Mund öffnen und schließen, dann etwas mehr, dann weit, ohne dass es unangenehm ist.

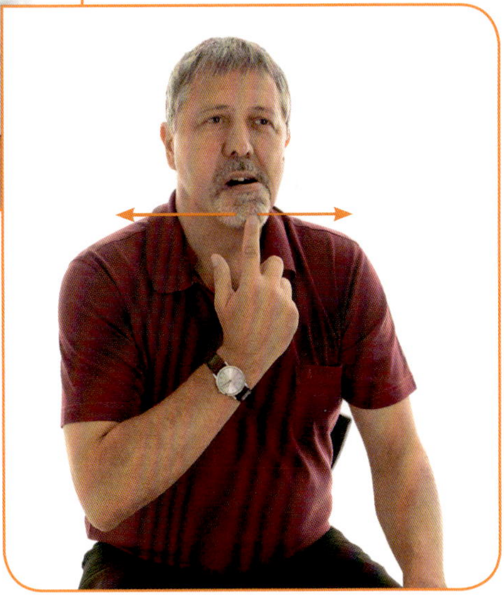

Fließend und entspannt den Unterkiefer nach links und nach rechts verschieben. Spüren, welche Richtung besser klappt und wo die Muskulatur vielleicht verspannt ist.

Gefühle zeigen

Zeigen Sie Gefühle und aktivieren Sie damit die Muskulatur in der Gesichts- und Kieferregion.

- Schneiden Sie Grimassen. Mit offenem oder geschlossenem Mund – mit offenen oder geschlossenen Augen.

- Konzentrieren Sie sich bei den Gesichtsbewegungen vor allem auf die Kieferregion. Bewegt sich Ihr Unterkiefer?

- Nun versuchen Sie, die Grimassen gezielt mit Gefühlen zu verbinden. Spüren Sie in sich hinein: Welche Gedanken schießen Ihnen bei den Emotionen durch den Kopf?

- Blicken Sie nun traurig, dann lächeln Sie. Blicken Sie nun wütend, dann wieder fröhlich. Nehmen Sie bewusst wahr, wie Sie Emotionen psychisch beeinflussen und wie sich Ihre Mimik entsprechend verändert. Beenden Sie diese Übung in jedem Fall mit einer positiven Emotion.

Nachspüren

Stellen Sie fest, wie entspannend solch ein Training für Ihren Kiefer ist.

- Schließen Sie Ihre Augen. Konzentrieren Sie sich auf Ihre untere Kopf- und Gesichtshälfte, speziell auf Zunge und Unterkiefer.

- Korrigieren Sie nichts, sondern nehmen Sie nur wahr: Wo und wie liegt Ihre Zunge? Sind Muskeln angespannt? Verspüren Sie unangenehme Stellen, vielleicht sogar Schmerzen? Ist Ihr Unterkiefer richtig eingehängt?

- Versuchen Sie noch etwas mehr zu entspannen. Lassen Sie Ihre Lippen ganz locker. Lassen Sie zwischen der oberen und unteren Zahnreihe etwas Platz. Atmen Sie tief ein und aus. Lassen Sie die Gedanken schweifen. Nehmen Sie sich vor, die nächsten Stunden mit entspanntem Kiefer und entspanntem Gesicht zu verbringen, unabhängig davon, ob der Alltag für Sie mehr oder weniger schöne Situationen bereithält.

- Nun ist es wieder Zeit, im Hier und Jetzt anzukommen: Öffnen Sie die Augen. Gähnen Sie nach Lust und Laune, recken und strecken Sie sich.

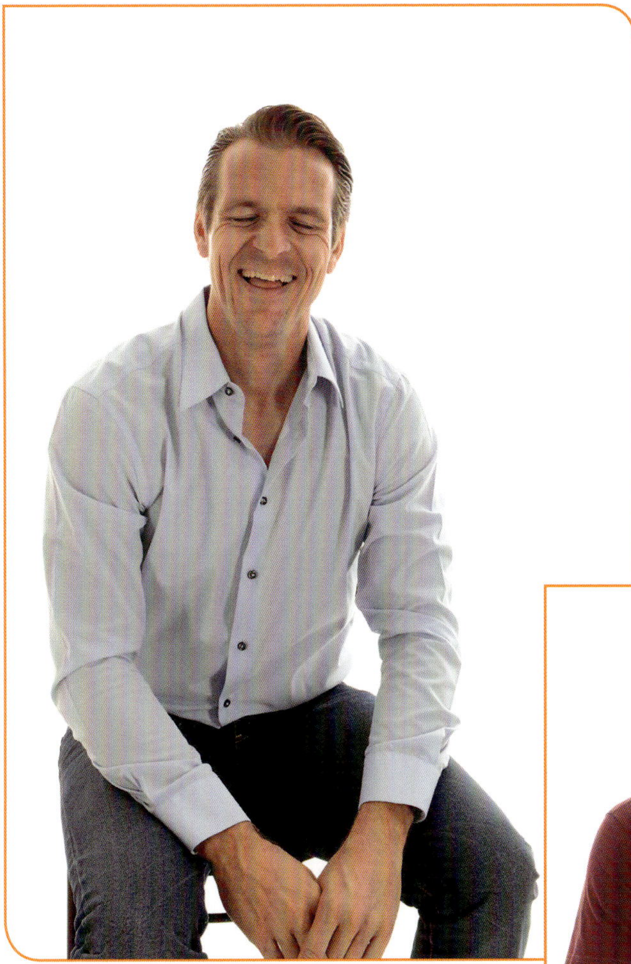

Grimassen schneiden, positive und negative Emotionen wie Freude oder Angst simulieren. Die Übung mit einer positiven Emotion beenden.

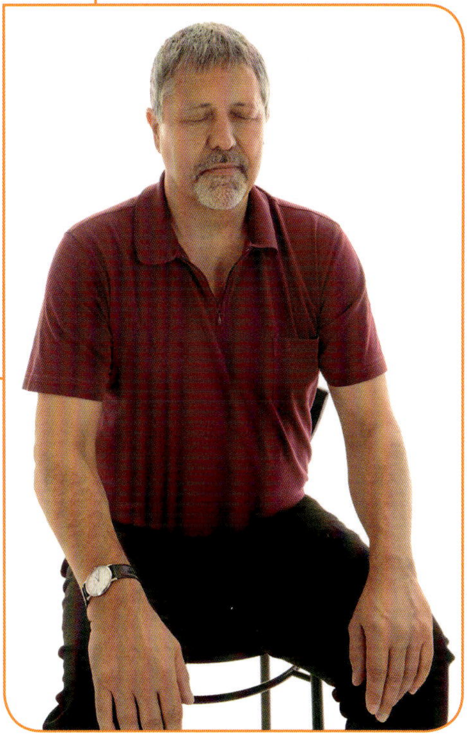

In den Kieferraum hineinfühlen. Die wohltuende Wärme spüren, die sich ausgebreitet und die Kiefermuskeln entspannt hat.

Achtsamkeitstraining für die Augen

Wie alle anderen Körperteile können auch die Augen trainiert werden. Bewusstes und aktives An- und Entspannen stärkt die Augenmuskulatur und trainiert die Sehschärfe.

Das Auge im Alltag: In der heutigen sog. Informationsgesellschaft nehmen unsere Augen tagtäglich eine Fülle von Informationen auf, die im Gehirn verarbeitet werden. Um den ‚Durchblick' zu behalten, müssen wir in immer weiterem Umfang mit digitalem Wissen zurechtkommen. Das stellt besondere Anforderungen an unsere Augen.

Bereits im Kindesalter nimmt die Konzentration auf Tätigkeiten im ‚Nah-Bereich' zu. So haben Studien mit Stadt- und Landkindern ergeben, dass signifikant mehr bzw. weniger kindliche Brillenträger in der jeweiligen Population auffindbar waren. Unter den Landkindern sind weniger Brillenträger zu finden, weil diese im Alltag eher augenentlastende Tätigkeiten ausführen können, insbesondere durch mehr Gelegenheiten, sich im Freien zu bewegen. Dass Kurzsichtigkeit inzwischen epidemische Ausmaße besitzt und weiter zunimmt, kann am Beispiel Japans aufgezeigt werden. Da Kinder dort früher als bei uns zur Schule gehen, ein enormes Lernpensum haben und mit mehr als 20 000 Schriftzeichen konfrontiert sind, ist dort die Kurzsichtigkeit höher als beispielsweise in Europa.

Diese und andere Daten zeigen, dass Augenprobleme wie die Kurzsichtigkeit mit den Lebensgewohnheiten der Moderne in Verbindung stehen. Sie führen zu der Gewissheit, dass ein gezieltes Augentraining kompensatorisch und präventiv wirksam sein kann.

Nun ist ein Augentraining keineswegs ein Heilmittel bei schweren Augenkrankheiten, es kann aber die Entstehung von Augenproblemen verhindern oder zumindest verzögern helfen. Denn aus physiologischer Sicht können die Augen wie alle anderen Körperteile gezielt trainiert werden. Auch die Augen müssen versorgt und durchblutet werden und benötigen den Wechsel von Anspannung und Entspannung.

Mit wenigen regelmäßig und behutsam durchgeführten Übungen können wir den Augen nicht nur die nötige Entspannung gönnen, sondern sie auch langfristig fit halten. Und die resultierende Augen-Achtsamkeit hilft uns wahrzunehmen, wann unsere Augen eine Auszeit, mehr Beweglichkeit oder besondere Entspannung benötigen.

Anatomie & Physiologie: Natürliches Sehen bedeutet, dass die Augen ständig in Bewegung sind und zwischen Ferne und Nähe wechseln. Der Blick schweift umher und die Augen adaptieren im natürlichen Tagesverlauf und je nach Wetter unterschiedlichen Helligkeiten. Dies alles sind physiologisch adäquate Sehbedingungen, die die Augen problemlos bewältigen. Und auf natürliche Weise werden die sechs Muskeln des Auges trainiert, die die Bewegung des Augapfels um seine verschiedenen Achsen ermöglichen. Das für das Sehvermögen verantwortliche Gleichgewicht dieser Muskeln wird schließlich wesentlich durch drei Nervenstränge gesteuert.

Das Auge – ganzheitlich betrachtet: Durch eine falsche Anordnung der Leuchtmittel, eine falsche Beleuchtungsstärke, eine falsche Beleuchtungsqualität, eine falsche Lichtfarbe und zu hohe Leuchtdichteunterschiede im Arbeitsumfeld entstehen nicht nur Augenbeschwerden, sondern auch Kopfschmerzen, Asthenopie (diffuse Augenschmerzen durch starke Akkommodation) sowie Fehl- und Zwangshaltung mit Muskelverspannungen. Kaum bekannt ist, dass die Hornhaut nicht mehr mit ausreichend Kammerwasser versorgt wird, wenn der Stoffwechsel durch andauerndes Sitzen reduziert wird.

Über- und Unterforderung: Heute sehen wir stundenlang in beleuchtete Bildschirme, die von unseren Augen vermehrt das fixierte Sehen in der Nähe oder schnelle Akkomodations- und Adaptionssprünge vom Bildschirm zur Vorlage fordern und die Augen überanstrengen. Immer häufiger werden wir zudem mit LED-Lichtquellen konfrontiert, die vermehrt blaues Licht absondern, welches aktuellen Studien zufolge im Verdacht steht, die Retina zu schädigen, Makuladegeneration zu fördern sowie den Melatoninhaushalt zu beeinflussen und damit Schlafstörungen zu verursachen. Nicht zuletzt bewirkt das Starren auf helle Bildschirme durch die damit verbundene hohe Lichtexposition, dass der in den Sehzellen gespeicherte Sehpurpur, das Rhodopsin, rasch verbraucht wird. Da hilft auch nicht, dies unkontrolliert durch Vitamin A-Zugaben zu kompensieren. Diese verbessern in der Tat etwa das Dämmerungssehen, andererseits können sie bei zu hoher Dosierung auch zu Schädigungen, z.B. der Leber, führen. Hier helfen Augenübungen weitaus zuverlässiger, um der Überforderung der Augen entgegen zu wirken.
Ununterbrochenes Starren auf PC-, Handy- oder Fernsehbildschirm führt übrigens zu dem Phänomen des trockenen Auges, das auch als ‚office eye syndrome‘ (Büroaugen-Syndrom) bezeichnet wird. So ist bei anstrengender Bildschirmarbeit oder zu vielem Fernsehen der Lidschlag reduziert. Dieser ist jedoch für die Regeneration der Augen extrem wichtig. Normales Blinzeln verhilft dem Auge, dass es nahezu eine Stunde pro Tag geschlossen ist. Anstatt, wie durchschnittlich üblich, etwa 25 Mal pro Minute zu blinzeln, geschieht das bei konzentriertem Blick meist weniger als die Hälfte. Dadurch wird die Augenoberfläche nicht ausreichend befeuchtet, was eine Reizung der Hornhaut nach sich ziehen kann.

Psychosomatik: Ursprünge des Augentrainings gehen auf den amerikanischen Augenarzt Dr. William Bates zurück, der von 1860 bis 1931 lebte. Einige seiner Übungen sind heute noch weithin gebräuchlich und nachweislich wirkungsvoll, etwa das ‚palming‘ (dt.: Palmieren), das in unserem Augenprogramm aufgeführt ist. Bates konnte den Zusammenhang zwischen Sehschwäche und Anspannung der Augenmuskeln als Folge von seelischer und körperlicher Überforderung feststellen. Heute weiß man, dass bei den verschiedenen Formen der Kurzsichtigkeit etwa ein Drittel auf Augenverspannungen und psychische Beeinträchtigungen zurückführbar sind. Wohl auch deshalb wird das Auge als ‚Fenster der Seele‘ bezeichnet. Und auch der Volksmund weist mit Sprüchen wie ‚Schwarz sehen‘, ein ‚Dorn im Auge haben‘, ‚Blind vor Wut sein‘ oder den ‚Wald vor lauter Bäumen nicht sehen‘ auf die Bedeutung des Auges in Verbindung mit psychischen Problemstellungen hin. Stresserkrankungen des Auges können sich z.B. als Augeninnendruck-Entgleisungen oder einem Glaukomanfall äußern bis hin zu rezidivierenden, also wiederkehrende Erkrankungen wie etwa Herpes.

Weiterführende Schriften: Wenn Sie sich gezielt zu den Augen weiterbilden wollen, sind folgende *grundlegende Schriften* empfehlenswert:

- Böhle, F., Weishaupt, S., Hätscher-Rosenbauer, W. & Fritscher, B. (1998). *Tätigkeitsbezogene Sehschulung. Ein zukunftsweisender Ansatz zur Förderung der Gesundheit bei visueller Beanspruchung am Arbeitsplatz.* BmBF-Projektbericht – Auszüge. München: ISF (Institut für Sozialwissenschaftliche Forschung).
- Degle, S. (2005). *Arbeit und Sehen. Eine interdisziplinäre Erklärung von Veränderungen des Sehens bei Bildschirmarbeit.* Dissertation an der Universität Augsburg. Online kostenlos zugänglich unter https://d-nb.info/979468035/34.
- DGUV (Deutsche Gesetzliche Unfallversicherung) (Hrsg.) (2015). *Bildschirm und Büroarbeitsplätze. Leitfaden für die Gestaltung.* In Kooperation mit der Bundesanstalt für Arbeitsschutz und Arbeitsmedizin. Berlin: Eigenverlag.

Empfehlenswerte *Praxisbände*:

- Angart, L. (2004). *Vergiss deine Brille. Mit effektiven und gezielten Übungen zurück zur natürlichen Sehkraft.* München: Nymphenburger.
- Bates, W. H. (1920). *Perfect Sight Without Glasses.* Online kostenlos zugänglich, z.B. unter http://www.iblindness.org/books/perfect-sightwithout-glasses. Eine deutsche Version liegt nicht vor.
- De Angelis, D. (2007). *Ohne Brille seh ich besser. Power Vision System: Das scharfsichtige Augentraining.* Kirchzarten: VAK.
- Ostermeier-Sitkowski, U. (2009). *Augentraining: Gut sehen – ein Leben lang. Das große Übungsbuch.* München: Knaur Ratgeber.
- Spitzer-Nunner, E. & Spitzer, H. (1994). *Gutes Sehen am Computer. Ganzheitliche Entspannung für die Augen.* Düsseldorf: ECON.

Zum Programm: Je montoner der Augen-Alltag, desto wichtiger wird ein Augentraining zur Kompensation modernitätsbedingter Überforderungssituationen. Deshalb sind in unserem Augenprogramm wichtige Augenübungen eingebunden, die vielfältiges Sehen trainieren, und jederzeit und zwischendurch in den Tag eingestreut werden können, um überanstrengte Augen gezielt und je nach Situation spontan zu entlasten.

Sie werden feststellen, dass unser Augentraining schon nach wenigen Minuten den Augenraum entspannt. Es wirkt mit Übungen, die die Augenregion durch Wärme entspannen, die Augenmuskeln mobilisieren, koordinieren und kräftigen. Im Gesamten trägt das Programm dazu bei, eine Augen-Balance für den Alltag zu entwickeln.

Wir beginnen mit dem *Palmieren*, das beruhigt und gleichzeitig den Augenraum erwärmt. Dann sind wir bereit für das *Blinzeln und Kneifen* der Augen, mit dem wir die äußeren Augenmuskeln kräftigen und zugleich unsere Augen befeuchten.

Bekannt ist, dass nahe und entfernte Gegenstände nicht gleichzeitig scharf gesehen werden können. Deshalb trainieren wir mit zwei weiteren Übungen, dem *Zoomen* und der *Augenreise*, die Akkomodation – also den Wechsel von nah und fern, der im Alltag zu kurz kommt und die Augen aktiv entlastet. Nahe Gegenstände werden fokussiert, indem sich die Ziliarmuskeln zusammenziehen und sich die elastische Linse wölbt. Fernakkommodation erfolgt durch Entspannung des Ziliarmuskels und die elastische Linse wird flacher.

Schließlich erfolgt mit *Sehräume nutzen* die Kräftigung, Dehnung und Entspannung der sechs äußeren Augenmuskeln als auch der inneren Augenmuskulatur.

Das *Nachspüren* verfestigt das Training, indem Sie sich der Wirkungen der einzelnen Übungen für Ihre Augen bewusst werden.

Das Programm auf einen Blick

Die Tabelle zeigt Ihnen im Überblick alle sechs Übungen des Programms für die Augen, deren Ziele und die Empfehlungen für deren Dauer.

Ziele	Übungen	Dauer
Wahrnehmung	Palmieren	bis 2 Min.
Kräftigung	Blinzeln und Kneifen	bis 2 Min.
Mobilisation	Zoomen	bis 2 Min.
Mobilisation	Augenreise	bis 2 Min.
Kräftigung	Sehräume nutzen	bis 2 Min.
Focusing	Nachspüren	bis 2 Min.

Bevor Sie mit den Übungen beginnen, sollten Sie die folgenden Hinweise für Ihr Training beachten:

- Reinigen Sie zunächst aus hygienischen Gründen Ihre Hände.
- Die Übungen sind im Sitzen oder Stehen durchführbar, angeleitet wird in der sitzenden Haltung.
- Zu Beginn können Sie das Augenprogramm im Sitzen auch an einem Tisch durchführen, um zur Entlastung Ihrer Arme die Ellbogen abzustützen. So konzentrieren Sie sich uneingeschränkt auf Ihre Augen.
- Üben Sie mit Bedacht und entschleunigt, um Schwindelgefühle zu vermeiden, denn ein Augentraining ist ungewohnt.
- Wenn Sie Kontaktlinsen tragen und es zu Reizungen kommen könnte, sollten Sie diese vor Beginn der Übungen herausnehmen.
- Achten Sie beim Üben immer auf Ihre ganz persönliche Grenze und machen Sie nur das, was Ihnen gut tut.
- Bei Augenkrankheiten, wie dem Grünen Star, müssen Sie vor dem Üben mit Ihrem Augenarzt sprechen. Übungen wie das Zusammenkneifen der Augen sind dann nicht ratsam.

Palmieren

Wärmen Sie Ihren Augenraum und bereiten Sie die Augenmuskeln auf die folgenden Augenbewegungen vor. Die sich ausbreitende Wärme fördert die Wahrnehmung des Augenraums.

- Reiben Sie Ihre Handflächen so lange aneinander, bis sie warm sind.
- Lassen Sie Ihre Augen offen und bedecken Sie diese dann mit den hohlen Händen. Ihre Handflächen sollten dabei die Augen nicht berühren.
- Wenn Sie noch Lichtschlitze sehen, versuchen Sie, ohne zu verkrampfen, Ihre Finger mehr zu schließen, um die Augen noch mehr abzudunkeln.
- Schließen Sie nun die Augen.
- Konzentrieren Sie sich auf den Augenraum und erspüren Sie die Wärme.
- Atmen Sie ruhig und gleichmäßig.
- Öffnen Sie jetzt langsam wieder die Augen und schauen Sie in die wohltuende Dunkelheit vor Ihren Augen.
- Dann spreizen Sie die Finger immer mehr, um sich an das Tageslicht zu gewöhnen.
- Jetzt nehmen Sie die Hände vom Gesicht weg und lassen Arme und Schultern locker hängen.

Blinzeln und Kneifen

Trainieren Sie Ihre Augenmuskeln und befeuchten Sie die Augen, sodass sich ein wohltuender Tränenfilm über Ihre Augen legt.

- Schlagen Sie schnell, aber dennoch ganz entspannt Ihre Augenlider auf und zu. Merken Sie, wie sich Ihre Augen durch das Blinzeln befeuchten? Dies ist auch ein sehr gutes Training für Ihre Augenmuskulatur. Blinzeln Sie ruhig noch ein bisschen weiter.
- Jetzt schließen Sie Ihre Augen und gönnen ihnen eine kleine Entspannungspause.
- Kneifen Sie nun einatmend Ihre Augen zusammen. Aber bitte nicht zu fest. Ausatmend entspannen Sie Ihre Augenmuskeln. Wiederholen Sie dies weitere Atemzüge. Konzentrieren Sie sich darauf, nur die Augenmuskeln anzuspannen und keine anderen.
- Lassen Sie Ihre Augen noch für ein paar entspannte Momente geschlossen.
- Jetzt öffnen Sie Ihre Augen wieder.

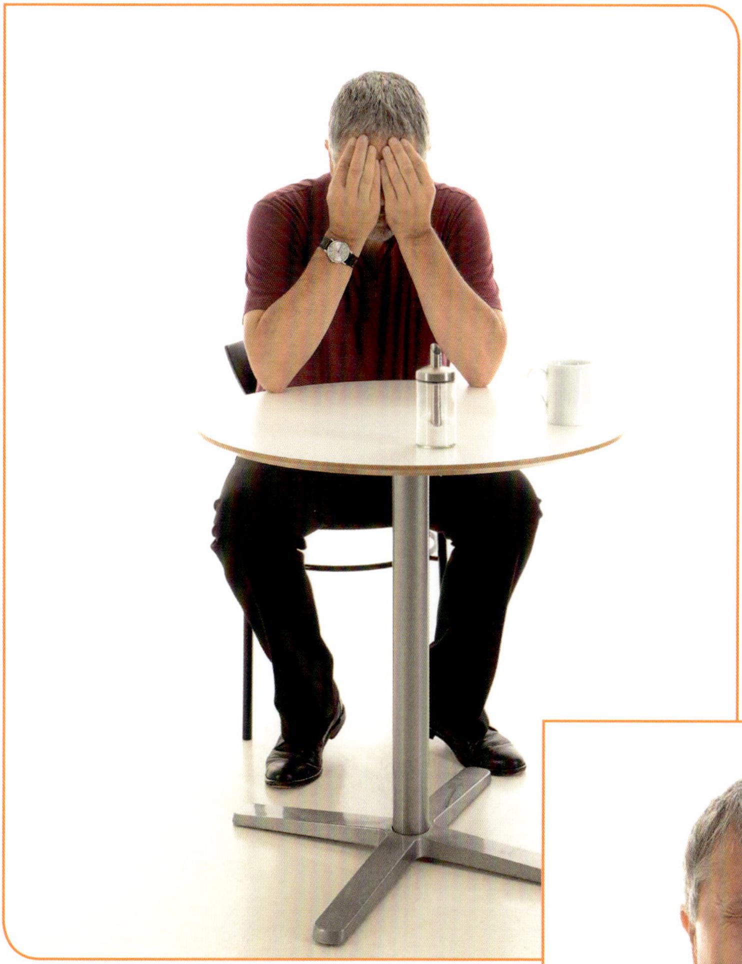

Die Wärme im Augenraum genießen und den Augenraum wahrnehmen.

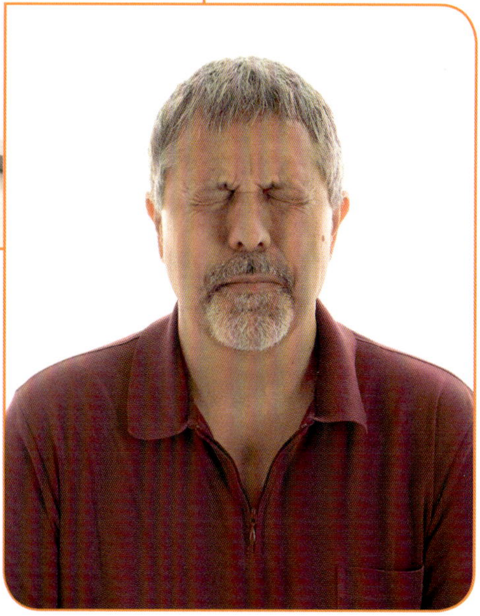

Durch Blinzeln die Tränenbildung der Augen und auch die Durchblutung fördern. Danach die Augen mehrmals leicht zusammenkneifen.

Zoomen

Trainieren Sie den Wechsel zwischen Nah- und Fernblick und lockern Sie gleichzeitig Ihre Augenmuskeln.

- Ballen Sie eine Hand locker zur Faust und zeigen Sie mit dem Daumen nach oben. Dann strecken Sie den Arm gerade nach vorne aus.

- Schauen Sie über Ihren Daumen hinweg in die Ferne, dann fixieren Sie den Daumen, dann wieder in die Ferne schauen, dann auf den Daumen. Wiederholen Sie das Zoomen noch einige Male.

- Machen Sie eine kleine Pause und nehmen Sie Ihren Arm locker nach unten, damit er sich von der Anstrengung erholen kann.

- Jetzt den anderen Arm gerade nach vorne ausstrecken und den Daumen mit den Augen fixieren.

- Einatmend den Daumen langsam zum Gesicht führen und nicht aus dem Blick verlieren. Ausatmend den Daumen vom Gesicht wegführen, bis der Arm gestreckt ist.

- Jetzt noch weitere Male: Bringen Sie Ihren Daumen jedes Mal so nah, dass Sie ihn ohne Anstrengung noch deutlich ansehen können. Führen Sie Ihren Daumen in einer Linie zum Auge und wieder weg vom Auge und bewegen Sie dabei nicht den Kopf.

- Nehmen Sie den Arm wieder nach unten und spüren Sie der Bewegung Ihrer Augenmuskeln nach.

Augenreise

Bringen Sie die Augenmuskeln in Bewegung und halten Sie die Augenlinse flexibel.

- Wählen Sie drei Gegenstände in unterschiedlicher Entfernung aus. Wichtig ist, dass Sie alle im Blick haben, ohne Ihren Kopf bewegen zu müssen. Die Gegenstände können sowohl im Zimmer als auch außerhalb liegen. Das nächstgelegene Objekt sollte bis zu einem Meter von Ihnen entfernt sein, beispielsweise Ihre Kaffeetasse. Danach wählen Sie größere Abstände.

- Fokussieren Sie nun das erste Objekt für mehrere tiefe Atemzüge.

- Ohne den Kopf zu bewegen, reisen Sie beim nächsten Einatmen zum weiter entfernten Objekt. Dabei fließend weiteratmen.

- Einatmend fixieren Sie nun das am weitesten entfernte Objekt, ohne den Kopf zu bewegen. Gleichmäßig aus- und einatmen.

- Jetzt wieder zurück zum Objekt mit der mittleren Weite.

- Zuletzt kommen Sie beim nahen Objekt an.

- Lassen Sie abschließend Arme und Schultern locker hängen.

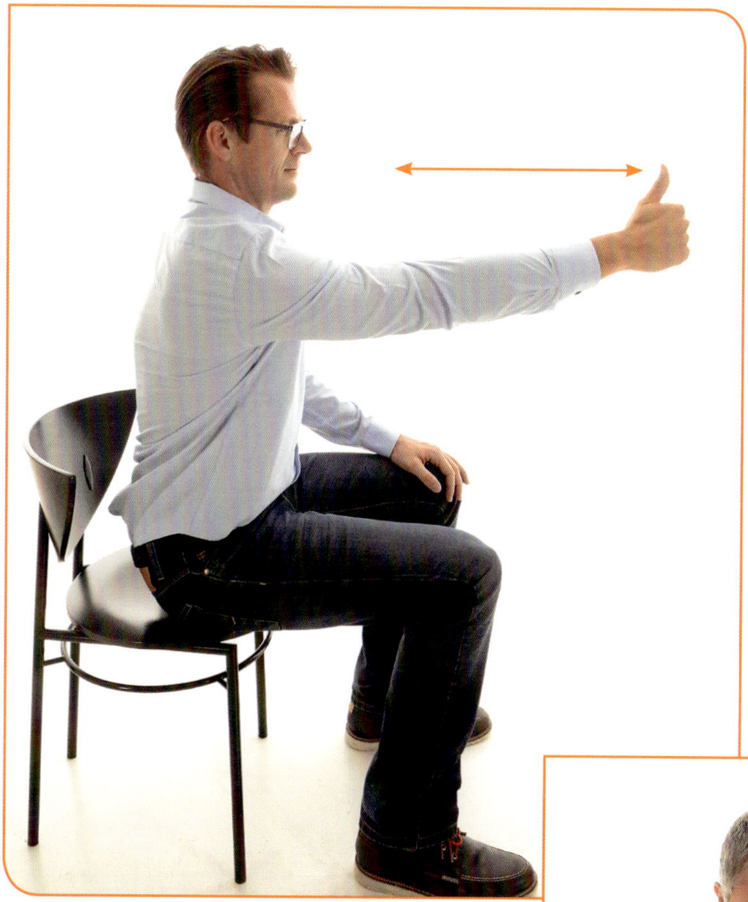

Den Daumen ganz langsam zum Gesicht führen, ohne ihn aus dem Blick zu verlieren. Dann den Daumen wieder vom Gesicht wegführen.

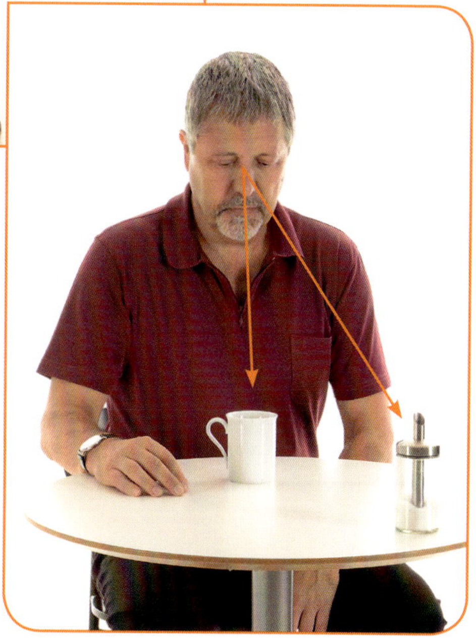

Für mehrere Atemzüge jedes Objekt mit den Augen fixieren.

Sehräume nutzen

Trainieren Sie durch den Wechsel von An- und Entspannung die inneren und äußeren Augenmuskeln, die beim Anspannen gleichzeitig gedehnt werden.

- Lassen Sie Ihre Augen geöffnet und bewegen Sie bei dieser Übung nicht Ihren Kopf.
- Einatmend blicken Sie mit geöffneten Augen nach oben, und ausatmend nach unten.
- Und weitere Atemzüge einatmend nach oben blicken, ausatmend nach unten. Fahren Sie mit Ihren Augen eine imaginäre Linie entlang.
- Schließen Sie Ihre Augen und spüren Sie der Entspannung nach.
- Öffnen Sie wieder Ihre Augen.
- Nun schauen Sie einatmend langsam nach rechts, ausatmend nach links. Einatmend nach rechts, ausatmend nach links.
- Und weitere Atemzüge nach rechts und links. Fahren Sie mit den Augen auf einer waagrechten imaginären Geraden entlang. Den Kopf nicht bewegen. Versuchen Sie dabei auch, die Anstrengung für Ihre Augenmuskeln gering zu halten.

Nachspüren

Spüren Sie intensiv nach, wie gut dieses Training Ihren Augen tut, auch wenn es anfangs ungewohnt ist.

- Schließen Sie Ihre Augen. Konzentrieren Sie sich auf Ihre Augen und Augenhöhlen. Ihr Atem ist ruhig und gleichmäßig.
- Erinnern Sie sich, wie Sie mit Ihren Händen Ihre Augen verdunkelt und die Augenhöhlen gewärmt haben, um die Augen zu entspannen. Wie Sie geblinzelt und dann Ihre Augen zusammen gekniffen haben, um Ihre Augenmuskeln zu aktivieren. Wie Sie Ihren Daumen ganz langsam an das Gesicht herangeführt haben, um ihn möglichst nah zu sehen.
- Wie Sie mit den Augen auf Reise gegangen sind und Ihre Augen geschärft haben. Und wie Sie zum Schluss Ihre Augen gekräftigt haben, indem Sie nach oben und unten, dann nach rechts und nach links geblickt haben.
- Nun ist es wieder Zeit, im Hier und Jetzt anzukommen. Öffnen Sie die Augen und gähnen Sie herzhaft. Recken und strecken Sie sich.

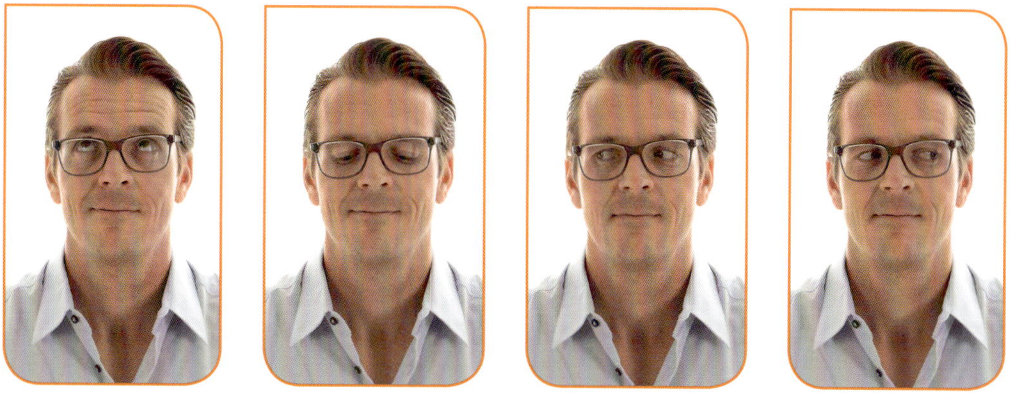

Bewusst, langsam und fließend nach oben und unten, dann nach rechts und links blicken.

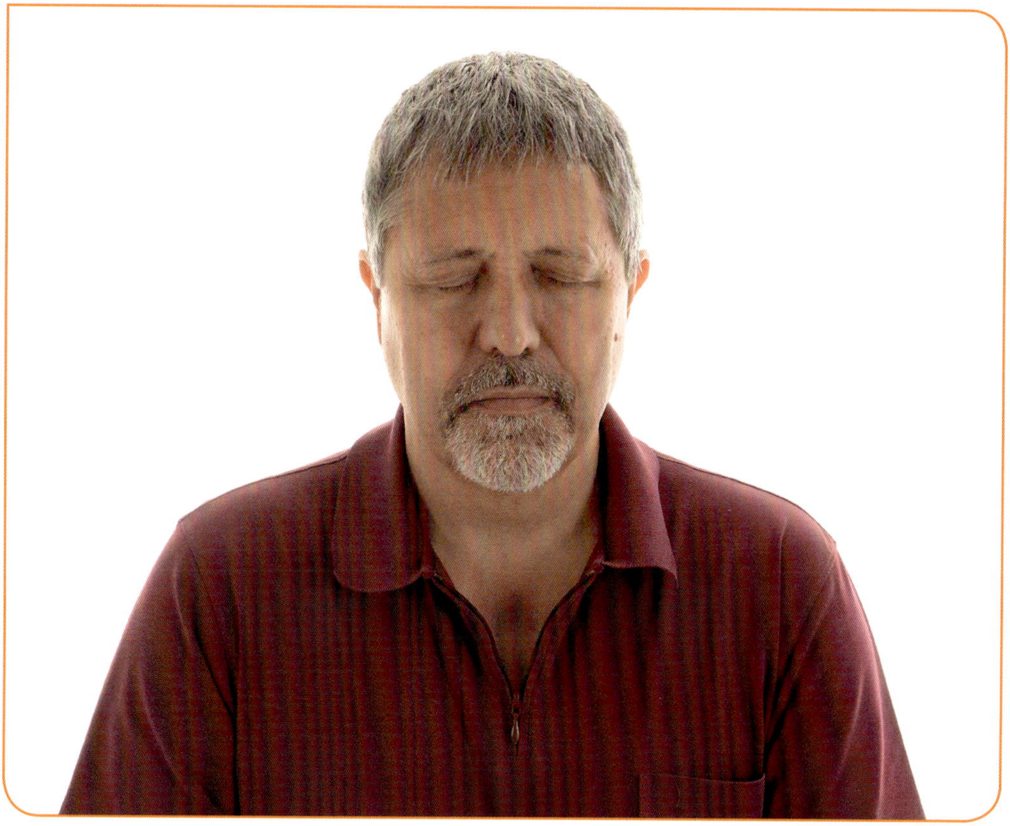

Nachspüren und entdecken, wie sich entspannte Augenmuskeln anfühlen.

Literatur und Medien

Verwendete Quellen

Die folgenden Quellenangaben beziehen sich auf den Theorieteil dieser Schrift, nämlich [1] Selbstinstruktives Körper-Achtsamkeitstraining SeKA – Die Grundlagen (vgl. S. 9-22) und [2] Körper-Achtsamkeit – Das Basistraining (vgl. S. 23-54). Weitere Quellenangaben, die Praxisteile dieser Schrift betreffend, finden Sie in den jeweiligen Einführungen zu den Programmen.

Balz, E. (1995). *Gesundheitserziehung im Schulsport: Grundlagen und Möglichkeiten einer diätetischen Praxis.* Schorndorf: Hofmann.

Boeckh-Behrens, W.-U. & Buskies, W. (2000). *Fitnesskrafttraining. Die besten Übungen und Methoden für Sport und Gesundheit.* Reinbek bei Hamburg: Rowohlt.

Bormanns, L. (2011). *Glück. Das Wissen von 100 Glücksforschern aus aller Welt.* Köln: DuMont.

Buchbauer, J. (2007). *Präventives Muskeltraining zur Behebung von Haltungsfehlern.* Schorndorf: Hofmann.

Diemer, F. & Sutor, V. (2007). *Praxis der medizinischen Trainingstherapie.* Stuttgart: Thieme.

Esch, T. (2012). *Die Neurobiologie des Glücks.* Stuttgart: Thieme.

Fessler, N. (2013). *Rasant entspannt - Die besten Minuten-Übungen gegen Alltagsstress.* Stuttgart: TRIAS. (2. Aufl. 2017 bei: Verlagsgruppe Random House)

Fessler, N. (2015). *Einfach. Yoga – 6 Asana-Reihen für mehr Gesundheit, Achtsamkeit und Energie.* Stuttgart: TRIAS.

Fessler, N. & Knoll, M. (2018). *Achtsamkeitstraining für Kinder. Konzentriert und entspannt in Kita & Grundschule mit fantasievollen Geschichten und Körper-Achtsamkeitsübungen* (2. Aufl.). Aachen: Ökotopia.

Frischmann, B. & Mohr, G. (2001). Leib und Person bei Descartes und Fichte. In V. Schürmann (Hrsg.), *Menschliche Körper in Bewegung. Philosophische Modelle und Konzepte der Sportwissenschaft* (S. 154-177). Frankfurt/Main: Campus.

Froböse, I. & Fiehn, R. (2010). Muskeltraining in der Therapie. In I. Froböse, C. Wilke & G. Nellessen-Martens (Hrsg.), *Training in der Therapie: Grundlagen und Praxis* (S. 65-80). München: Elsevier.

Gendlin, E. T. (1981). *Focusing*. Salzburg: Müller.

Goenka, S. N. (1994). Moralische Lebensführung, Sammlung und Weisheit. In S. Bercholz & S. Chödzin (Hrsg.), *Ein Mann namens Buddha* (S. 123-150). München: Scherz.

Haberer, E. & Weiler, A. (2013). Stretching – dehnen und entspannen. In N. Fessler (Hrsg.), *Entspannung lehren und lernen in der Grundschule* (S. 134-147). Aachen: Meyer & Meyer.

Hufeland, C.W. (1796/1975). *Die Kunst, das menschliche Leben zu verlängern. Bearbeitet und für die heutige Zeit herausgegeben von K.E. Rothschuh.* Stuttgart: Hippokrates.

Kabat-Zinn, J. (1994). *Gesund durch Meditation. Das vollständige Grundlagenwerk.* München: O.W. Barth.

Kabat-Zinn, J., Lipworth, L. & Burney, R. (1985). The clinical use of mindfulness meditation for the self-regulation of chronic pain. *Journal of Behavioral Medicine, 8,* 163-190.

Kaiser, A. (2017). *Entwicklung und Evaluation selbstinstruktiver Körper-Achtsamkeitsprogramme zur Gesunderhaltung und Erholung am Arbeitsplatz.* Dissertationsschrift - Pädagogische Hochschule Karlsruhe.

Kallus, K. W. (2011). *Erholungs-Belastungs-Fragebogen. Handanweisung* (2., unveränderte Aufl.). Frankfurt: Swets Test Services.

Kant, I. (1764). *Beobachtungen über das Gefühl des Schönen und Erhabenen.* Königsberg 73 (Ak. 2, 239).

Krampen, G. (1991). *Diagnostisches und Evaluatives Instrumentarium zum Autogenen Training (AT-EVA).* Göttingen: Hogrefe.

Krampen, G. (2002). *ET-ANAM – Entspannungstraining und -therapie: Anamnese-Bogen.* Göttingen: Hogrefe.

Krampen, G. (2006). *ASS-SYM – Änderungssensitive Symptomliste zu Entspannungserleben, Wohlbefinden, Beschwerden- und Problembelastungen.* Göttingen: Hogrefe.

Kuhnt, U. (2004). Eingangsfragebogen für die allgemeine, präventive Rückenschule. In U. Kuhnt (Hrsg.), *Präventive Rückenschule - Das Rückenschulmodell des Bundesverbandes der deutschen Rückenschulen (BdR) e.V..* Hannover: BdR e.V.. Zugriff am 12.02.2018 unter: http://www.uni-mainz.de/FB/Sport/physio/pdffiles/RueckenAnamnese04-III.pdf

Lewit, K. (1981). Muskelfazilitations- und Inhibitionstechniken in der Manuellen Medizin. Teil II: Postisometrische Muskelrelaxation. *Manuelle Medizin, 19,* 12-22.

Lohmann-Haisloh, A. (2012). *Stressreport Deutschland 2012. Psychische Anforderungen, Ressourcen und Befinden.* Berlin: Bundesanstalt für Arbeitsschutz und Arbeitsmedizin. Zugriff unter: http://www.baua.de/de/Publikationen/Fachbeitraege/Gd68.pdf?_blob=publicationFile&v=18

Montessori, M. (1973). *Das kreative Kind. Der absorbierende Geist* (17. Auflage von 2007). Freiburg: Herder.

Müller, B. & Basler, H.-D. (1993). *Kurzfragebogen zur aktuellen Beanspruchung (KAB).* Göttingen: Hogrefe.

Müller, M. (2016). *Körperbasiertes Entspannungstraining im Elementarbereich.* Schorndorf: Hofmann.

Puta, C. & Herbsleb, M. (2010). Training der motorischen Grundeigenschaften. In H.-D. Kempf (Hrsg.), *Die neue Rückenschule. Das Praxisbuch* (S. 141-161). Heidelberg: Springer.

Quenzer, E. & Nepper, H.-U. (2008). *Funktionelle Gymnastik. Grundlagen – Methoden – Übungen.* Wiebelsheim: Limpert.

Rathgeber, T. (2017). *Spannungsregulierende Wirkungen von moderaten körperlichen Aktivitäten.* Saarbrücken: SVH.

Ritzel, W. (1985). *Immanuel Kant. Eine Biographie.* Berlin: Walter de Gruyter.

Rolf, I. P. (1997). *Rolfing. Strukturelle Integration* (2. Aufl.). München: Hugendubel.

Seneca, L.A. (Ausgabe 2016). *Vom glückseligen Leben. Von der Kürze des Lebens.* Hamburg: Nicol.

Spinoza (1677 - postum erschienen). *Ethica, ordine geometrico demonstrata (Ethik, nach geometrischer Methode dargestellt).*

Streicher, H. (2011). Training der motorischen Grundeigenschaften. In A. Flothow, H.-D. Kempf, U. Kuhnt & G. Lehmann (Hrsg.), *KddR-Manual Neue Rückenschule. Professionelle Kurskonzeption in Theorie und Praxis* (S. 108-118). München: Urban & Fischer.

Thomä, D., Henning, C. & Mitscherlich-Schönherr, O. (2011). *Glück. Ein interdisziplinäres Handbuch.* Stuttgart: Metzler.

Tschacher, W. & Storch, M. (2017). Grundlagen des Embodiment-Ansatzes in den Humanwissenschaften. *Motorik, 40,* 118-126.

Weiler, A. & Fessler, N. (2012). *Fragebogeninstrumentarien zur Evaluation Selbstinstruktiver Körper-Achtsamkeitsprogramme in der Betrieblichen Gesundheitsförderung.* Unveröffentlichtes Skript, Pädagogische Hochschule Karlsruhe.

Weiler, A. & Fessler, N. (2013). *Weiterentwickelte Fragebogeninstrumentarien zur Evaluation Selbstinstruktiver Körper-Achtsamkeitsprogramme und Bewegungspausenprogramme in der Betrieblichen Gesundheitsförderung.* Skriptum, Pädagogische Hochschule Karlsruhe.

Weineck, J. (2007). *Optimales Training. Leistungsphysiologische Trainingslehre unter besonderer Berücksichtigung des Kinder- und Jugendtrainings* (15. Aufl.). Balingen: spitta.

Publikationen der Forschungsgruppe Karlsruher EntspannungsTraining

Auf den folgenden Seiten sind die seit 2013 publizierten Schriften des Forschungs- und Lehrteams *ket* aufgeführt. Zusätzlich werden die einzelnen Beiträge gemäß der folgend aufgeführten Tabelle den SeKA-Themen sowie den Zielgruppen zugeordnet.

2013

Fessler, N. (Hrsg.) (2013). *Entspannung lehren und lernen in der Grundschule.* Aachen: Meyer & Meyer Verlag.
[SeKA-Basis – Kinder]

Fessler, N. (2013). *Rasant entspannt. Die besten Minuten-Übungen gegen Alltagsstress.* Stuttgart: TRIAS-Verlag.
[SeKA-Achtsamkeit – Erwachsene]

Fessler, N. (2013). Körperliche Dimensionen der Entspannungsfähigkeit. In N. Fessler (Hrsg.), *Entspannung lehren und lernen in der Grundschule* (S. 21-26). Aachen: Meyer & Meyer Verlag.
[SeKA-Basis – Kinder]

Fessler, N. (2013). Atem holen – Cool bleiben. In N. Fessler (Hrsg.), *Entspannung lehren und lernen in der Grundschule* (S. 67-83). Aachen: Meyer & Meyer Verlag.
[SeKA-Atmung – Kinder]

Fessler, N. & Knoll, M. (2013). Bewegungszentrierte Gesundheitsförderung. In H. Aschebrock & G. Stibbe (Hrsg.), *Didaktische Konzepte für den Schulsport* (S. 264-291). Aachen: Meyer & Meyer Verlag.
[SeKA-Basis]

Fessler, N. & Müller, M. (2013). Phantasiereisen – Aus der Ruhe Kraft schöpfen. In N. Fessler (Hrsg.), *Entspannung lehren und lernen in der Grundschule* (S. 85-99). Aachen: Meyer & Meyer Verlag.
[SeKA-Achtsamkeit – Kinder]

Fessler, N. & Müller, M. (2013). Integratives Entspannungstraining für Stillephasen. *Praxis der Psychomotorik. Zeitschrift für Bewegungs- und Entwicklungsförderung, 38* (1), 15-18.
[SeKA-Achtsamkeit – Kinder]

Fessler, N. & Müller, M. (2013). Entspannung durch Anspannung: Progressive Muskelrelaxation für Kinder. *Praxis der Psychomotorik. Zeitschrift für Bewegungs- und Entwicklungsförderung, 38* (1), 19-22.
[SeKA-PMR – Kinder]

Fessler, N., Müller, M., Salbert, U. & Weiler, A. (2013). Yoga – Haltung bewahren. In N. Fessler (Hrsg.), *Entspannung lehren und lernen in der Grundschule* (S. 193-227). Aachen: Meyer & Meyer Verlag.
[SeKA-Yoga – Kinder]

Fessler, N., Müller, M. & Standop, E. (2013). Progressive Muskelrelaxation – Spannung und Entspannung erfühlen. In N. Fessler (Hrsg.), *Entspannung lehren und lernen in der Grundschule* (S. 101-115). Aachen: Meyer & Meyer Verlag.
[SeKA-PMR – Kinder]

Fessler, N. & Weiler, A. (2013). Didaktisch-methodische Grundlegung eines Basis-Entspannungstrainings. In N. Fessler (Hrsg.), *Entspannung lehren und lernen in der Grundschule* (S. 39-55). Aachen: Meyer & Meyer Verlag.
[SeKA-Basis – Kinder]

Fessler, N. & Weiler, A. (2013) Achtsamkeit von Kopf bis Fuß: Körpermeditationen (Teil 1). *Praxis der Psychomotorik. Zeitschrift für Bewegungs- und Entwicklungsförderung, 38* (3), 145-151.
[SeKA-Achtsamkeit – Kinder]

SeKA	Thema
SeKA-Basis	Grundlagen
SeKA-Atmung	Atemtraining Energetisches Atmen
SeKA-Achtsamkeit	Achtsamkeit Wellness Entspannung
SeKA-PMR	Progressive Muskel-relaxation
SeKA-AT	Autogenes Training
SeKA-Yoga	Hatha Yoga Pranajama Meditation
SeKA-Active	Moderates Ganzkörper-training
SeKA-Cardio	Moderates Herz-Kreislauf-Training
SeKA-Tennis	Achtsamkeits-training Tennissport

Fessler, N. & Weiler, A. (2013). Achtsamkeit von Kopf bis Fuß: Körpermeditationen (Teil 2). *Praxis der Psychomotorik. Zeitschrift für Bewegungs- und Entwicklungsförderung, 38* (4), 205-210.
[SeKA-Achtsamkeit – Kinder]

Fessler, N. & Weiler, A. (2013). Tierisch gut entspannen: mit Yoga Balance halten. *KiTA aktuell – Fachzeitschrift für Leitungen und Fachkräfte der Kindertagesbetreuung,* 21 (4), 99-101.
[SeKA-Yoga – Kinder]

Gerhardt, C. & Müller, M. (2013). Eutonie - Körperwahrnehmung üben. In N. Fessler (Hrsg.), *Entspannung lehren und lernen in der Grundschule* (S. 117-133). Aachen: Meyer & Meyer Verlag.
[SeKA-Achtsamkeit – Kinder]

Golz, S., Knoll, M. & Fessler, N. (2013). Entspannungsprogramme im Schulalltag von Kindern und Jugendlichen mit intellektueller Behinderung. In F. Mess, M. Gruber & A. Woll (Hrsg.), *Sportwissenschaft grenzenlos?!* 21. Sportwissenschaftlicher Hochschultag der Deutschen Vereinigung für Sportwissenschaft, Konstanz, 25.-27. September 2013. Abstracts (S. 56). Hamburg: Edition Czwalina Feldhaus-Verlag.
[SeKA-Basis – Kinder & Jugendliche]

Haberer, E. & Weiler, A. (2013). Stretching – Dehnen und Entspannen. In N. Fessler (Hrsg.), *Entspannung lehren und lernen in der Grundschule* (S. 135-147). Aachen: Meyer & Meyer Verlag.
[SeKA-Achtsamkeit – Kinder]

Müller, M. (2013). Massage - Spirit und Freshness für Kids. In N. Fessler (Hrsg.), *Entspannung lehren und lernen in der Grundschule* (S. 149-161). Aachen: Meyer & Meyer Verlag.
[SeKA-Achtsamkeit – Kinder]

Müller, M. & Fessler, N. (2013). Zauberhände entwickeln – Selbst- und Partnermassagen. *Praxis der Psychomotorik. Zeitschrift für Bewegungs- und Entwicklungsförderung,* 38 (2), 72-76.
[SeKA-Achtsamkeit – Kinder]

Müller, M. & Fessler, N. (2013). Partnermassage zur Körper-Wellness und anderem mehr. *KiTA aktuell – Fachzeitschrift für Leitungen und Fachkräfte der Kindertagesbetreuung, 21 (2),* 128-130.
[SeKA-Achtsamkeit – Kinder]

Müller, M. & Rathgeber, T. (2013). Entspannung analysieren und bewerten. In N. Fessler (Hrsg.), *Entspannung lehren und lernen in der Grundschule* (S. 57-64). Aachen: Meyer & Meyer Verlag.
[SeKA-Basis – Kinder]

Schwarz, R. & Rathgeber, T. (2013). Anatomische und physiologische Grundlagen von Entspannung. In N. Fessler (Hrsg.), *Entspannung lehren und lernen in der Grundschule* (S. 29-37). Aachen: Meyer & Meyer Verlag.
[SeKA-Basis – Kinder]

Weiler, A. & Fessler, N. (2013). Täglich die Sonne begrüßen: Mit Yoga Haltung entwickeln und stabilisieren. *Praxis der Psychomotorik. Zeitschrift für Bewegungs- und Entwicklungsförderung, 38* (1), 23-27.
[SeKA-Yoga – Kinder]

2014

Fessler, N., Gerhardt, C., Müller, M., Rathgeber, T. & Weiler, A. (2014). Kindergesundheit fördern - durch Achtsamkeitstraining. *Bildungsjournal Dialog, 1* (1), 20-27.
[SeKA-Basis – Kinder]

Gerhardt, C., Müller, M. & Fessler, N. (2014). Eutonie für Kinder: Körperachtsamkeit für Augenblicke. *Praxis der Psychomotorik. Zeitschrift für Bewegungs- und Entwicklungsförderung, 39* (2), 71-75.
[SeKA-Achtsamkeit – Kinder]

Müller, M. (2014). Entspannung als wichtige Säule der Kindergesundheit. In Magazin Deutsche Kinderhilfe e.V. (Hrsg.), *Ernährung, Bewegung und Entspannung* (S. 44-45). Frankfurt: Hermann & Stenger.
[SeKA-Basis – Kinder]

Müller, M. & Gerhardt, C. (2014). Selbstinstruktives Körper-Achtsamkeitstraining (SeKA) im Tennis: vernachlässigt oder vernachlässigbar? *TennisSport, 25* (3), 17-26.
[SeKA-Tennis – Erwachsene]

Müller, M. & Gerhardt, C. (2014). Selbstinstruktives Körper-Achtsamkeitstraining (SeKA) für Tennis-Problemzonen: Rücken. *TennisSport, 25* (5), 8-16.
[SeKA-Tennis – Erwachsene]

Müller, M. & Gerhardt, C. (2014). Selbstinstruktives Körper-Achtsamkeitstraining (SeKA) für Tennis-Problemzonen: Schulter. *TennisSport, 25* (4), 12-20.
[SeKA-Tennis – Erwachsene]

Müller, M., Gerhardt, C. & Mittenmüller, J. (2014). Selbstinstruktives Körper-Achtsamkeitstraining (SeKA) im Tennis: ‚Leistungsstarke' Beine & Füße als Basis für ein erfolgreiches Spiel. *TennisSport, 25* (6), 10-23.
[SeKA-Tennis – Erwachsene]

2015

Fessler, N. (2015). *Einfach. Yoga. 6 Asanareihen für mehr Gesundheit, Achtsamkeit und Energie.* Stuttgart: TRIAS.
[SeKA-Yoga – Erwachsene]

Fessler, N. & Kaiser, A. (2015). Entspannungstraining in der Schule. Ergebnisse einer Bildungsplananalyse in der Primarstufe. *Viveka, 26*, 7-14.
[SeKA-Basis – Kinder]

Fessler, N. & Knoll, M. (2015). *Achtsamkeitstraining für Kinder. Konzentriert und entspannt in Kita & Grundschule mit fantasievollen Geschichten und Körper-Achtsamkeitsübungen.* Münster: Ökotopia.
[SeKA-Achtsamkeit – Kinder]

Fessler, N. & Knoll, M. (Hrsg.) (2015). Entspannung im Kita-Alltag gestalten. *KiTa aktuell spezial – Fachzeitschrift für Leitungen und Fachkräfte der Kindertagesbetreuung, 16* (2015), Sonderheft 03.
[SeKA-Basis – Kinder]

Fessler, N. & Knoll, M. (2015). Entspannungstraining in elementarpädagogischen Settings. Sinn und Nutzen. *KiTa aktuell spezial – Fachzeitschrift für Leitungen und Fachkräfte der Kindertagesbetreuung, 16* (2015), Sonderheft 03, 6-9.
[SeKA-Basis – Kinder]

Fessler, N. & Knoll, M. (2015). Den Augen eine Auszeit gönnen. Achtsamkeitstraining für einen scharfen Blick. *KiTa aktuell spezial – Fachzeitschrift für Leitungen und Fachkräfte der Kindertagesbetreuung, 16* (2015), Sonderheft 03, 34-36.
[SeKA-Achtsamkeit – Kinder]

Fessler, N. & Knoll, M. (2015). Die Hände achtsam trainieren. Vernachlässigt, aber nicht vernachlässigbar. *KiTa aktuell spezial – Fachzeitschrift für Leitungen und Fachkräfte der Kindertagesbetreuung, 16* (2015), Sonderheft 03, 31-33.
[SeKA-Achtsamkeit – Kinder]

Fessler, N. & Knoll, M. (2015).
(1) *Kinder-Achtsamkeitstraining:Übungen für den Kiefer.*
(2) Kinder-Achtsamkeitstraining: Übungen für den Nacken.
(3) Kinder-Achtsamkeitstraining: Übungen für den Rücken.

(4) Kinder-Achtsamkeitstraining: Übungen für die Beine.
(5) Kinder-Achtsamkeitstraining für den Kiefer: Lorin besucht das Tierreservat.
(6) Kinder-Achtsamkeitstraining für den Nacken: Lorin entdeckt die Sterne.
(7) *Kinder-Achtsamkeitstraining für den Rücken: Lorin hilft beim Iglubau.*
(8) Kinder-Achtsamkeitstraining für die Beine: Lorin erklimmt den Gipfel.
E-Publikationen unter:
http://seka-welt.ph-karlsruhe.de/index.php/seka-welt-kinder
[SeKA-Achtsamkeit – Kinder]

Fessler, N. & Knoll, M. (2015). Körperbasiertes Achtsamkeits-Training. Ein Basis-Modul zur Förderung von Kindergesundheit. *Frühe Kindheit. Themenheft Ernährung und Bewegung. 18* (1), 46-52.
[SeKA-Achtsamkeit – Kinder]

Fessler, N. & Knoll, M. (2015). Achtsamkeitstraining mit Kindern. *Praxis der Psychomotorik. Zeitschrift für Bewegungs- und Entwicklungsförderung, 40* (3), 161-170.
[SeKA-Achtsamkeit – Kinder]

Gerhardt, C., Müller, M. & Kaiser, A. (2015). Körperachtsamkeit üben – Tierische Eutonie-Übungen für Kinder. *KiTa aktuell spezial – Fachzeitschrift für Leitungen und Fachkräfte der Kindertagesbetreuung, 16* (2015), Sonderheft 03, 27-30.
[SeKA-Achtsamkeit – Kinder]

Kaiser, A. (2015). Spielend leicht ins Gleichgewicht - Yoga mit Katze Kasi. *Praxis der Psychomotorik. Zeitschrift für Bewegungs- und Entwicklungsförderung, 40* (1), 7-14.
[SeKA-Yoga – Kinder]

Kaiser, A. (2015). Entspannendes Stretching für Kinder. *Praxis der Psychomotorik. Zeitschrift für Bewegungs- und Entwicklungsförderung, 40* (2), 99-105.
[SeKA-Achtsamkeit – Kinder]

Kaiser, A. (2015). Stretch & Relax. Und sich Wohlfühlen. *KiTa aktuell spezial – Fachzeitschrift für Leitungen und Fachkräfte der Kindertagesbetreuung, 16* (2015), Sonderheft 03, 19-23.
[SeKA-Achtsamkeit – Kinder]

Kaiser, A. (2015). Yoga für Kids. Spielerisch ins Gleichgewicht. *KiTa aktuell spezial – Fachzeitschrift für Leitungen und Fachkräfte der Kindertagesbetreuung, 16* (2015), Sonderheft 03, 37-40.
[SeKA-Yoga – Kinder]

Müller, M. (2015). Entspannungstraining im Elementarbereich. Eine empirische Studie zur Wirksamkeit. *KiTa aktuell spezial – Fachzeitschrift für Leitungen und Fachkräfte der Kindertagesbetreuung, 16* (2015), Sonderheft 03, 16-18.
[SeKA-Basis – Kinder]

Müller, M. (2015). Entspannung durch Kinderhände. Massagegeschichten mit dem kleinen Drachen. *KiTa aktuell spezial – Fachzeitschrift für Leitungen und Fachkräfte der Kindertagesbetreuung, 16* (2015), Sonderheft 03, 23-26.
[SeKA-Achtsamkeit – Kinder]

Müller, M. (2015). Kindermassagen gegen Alltagsstress. *Praxis der Psychomotorik. Zeitschrift für Bewegungs- und Entwicklungsförderung, 40* (4), 199-203.
[SeKA-Achtsamkeit – Kinder]

Müller, M. & Kaiser, A. (2015). Kindergesundheit fördern durch Entspannung. Was sagen die Bildungspläne? *KiTa aktuell spezial – Fachzeitschrift für Leitungen und Fachkräfte der Kindertagesbetreuung, 16* (2015), Sonderheft 03, 10-12.
[SeKA-Basis – Kinder]

Müller, M. & Rathgeber, T. (2015). Entspannungsfähigkeit im Kindergartenalltag messen. Wie geht das? *KiTa aktuell spezial – Fachzeitschrift für Leitungen und Fachkräfte der Kindertagesbetreuung, 16* (2015), Sonderheft 03, 13-15.
[SeKA-Basis – Kinder]

Müller, M. & Rathgeber, T. (2015). Ist Entspannung im Kindesalter messbar? Verfahren zur Messung der Entspannungsfähigkeit im Alltag. *Praxis der Psychomotorik. Zeitschrift für Bewegungs- und Entwicklungsförderung, 40* (4), 194-198.
[SeKA-Basis – Kinder]

2016

Fessler, N. & Knoll, M. (2016). Kinder-Achtsamkeitstraining: Den Nacken trainieren - und locker bleiben. *Praxis der Psychomotorik. Zeitschrift für Bewegungs- und Entwicklungsförderung, 41* (2), 102-111.
[SeKA-Achtsamkeit – Kinder]

Fessler, N. & Knoll, M. (2016). Kinder-Achtsamkeitstraining: Den Rücken trainieren - und Haltung bewahren. *Praxis der Psychomotorik. Zeitschrift für Bewegungs- und Entwicklungsförderung, 41* (3), 167-176.
[SeKA-Achtsamkeit – Kinder]

Fessler, N. & Knoll, M. (2016). Kinder-Achtsamkeitstraining: Den Kiefer trainieren - und die Gesichtsmuskeln entspannen. *Praxis der Psychomotorik. Zeitschrift für Bewegungs- und Entwicklungsförderung, 41* (4), 223-232.
[SeKA-Achtsamkeit – Kinder]

Jekauc, D., Kittler, C. & Müller, M. (2016). Achtsamkeit zur Leistungsoptimierung. *TennisSport, 26* (4), 14-18.
[SeKA-Tennis – Erwachsene]

Müller, M. (2016). *Körperbasiertes Entspannungstraining im Elementarbereich. Entwicklung - Implementierung - Evaluation.* Schorndorf: Hofmann-Verlag.
[SeKA-Basis – Kinder]

Müller, M. (2016). Warum entspannen? In Mehr Zeit für Kinder (Hrsg.), *Unser Familien-Mitmachbuch. Ein Präventionsratgeber für die ganze Familie* (S. 4-5). Frankfurt: Eigenverlag.
[SeKA-Basis – Kinder]

2017

Kaiser, A. (2017). *Entwicklung und Evaluation selbstinstruktiver Körper-Achtsamkeitsprogramme zur Gesunderhaltung und Erholung am Arbeitsplatz.* Dissertationsschrift - Pädagogische Hochschule Karlsruhe.
[SeKA-Basis – Erwachsene]

Müller, M., Rathgeber, T., Saup, C. & Panter, L. (2017). Selbstinstruktives Körperachtsamkeitstraining (SeKA) im Tennis: Verspannungen durch Stress und Drucksituationen: im Fokus Nacken, Kiefer und Brust. *TennisSport, 27* (1), 26-41.
[SeKA-Tennis – Erwachsene]

Rathgeber, T. (2017). *Spannungsregulierende Wirkungen von körperlich-sportlicher Aktivität und körperbasiertem Entspannungstraining: Eine Vergleichsstudie zur Modulation stressrelevanter Hormone.* Dissertationsschrift - Pädagogische Hochschule Karlsruhe.
[SeKA-Basis – Erwachsene]

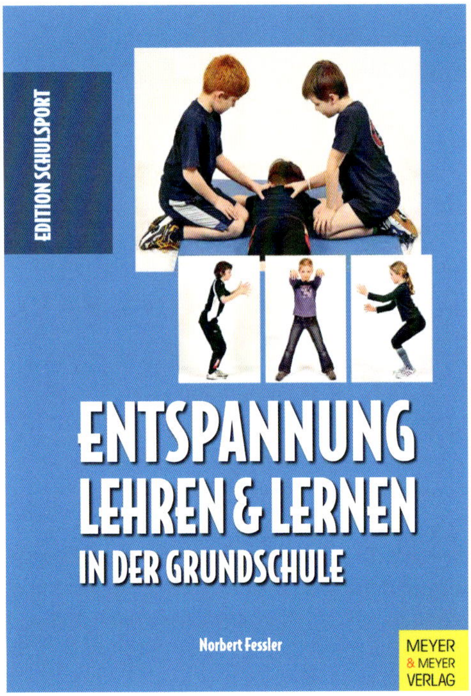

Norbert Fessler (Hrsg.) (2013). *Entspannung lehren und lernen in der Grundschule.* Aachen: Meyer & Meyer Verlag.

Die „Edition Schulsport" wird im Meyer & Meyer Verlag herausgegeben. Hier hat ket ein Handbuch für das Lehren und Lernen von Entspannungstechniken in der Grundschule entwickelt. Zu den Themen – Entspannung, Stress und Resilienz – werden, aufbauend auf den Lehrplanempfehlungen in den 16 deutschen Bundesländern, vielfältige Lehr- und Übungshilfen in Form von SeKA-Programmen bereitgestellt. Nach einem Grundlagenteil werden Übungen für ein entspanntes Atmen und Fantasiereisen vorgestellt. Es folgen wichtige Entspannungstechniken wie Progressive Relaxation, Eutonie, Massage, Qigong und Yoga, die Lehrpersonen mit ihren Klassen durchführen können.

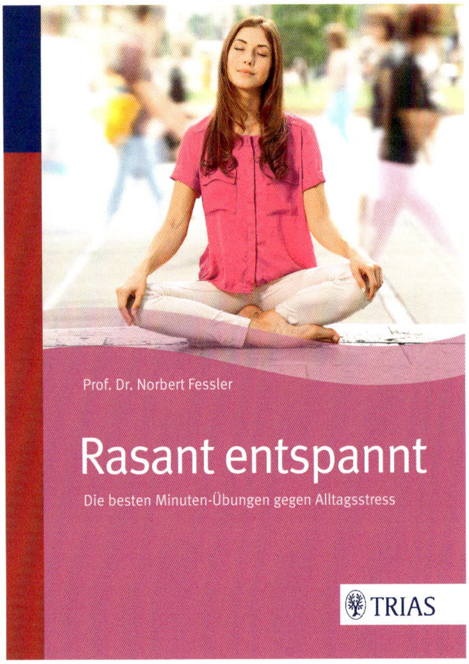

Norbert Fessler (2013). *Rasant entspannt – Die besten Minuten-Übungen gegen Alltagsstress.* Stuttgart: TRIAS Verlag. (2. Aufl. 2017 bei: Verlagsgruppe Random House)

Sie sind total im Stress, Ihre Schultern sind verspannt, der Rücken schmerzt, doch Sie finden keine Zeit zum Entspannen – und schon gar nicht für aufwendige Methoden wie Yoga, Tai Chi oder Feldenkrais? Sie sehnen sich nach kleinen Entspannungsinseln inmitten des hektischen Alltags, wo Sie zwischendurch Energie tanken und Ihr Wohlbefinden sofort steigern können? „Rasant entspannt" gibt auf 128 Seiten Antworten. Neun ganzheitlich ausgerichtete SeKA-Programme helfen bei Verspannungen, Schmerzen und Überlastung. Und nicht nur das: Jede Bewegungsfolge führt zu neuer Konzentration, innerer Ruhe und geistiger Frische.

Norbert Fessler & Michaela Knoll (2015). *Fitness für Kids mit den 40 besten Körperübungen von Kopf bis Fuß.* 2 Ausgaben erhältlich: Deutsch-Türkisch und Deutsch-Englisch. Wassenberg: Anadolu Schulbuchverlag.

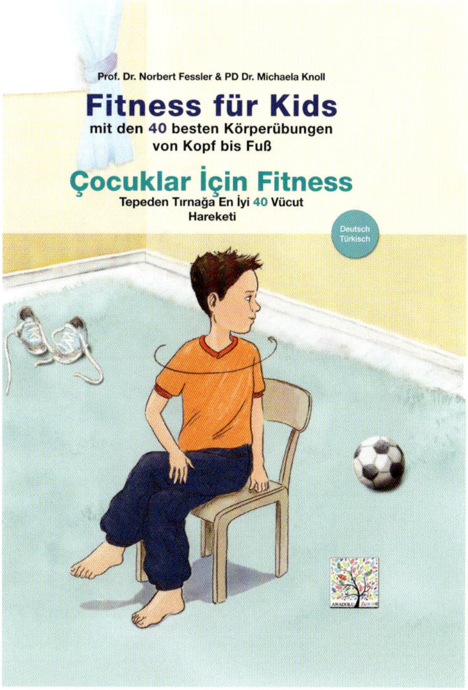

Der heutige Alltag von Kindern ist reizüberflutet, eine geringere Konzentrationsfähigkeit die Folge. Auch ist ihr Alltag bewegungsärmer als früher. 40 einfache und spielerische Körperübungen von Kopf bis Fuß sollen geistige Fähigkeiten der Kinder fördern, die Wahrnehmung gegenüber dem eigenen Körper schulen und diesen fitter machen. Die Übungen sind leicht erlernbar und anschaulich illustriert. Sie verschaffen Achtsamkeitspausen im hektischen Alltag – ob zu Hause, in der Freizeit oder in Kita und Schule. Fitness für Kids ist auch für Kinder gedacht, die zweisprachig aufwachsen oder eine Sprache erlernen.

Norbert Fessler & Michaela Knoll (2018). *Achtsamkeitstraining für Kinder. Konzentriert und entspannt in Kita & Grundschule mit fantasievollen Geschichten und Körper-Achtsamkeitsübungen* (2. Auflage). Aachen: Ökotopia-Verlag.

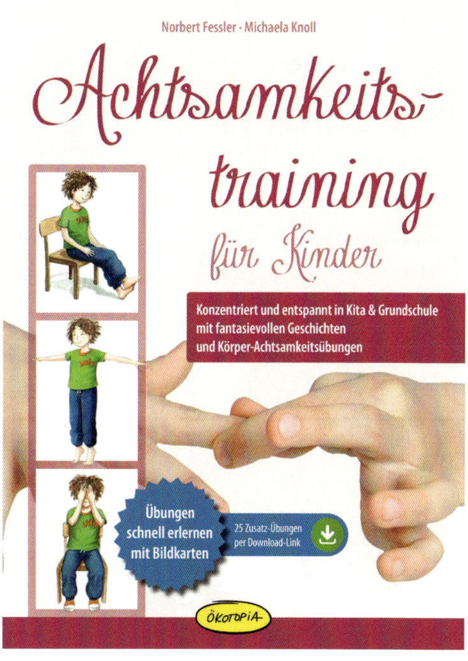

Die Publikation beinhaltet das SeKA-Basic-Übungssystem für Kinder. Gezielt in den Tagesablauf integriert, hilft dieses Training, den Kinderalltag zu rhythmisieren und die Balance von Anspannung und Entspannung zu regulieren. Das gesamte Übungssystem besteht aus 9 Fantasiegeschichten sowie 65 für Kinder von 4 bis 10 Jahren leicht zugängliche Körperübungen, die in diese Geschichten eingearbeitet sind. Diese Körperübungen von Kopf bis Fuß entwickeln die Fähigkeit, den eigenen Körper bewusster wahrzunehmen, ihn achtsam zu erspüren.

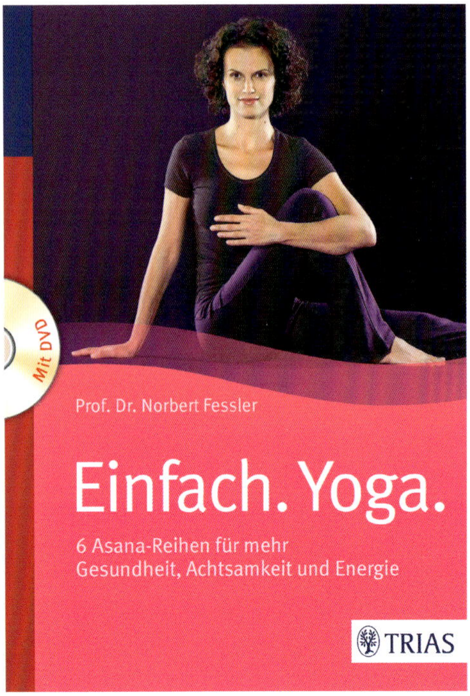

Norbert Fessler (2015). *Einfach. Yoga. 6 Asana-Reihen für mehr Gesundheit, Achtsamkeit und Energie (unter Mitarbeit von Volker Linder).* Stuttgart: TRIAS Verlag.

Gesund, gesünder, Yoga – lautet das Motto dieses Buches. 6 Programme mit insgesamt 40 Asanas vermitteln den Yoga-Einstieg in präventiv-therapeutischer Perspektive und sorgen ohne Verletzungsgefahr neben gezieltem Stressabbau für spezifische Gesundheits-Effekte: den Rücken stärken, Nacken-Schultermuskeln entspannen, die Verdauung anregen, den Stoffwechsel aktivieren, das Gleichgewicht fördern und die Gelenke geschmeidig halten. Eine DVD mit den 6 Programmen, die in Echtzeit ein medial begleitetes Üben ermöglichen, sichern den Lernerfolg für das persönliche Üben zuhause.

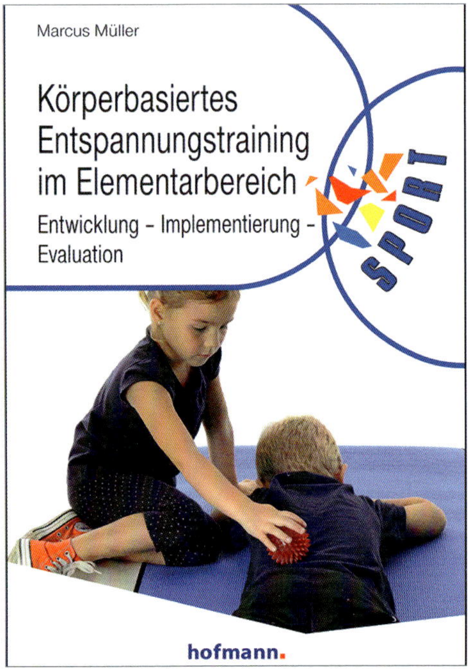

Marcus Müller (2016). *Körperbasiertes Entspannungstraining im Elementarbereich.* Schorndorf: Hofmann-Verlag.

Elementarpädagogische Einrichtungen haben die Aufgabe, Schutz- und Resilienzfaktoren in ihre Erziehungsarbeit zu integrieren. Die hier vorgestellte Studie thematisiert den Einsatz von Körper-Achtsamkeitsprogrammen in diesem Setting. An der Evaluation der Programme nahmen 946 Kinder teil , ebenso deren Eltern und das Fachpersonal von 24 Kindertageseinrichtungen. Erstmals wurden auch psychophysiologische Verfahren zur Messung der Entspannungswirkungen bei Kindern eingesetzt. Die Studie weist nach, dass Achtsamkeitsprogramme im Kita-Alltag implementiert werden können und bei den Kindern gesundheitsfördernde Wirkungen hervorrufen.

Tobias Rathgeber (2017). *Spannungsregulierende Wirkungen von moderaten körperlichen Aktivitäten.* Saarbrücken: SVH.

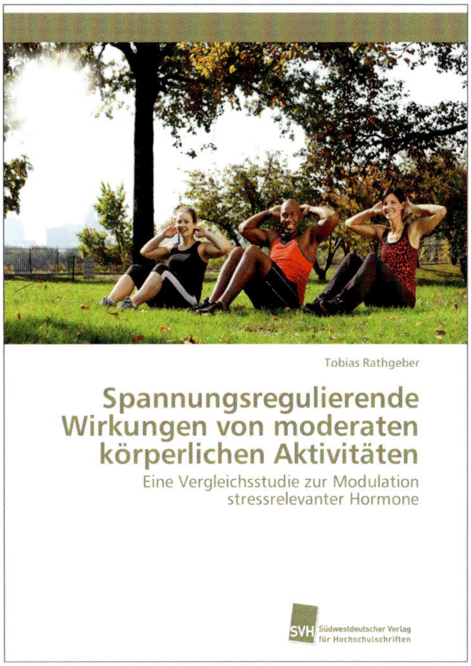

Auf Grundlage eines Prüfmodells auf hormoneller Basis wird die Frage beantwortet, ob selbst erlernbare und in individuelle Tagesabläufe gut integrierbare Achtsamkeitsprogramme als wirksame Intervention gegenüber chronifizierten Stresszuständen eingesetzt werden können. In der Studie gelingt der Nachweis, dass durch solche Programme katabole Stresseffekte (Cortisol) reduziert und anabole Gegenspieler (Testosteron und Estradiol) die stressinduzierte katabole Schwächung des Körpers puffern können. Der vom Autor entwickelte Sexualhormon/Cortisol-Quotient erklärt, warum manche Menschen unter Dauerstress krank werden, andere hingegen nicht.

Der SeKA-Achtsamkeitskurs

Der SeKA-Achtsamkeitskurs beinhaltet mit insgesamt 72 Übungen ein vollständiges Körperwahrnehmungs-Training für Anfänger und Fortgeschrittene, das Sie selbst durchführen können. Die Übungen sind auch begleitend zum Training im Fitnessstudio oder in der betrieblichen Gesundheitsförderung wirkungsvoll. 12 geprüfte, schnell erlernbare und jederzeit persönlich verfügbare Kurzprogramme für Erwachsene richten sich an wichtigen sozialen, psychischen und gesundheitlichen Lern- und Lebensfeldern aus. Sie fördern ganzheitlich die körperliche und mentale Fitness, sind stressreduzierend und entspannend, wirken sich positiv auf spezifische Körperfunktionen aus und beugen chronisch-degenerativen Erkrankungen vor, wie beispielsweise Rückenschmerzen oder Muskelverspannungen in den verschiedenen Körperteilen. Der Achtsamkeits-Kurs umfasst drei CDs, die bei Bogner Records erschienen sind. www.bogner-records.com

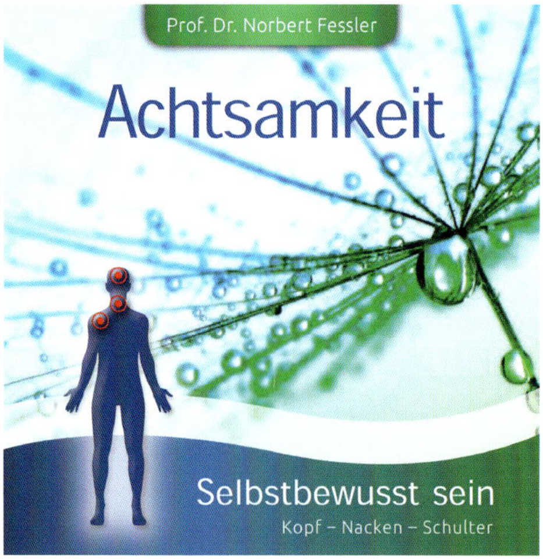

Mini-Workouts für Kopf-Nacken-Schulter [CD1 – 17013] – mit 4 wirkungsvollen Kurzprogrammen zu Augen, Kiefer, Nacken und Schultern.

Medialer Dauerstress für die Augen, Kieferverspannung durch alltäglichen Arbeitsstress, Nacken- und Schulterschmerzen durch Fehlhaltungen beim Sitzen. 24 Top-Übungen schaffen nachhaltig Abhilfe.

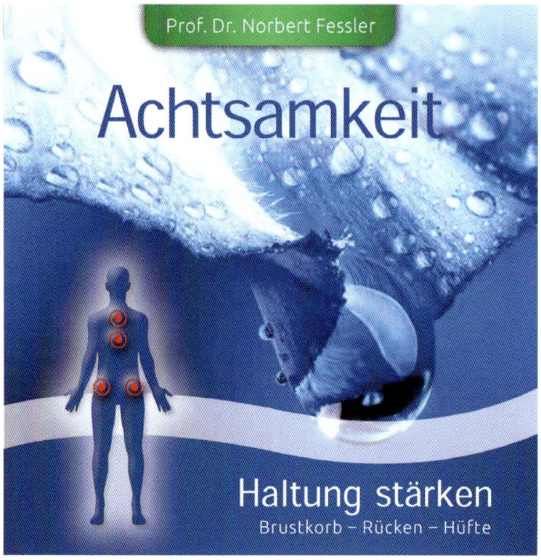

Mini-Workouts für den Körperkern [CD2 – 17023] – mit 4 wirkungsvollen Kurzprogrammen für Brustkorb, oberen Rücken, unteren Rücken und Hüfte.

Stress macht sich im Core, dem Körperkern, in Muskelverspannungen und -verhärtungen bemerkbar. 24 wirkungsvolle Übungen entspannen, lockern, und sorgen für eine selbstbewusstere Haltung.

Mini-Workouts für Arme und Beine [CD3 – 17033] – mit 4 wirkungsvollen Kurzprogrammen für Hände, Arme, Beine und Füße.

Ohne Arme und Beine, Hände und Füsse sind wir hilflos, dennoch werden sie im Alltag vernachlässigt. 24 wirkungsvolle Übungen helfen, achtsam mit ihnen umzugehen und sie auf Dauer funktionstüchtig zu halten.

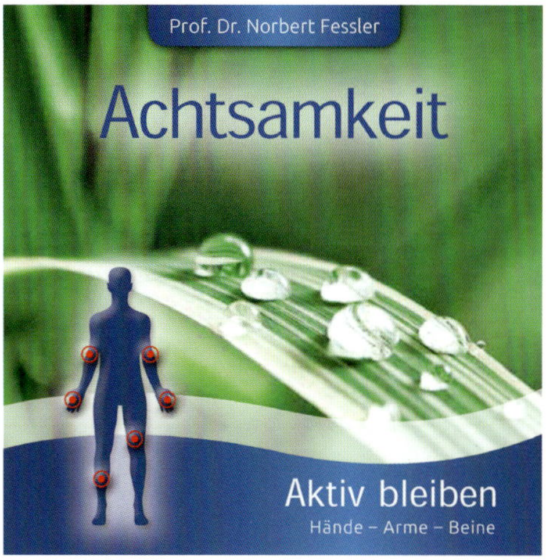

Der SeKA-Yoga Kurs

SeKA-Yoga ist mit 49 Asanas ein vollständiger Yoga-Kurs für Anfänger und Fortgeschrittene, der auch begleitend zum Training im Yogastudio eingesetzt werden kann. Der Kurs umfasst 8 geprüfte, schnell erlernbare und jederzeit persönlich verfügbare Yoga-Kurzprogramme für Erwachsene. Sie fördern ganzheitlich die körperliche und mentale Fitness, wirken sich positiv auf spezifische Körper- bzw. Organfunktionen aus und beugen chronisch-degenerativen Erkrankungen vor, wie beispielsweise Rückenschmerzen, Herz-Kreislauf-Erkrankungen, hoher Blutdruck oder Darmträgheit. Der Yoga-Kurs umfasst 4 CDs und zugehörige Filme per Download, die bei Bogner Records erschienen sind. www.bogner-records.com

Energie tanken [CD1 – 17043] – mit dem Yoga-Achtsamkeits-Sonnengruß und dem Yoga-Fitness-Sonnengruß (8 Asanas und 25 verbindende Übungen).

Der Sonnengruß [Surya Namaskar] kennt viele Varianten. Er hilft Ihnen jederzeit, Energie zu tanken. Sie können ihn entschleunigt üben für mehr Achtsamkeit oder beschleunigt für bessere Fitness. Beide Formen finden Sie auf dieser CD.

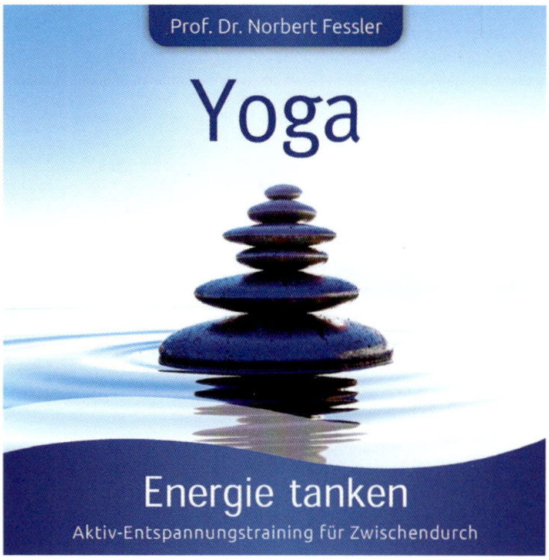

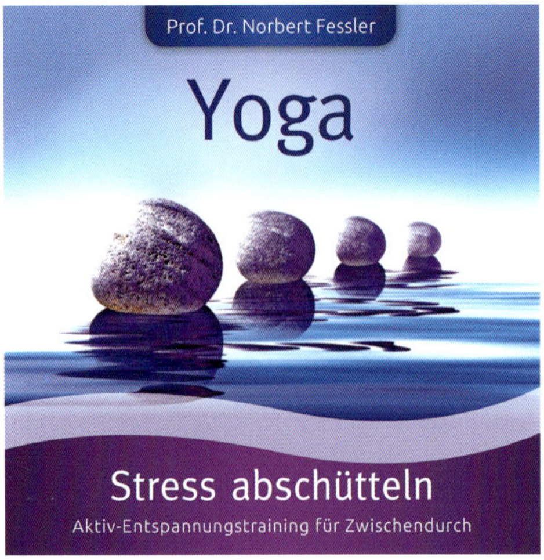

Stress abschütteln [CD2 – 17053] – mit dem Yoga-Anti-Stress-Programm und dem Yoga-Kräftigungs-Programm (12 Asanas und 11 verbindende Übungen).

Stress abzuschütteln gelingt mit Yoga hervorragend. Wenige Übungsminuten reichen aus, Ihre Nervosität zu senken und sich besser zu konzentrieren. Auch Ihr Blutdruck, bei Stress meist erhöht, wird signifikant gesenkt.

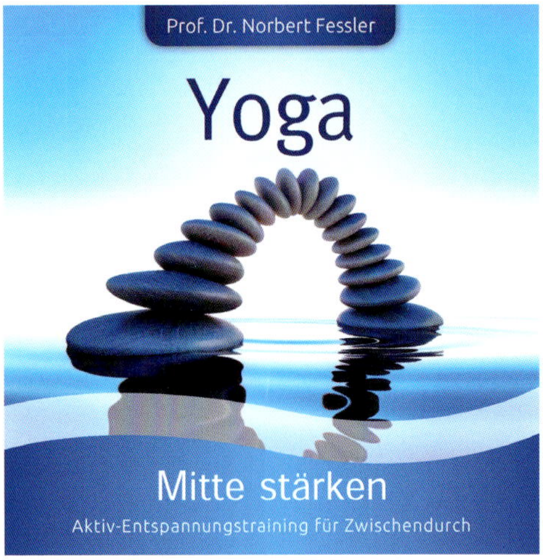

Mitte stärken [CD3 – 17063] – mit dem Yoga-Bauch-Programm und dem Yoga-Rücken-Programm (16 Asanas und 4 verbindende Übungen).

Wenn Sie Ihre Mitte stärken, dann zeigen Sie zunächst einmal dem Rückenschmerz die rote Karte. Auch leben Sie gesünder, wenn Sie Ihre Verdauung besser regulieren können und sich in Ihrem Bauchraum wohlfühlen.

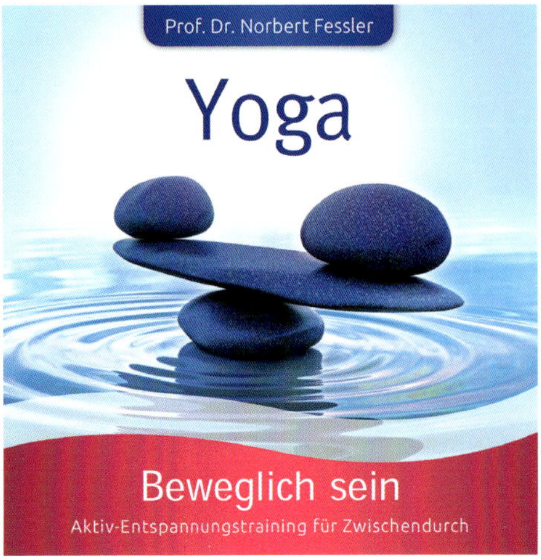

Beweglich sein [CD4 – 17073] – mit dem Yoga-Beweglichkeits-Programm und dem Yoga-Gleichgewichts-Programm (13 Asanas und 3 verbindende Übungen).

Wenn Sie Ihren Körper geschmeidig halten und Ihren Körper ausbalancieren können, gehen Sie selbstbewusster durchs Leben. Denn gesundes Sitzen, Stehen und Gehen gibt Ihrer Körper- und Geisteshaltung Ausdruck.